LECTURE 1	運動療...
LECTURE 2	コンディショニング（全身調整）のための手段
LECTURE 3	関節可動域制限に対する運動療法
LECTURE 4	筋機能障害に対する運動療法
LECTURE 5	協調運動障害（運動失調とバランス機能障害）に対する運動療法
LECTURE 6	基本動作能力・歩行能力再獲得のための運動療法
LECTURE 7	全身持久力改善のための運動療法
LECTURE 8	感覚障害に対する運動療法
LECTURE 9	がん患者の運動療法（1）——がん総論および周術期
LECTURE 10	がん患者の運動療法（2）——放射線療法と化学療法，緩和ケア
LECTURE 11	腎機能障害者の運動療法
LECTURE 12	熱傷患者の運動療法
LECTURE 13	産科領域における腰痛と尿失禁に対する運動療法
LECTURE 14	高齢者の運動療法
LECTURE 15	健康増進のための運動療法

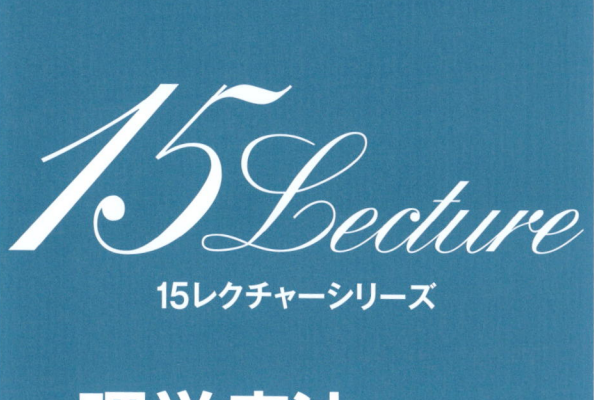

15レクチャーシリーズ

理学療法テキスト

運動療法学

総編集
石川　朗

責任編集
解良武士
玉木　彰

中山書店

総編集	石川　　朗	神戸大学生命・医学系保健学域
編集委員（五十音順）	木村　雅彦	杏林大学保健学部リハビリテーション学科理学療法学専攻
	小島　　悟	北海道医療大学リハビリテーション科学部理学療法学科
	小林　麻衣	晴陵リハビリテーション学院理学療法学科
	玉木　　彰	兵庫医科大学リハビリテーション学部理学療法学科
責任編集	解良　武士	高崎健康福祉大学保健医療学部理学療法学科
	玉木　　彰	兵庫医科大学リハビリテーション学部理学療法学科
執筆（五十音順）	岡山　太郎	静岡県立静岡がんセンターリハビリテーション科
	木村　雅彦	杏林大学保健学部リハビリテーション学科理学療法学専攻
	解良　武士	高崎健康福祉大学保健医療学部理学療法学科
	立松　典篤	名古屋大学医学部保健学科理学療法学専攻
	玉木　　彰	兵庫医科大学リハビリテーション学部理学療法学科
	長谷川　聡	株式会社テイクフィジカルコンディショニング
	宮本　俊朗	関西医科大学リハビリテーション学部理学療法学科
	森田　悠介	日本医療科学大学保健医療学部リハビリテーション学科理学療法学専攻

15レクチャーシリーズ
理学療法テキスト

刊行のことば

　本 15 レクチャーシリーズは，医療専門職を目指す学生と，その学生に教授する教員に向けて企画された教科書である．

　理学療法士，作業療法士，言語聴覚士，看護師などの医療専門職となるための教育システムには，養成期間として 4 年制と 3 年制課程，養成形態として大学，短期大学，専門学校が存在しており，混合型となっている．どのような教育システムにおいても，卒業時に一定水準の知識と技術を修得していることは不可欠であるが，それを実現するための環境や条件は必ずしも十分に整備されているとはいえない．

　これらの現状をふまえて 15 レクチャーシリーズでは，医療専門職を目指す学生が授業で使用する本を，医学書ではなく教科書として明確に位置づけた．

　学生諸君に対しては，各教科の基礎的な知識が，後に教授される応用的な知識へどのように関わっているのか理解しやすいよう，また臨床実習や医療専門職に就いた暁には，それらの知識と技術を活用し，さらに発展させていくことができるよう内容・構成を吟味した．一方，教員に対しては，オムニバスによる講義でも重複と漏れがないよう，さらに専門外の講義を担当する場合においても，一定水準以上の内容を教授できるように工夫を重ねた．

　具体的に本書の特徴として，以下の点をあげる．

- 各教科の冒頭に，「学習主題」「学習目標」「学習項目」を明記したシラバスを掲載する．
- 1 科目を 90 分 15 コマと想定し，90 分の授業で効率的に質の高い学習ができるよう 1 コマの情報量を吟味する．
- 各レクチャーの冒頭に，「到達目標」「講義を理解するためのチェック項目とポイント」「講義終了後の確認事項」を記載する．
- 各教科の最後には定期試験にも応用できる，模擬試験問題を掲載する．試験問題は国家試験に対応でき，さらに応用力も確認できる内容とした．

　15 レクチャーシリーズが，医療専門職を目指す学生とその学生たちに教授する教員に活用され，わが国における理学療法の一層の発展にわずかながらでも寄与することができたら，このうえない喜びである．

2010 年 9 月

総編集　石川　朗

**15レクチャーシリーズ
理学療法テキスト
運動療法学**

序　文

　理学療法は運動療法と物理療法の2つに体系化されており，そのうち運動療法は患者の身体機能を非侵襲的に直接改善・向上することができる唯一の手段です．運動療法は，疾病発症直後の拘縮予防のための関節可動域維持練習から，起きる・歩くといった基本的な動作の再獲得のための練習，競技レベルのアスリートへのトレーニングまで，その適応となる疾病と機能レベルはとても広い範囲に及びます．そのため，それぞれに介入するには疾患の理解に関する知識だけでなく，具体的な運動療法についての高い技術が必要です．今日の日本の診療報酬体系に従えば，脳血管障害，運動器障害，呼吸器障害，循環器障害にリハビリテーションを分けることができます．いずれの分野でも，運動療法は重要な介入方法として位置付けられており，その理解と実践的な技術の修得は理学療法士を目指す学生には必須であるといえます．

　この『運動療法学』では，まず，Lecture 1から7で，多くの疾患で共通する，理学療法士が修得すべき基本的介入方法について学びます．なお，理学療法の対象となる代表的疾患である脳血管障害やパーキンソン病などの中枢神経疾患，骨折や変形性関節症などの運動器疾患，呼吸器疾患および循環器疾患については，15レクチャーシリーズの他の巻で解説しています．限られた紙面のなかで治療体系別・疾患別のすべての運動療法を網羅することは困難であるため，このテキストで運動療法の基本的介入方法を理解した後に，代表的疾患についてもしっかりと学んでください．Lecture 8から15では，他巻で触れていない感覚障害，がん，腎機能障害，熱傷，産科領域，高齢者，健康増進分野にかかわる疾患に対する運動療法について学びます．

　このテキストでは，運動の理論・背景だけではなく，具体的な運動の仕方・指導の方法について，図や写真を多く用いて提示しています．記載されたキーワードの暗記にとどまらず，実際に学生間で実践・練習を行い，この基本技術を修得して各種疾患の理学療法介入について学習を進めていただきたいと考えています．

　本書が理学療法士を目指す学生の礎となり，将来臨床の場で役に立つのであれば，幸いです．

2014年7月

責任編集を代表して　解良武士

**15レクチャーシリーズ
理学療法テキスト／運動療法学
目次**

執筆者一覧　ii
刊行のことば　iii
序文　v

運動療法の基礎・リスク管理

玉木　彰　1

1. 運動療法の定義　2
2. 運動療法の目的　2
3. 運動療法の原理　2
1）力学の基礎　3
　　重さと質量／3つの運動の法則／力のベクトル／力のモーメント
2）てこと運動療法　4
　　てこ／運動療法におけるてこの応用

4. 筋力トレーニング　5
1）トレーニングの3大原理　5
　　過負荷の原理／特異性の原理／可逆性の原理
2）トレーニングの5大原則　7
　　漸進性の原則／全面性の原則／意識性の原則／個別性の原則／反復性（継続性）の原則

5. 運動療法におけるリスク管理　7
1）運動療法の中止基準　7
2）感染管理・予防　8
　　標準予防策

Step up
1. 点滴・カテーテルの管理　10
　1）点滴ルート　10
　2）尿道・膀胱カテーテル　10
　3）経鼻胃管カテーテル　10
　4）胃瘻　11
　5）胸腔ドレーン　11

2. 転落・転倒の問題　11
　1）患者が転倒する要因（リスク）　11
　2）患者の転倒に影響する環境要因と対策　12

コンディショニング（全身調整）のための手段 解良武士 13

1. デコンディショニング，廃用症候群 ... 14
1) 運動器への影響　14
2) 循環器への影響　14
3) 呼吸器への影響　14
4) 自律神経系への影響　14
5) 感覚器への影響　14
6) その他　15

2. コンディショニングを図るための各種手段 ... 15
1) ポジショニング　15
   背臥位でのポジショニング／側臥位でのポジショニング／腹臥位でのポジショニング
2) リラクセーション　16
   頸部から肩甲帯にかけてのリラクセーション／上腕から前腕部にかけてのリラクセーション／体幹のリラクセーション／股関節・大腿部のリラクセーション／下腿・足部のリラクセーション
3) 呼吸調整　18
4) 循環調整　18
5) 姿勢調整　19
   座位の調整／立位の調整

Step up | 1. early mobilization ... 22
1) 中枢神経系疾患（脳血管障害など）　22
2) 循環器系疾患（心筋梗塞など）　22
3) 胸部外科術後　22
4) 腹部外科術後　22
5) 運動器系疾患（下肢骨折など）　22

2. 姿勢変化による静水圧負荷の影響 ... 22

関節可動域制限に対する運動療法 長谷川聡 23

1. 四肢関節の運動学 ... 24

2. 関節可動域制限の病態と原因 ... 24
1) 病態　24
2) 原因　24
   骨の衝突／痛み／腫脹・浮腫／皮膚の癒着・瘢痕／筋・腱の短縮／筋緊張亢進／関節包の癒着・短縮／関節包内運動の障害

3. 関節可動域制限に対する運動療法における準備 ... 25
1) 組織温度の上昇　26
2) 痛みの軽減　26
3) 筋緊張の抑制　26

4. 関節可動域制限に対する運動療法の種類と意義 ... 26
1) ストレッチング　26
   静的なもの／動的なもの
2) 固有受容性神経筋促通法の応用　27
   ホールドリラックス／コントラクションリラックス／スローリバーサルホールドリラックス
3) モビライゼーション　29
   離開法／滑り法／構成運動誘導法

5. 関節可動域制限に対する運動療法の実際 ……… 30
1）痛みが関節可動域制限の原因となっている場合　30
2）腫脹・浮腫が関節可動域制限の原因となっている場合　30
3）皮膚の癒着・瘢痕が関節可動域制限の原因となっている場合　30
4）筋・腱の短縮が関節可動域制限の原因となっている場合　30
5）筋緊張亢進が関節可動域制限の原因となっている場合　30
6）関節包の癒着・短縮が関節可動域制限の原因となっている場合　30
7）関節包内運動の障害が関節可動域制限の原因となっている場合　30

Step up | 1. セルフストレッチング ……… 31
2. ストレッチングがパフォーマンスに与える影響 ……… 31

4 筋機能障害に対する運動療法
長谷川聡　33

1. 骨格筋の機能 ……… 34
2. 筋力を規定する因子 ……… 34
1）筋力を規定する形態的要因　34
　筋断面積／筋線維長
2）筋力を規定する神経性要因　34
　動員する運動単位の種類と総数／α運動ニューロンの発火頻度／運動単位の活動時相
3）筋力を規定する筋線維組成　35
　Type Ⅰ線維：ST線維／Type Ⅱa線維：FOG線維／Type Ⅱb線維：FG線維

3. 筋機能障害の原因 ……… 35
4. 筋収縮の様式 ……… 35
1）等尺性収縮　35
2）求心性（短縮性）収縮　36
3）遠心性（伸張性）収縮　36
4）等速性収縮　36

5. 筋力トレーニングの種類 ……… 36
1）最大筋力法　36
2）最大反復法　36
3）動的筋力法　37
4）反動的反射法　37

6. 筋力トレーニングの実際 ……… 37
1）開放運動連鎖　38
　特徴／トレーニング例
2）閉鎖運動連鎖　40
　特徴／トレーニング例

Step up | 1. 立ち上がりエクササイズ ……… 44
2. 骨格筋電気刺激による筋力トレーニング ……… 44
3. スロートレーニング ……… 44

LECTURE 5 協調運動障害（運動失調とバランス機能障害）に対する運動療法　森田悠介　45

1. 協調運動　46
1) 協調運動の概念としくみ　46
2) 協調運動にかかわる各器官の機能と役割　46
   感覚入力／運動出力／小脳

2. 協調運動障害　47
1) 協調運動障害の原因　47
2) 運動失調　47
   小脳性運動失調／脊髄後索性運動失調／前庭迷路性運動失調／大脳性運動失調

3. 運動失調に対する運動療法　48
1) 運動療法の原則　49
2) 運動失調に対する代表的な運動療法　49
   フレンケル体操／弾性緊縛帯／重錘負荷／固有受容性神経筋促通法／運動学習を基盤とした反復練習／運動療法機器の使用

4. バランス機能　51
1) バランスの構成要素　52
2) バランス保持に必要な感覚入力系　52
3) 姿勢保持に必要な運動出力系　52
   姿勢反射／筋活動／バランス戦略

5. バランス機能障害に対する運動療法　53
1) 静的バランスの改善　53
   姿勢鏡・体重計を用いた姿勢矯正／不安定面を利用したバランストレーニング／支持基底面を変えたバランストレーニング／重心の高さを変えたバランストレーニング
2) 動的バランスの改善　54
   支持基底面内での重心移動／各姿勢でのバランス課題／股関節戦略・立ち直り反応を使った課題／足関節戦略・立ち直り反応を使った課題／立ち上がり動作練習／環境に合わせた課題
3) 歩行能力の改善　56

Step up｜バランス機能障害に関する評価指標　57
1) 機能的上肢到達検査　57
   適用／方法／基準値
2) 機能的バランス指標　57
   適用／方法／基準値
3) TUG テスト　58
   適用／方法／基準値

LECTURE 6 基本動作能力・歩行能力再獲得のための運動療法　解良武士　59

1. 基本動作　60

2. 基本動作指導における運動学的視点　60
1) 重心　60
2) 支持基底面　60
3) 支持基底面と重心の関係　61
4) 運動の力源　61
5) 動作の効率化　61

3. 獲得すべき基本動作の指導方法 ———— 61
  1) 寝返り動作 61
  2) 起き上がり動作 62
  3) 下肢引きずり動作 62
  4) 座位保持 63
  5) 立ち上がり動作 63
  6) 立位保持 64
  7) 歩行 64
    T字杖，4点支持杖の場合／松葉杖の場合
  8) 段差・階段昇降 66
    T次杖，4点支持杖の場合／松葉杖の場合

Step up | 1. 背臥位から立位までの動作の多様性 ———— 68
         | 2. 獲得すべき基本動作の順序 ———— 68

LECTURE 7 全身持久力改善のための運動療法
解良武士　69

1. 体力 ———— 70
2. エネルギー代謝 ———— 70
  1) ATP-CP系（無酸素性エネルギー代謝） 70
  2) 解糖系あるいは乳酸系（無酸素性エネルギー代謝） 70
  3) 有酸素性エネルギー代謝 70
  4) 有酸素性運動と無酸素性運動 71

3. 運動時の呼吸・循環反応 ———— 71
  1) 心拍出量・一回拍出量・心拍数 71
  2) 血圧 72
  3) 血流の再分配 72
  4) 分時換気量・一回換気量・呼吸数 72
  5) 酸素摂取量・二酸化炭素排出量の動態 72

4. 全身持久力を規定する因子 ———— 73
5. 運動負荷試験 ———— 73
6. 運動処方 ———— 74
  1) 運動処方の基本的な考え方 74
    運動頻度／運動強度／運動時間／運動の種類
  2) 酸素摂取量を用いた運動処方 75
  3) 心拍数を用いた運動処方 75
  4) 自覚的運動強度を用いた運動処方 75

7. 全身持久力改善のための運動療法の効果 ———— 77

Step up | 運動強度の表し方 ———— 78
         | 1) 物理的運動強度 78
         | 仕事率／ワット／カロリー
         | 2) 生理的運動強度 78
         | 酸素摂取量／心拍数／メッツ／自覚的運動強度

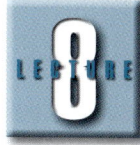

感覚障害に対する運動療法

宮本俊朗　79

1. 身体平衡と感覚 …… 80
1) 前庭覚による身体平衡調節　80
2) 体性感覚・視覚による身体平衡調節　80

2. 感覚障害を呈する代表的な疾患 …… 80
1) 視覚障害を呈する代表的な疾患　80
2) 前庭覚障害を呈する代表的な疾患　80
3) 体性感覚障害を呈する代表的な疾患　81

3. 感覚障害に対する運動療法の目的 …… 81

4. 感覚障害に対する運動療法時のリスク管理 …… 82
1) 前庭覚障害を呈する患者の場合　82
2) 視覚・体性感覚障害を呈する患者の場合　82

5. 感覚障害に対する理学療法評価 …… 82
1) 問診　82
2) 体性感覚の評価　82
3) 視覚の評価　82
4) 前庭機能の評価　82
　ディックスホールパイクテスト／ロールテスト
5) バランス能力の評価　82
　両脚起立検査（ロンベルグテスト）／マン検査／片脚立位検査／足踏み試験
6) 筋力の評価　84
7) 日常生活動作　84

6. 感覚障害に対する運動療法の実際 …… 84
1) リラクセーション　84
2) 前庭系に対する運動療法　84
　耳石排出法／前庭性・視性眼運動に対する方法
3) バランストレーニング　85
　片脚立位練習／継ぎ足歩行練習／外乱バランス練習／視覚的外乱バランス練習／立ち上がり動作練習
4) 筋力増強トレーニング　86
5) 持久力向上トレーニング　87
6) 日常生活動作練習　87

7. 感覚障害に対する運動・生活指導 …… 87
1) 視覚障害に対する運動・生活指導　87
　安全に移動するための基本誘導方法
2) 前庭覚障害に対する運動・生活指導　88
　運動指導／生活指導
3) 体性感覚障害に対する運動・生活指導　88

Step up
1. 前庭器官の解剖と機能 …… 89
1) 半規管　89
2) 耳石器　89
3) 前庭の神経　89

2. 重心動揺検査 …… 89
1) 検査方法　89
2) 測定項目　89
　動揺面積／軌跡長／ロンベルグ率

3. めまい・平衡機能障害に対する運動療法のエビデンス …… 90

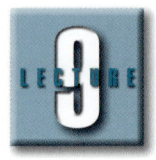

がん患者の運動療法（1）
——がん総論および周術期

岡山太郎・立松典篤　91

1. がんのリハビリテーション総論 — 92
2. がん治療 — 92
3. 周術期における運動療法を中心とした理学療法 — 93
1）肺がんや消化器がん　93
　主な特徴と治療方針／運動療法とリスク管理
2）乳がん　94
　主な特徴と治療方針／運動療法とリスク管理
3）皮膚がん　95
　主な特徴と治療方針／運動療法とリスク管理
4）骨軟部腫瘍　96
　主な特徴と治療方針／運動療法とリスク管理

4. リンパ浮腫を有する患者の運動療法を含む理学療法 — 97
1）主な特徴と治療方針　97
2）運動療法とリスク管理　99
　複合的理学療法／日常生活の指導

5. 転移性骨腫瘍を有する患者の運動療法を中心とした理学療法 — 99
1）主な特徴と治療方針　99
2）運動療法とリスク管理　99

Step up | 骨転移 — 101
1）好発部位と臨床症状　101
2）画像所見　101
　脊椎転移／骨盤および四肢への骨転移
3）装具，歩行補助具　102
　頸椎カラー／コルセット／歩行補助具

がん患者の運動療法（2）
——放射線療法と化学療法，緩和ケア

立松典篤・岡山太郎　103

1. 放射線療法 — 104
1）放射線療法　104
2）放射線療法の目的　104
　根治的照射／術前・術後照射／全身照射／症状を緩和するための照射
3）放射線療法の副作用　105

2. 化学療法 — 105
1）化学療法　105
2）化学療法の目的　105
3）化学療法の副作用・合併症　106

3. 放射線療法・化学療法期の運動療法 — 107
1）放射線療法・化学療法期の運動療法の目的と基本的な考え方　107
2）放射線療法・化学療法期のリスク管理の基本的な考え方　107
3）放射線療法・化学療法期の運動療法の実際　108
4）代表的ながんにおける運動療法の実際　108
　造血器悪性腫瘍／頭頸部がん／維持期の化学療法がん患者

4. 緩和ケア ... 110
1）がん医療における緩和ケア　110
2）緩和ケアとしてのリハビリテーション　111
　症状緩和を目的としたリハビリテーション／ADL の維持・向上を目的としたリハビリテーション／精神的な援助としてのリハビリテーション

Step up | がん関連倦怠感と運動療法 ... 113
1）がん関連倦怠感　113
2）がん関連倦怠感の原因と治療　113
3）がん関連倦怠感に対する運動療法の効果　113
4）がん関連倦怠感に対する運動療法の実際　114

LECTURE 11 腎機能障害者の運動療法
木村雅彦　115

1. 腎機能障害 ... 116
1）腎不全　116
2）急性腎障害　116
3）慢性腎臓病　117

2. 腎機能の指標 ... 117
1）尿量，尿比重　117
2）血液生化学指標　117
　血清尿素窒素／血清クレアチニン／クレアチニンクリアランス／ヘモグロビン，ヘマトクリット
3）腎血流量　118
　有効腎血漿流量／糸球体濾過量／推算糸球体濾過量

3. 腎機能障害に対する治療 ... 118
1）生活指導における運動制限　118
2）腎代替療法としての透析　118
　ブラッドアクセス／血液透析における合併症／維持血液透析患者の特性

4. 腎機能障害者に対する理学療法評価と運動療法 ... 120
1）一般的情報と病歴　120
2）腎機能障害者に対する理学療法評価　120
　腎機能／心不全の管理状態／透析に関連する合併症／運動機能の評価／QOL
3）腎不全患者・透析患者における運動療法と ADL 指導　122
　運動の実施時間と内容／運動の強度や時間，種類，頻度／運動療法の効果と注意点／ADL 指導

Step up | 1. 腎性貧血と心・腎・貧血症候群 ... 125
2. 腎機能障害と炎症 ... 125
3. 心腎連関 ... 125

熱傷患者の運動療法

木村雅彦　127

1. 熱傷 … 128
1）熱傷の受傷原因　128
2）熱傷の重症度　128
　深度／熱傷面積／熱傷指数／熱傷予後指数／予後に影響する特殊部位／気道熱傷
3）熱傷の治療と創傷治癒　131
　熱傷急性期の生体反応／創局所：創傷治癒の機序／壊死組織の除去と植皮術／瘢痕形成による拘縮

2. 熱傷患者の病期と理学療法適応 … 132

3. 急性期熱傷患者の理学療法 … 132
1）急性期の理学療法評価　132
　意識状態／呼吸ならびに循環動態／感染症ならびに栄養管理／創局所／運動機能
2）急性期の理学療法介入　134
　良肢位保持および関節可動域運動／筋力トレーニング／離床ならびに日常生活活動能力の向上／全身持久性トレーニング／呼吸理学療法

4. 回復期および慢性期の熱傷患者の運動療法 … 136

Step up
1. 全身性炎症反応症候群 … 137
2. 植皮片の種類 … 137
　1）有茎皮弁と遊離植皮　137
　　有茎皮弁／遊離植皮
　2）皮膚の厚さによる分類　137
　　全層植皮／分層植皮
　3）植皮の供給源による分類　137
　　自家皮膚移植／同種皮膚移植／培養皮膚移植／人工皮膚
　4）植皮片の形状による分類　138
　　シート状植皮術／メッシュ（網）状植皮術／切手（パッチ，スタンプ）状植皮術

産科領域における腰痛と尿失禁に対する運動療法

玉木　彰　139

1. 産科領域における運動療法の現状 … 140

2. 妊娠による身体的変化 … 140
1）妊娠中の身体的変化　140
2）出産後の身体的変化　141

3. 産前・産後における腰痛 … 141
1）腰椎由来の腰痛　142
2）仙腸関節・恥骨結合由来の腰痛　142

4. 産前・産後の腰痛に対する運動療法 … 142
1）腰椎由来の腰痛に対する運動療法　142
　装具療法／日常生活動作の指導／筋力トレーニング・ストレッチ
2）仙腸関節・恥骨結合由来の腰痛に対する運動療法　143

5. 尿失禁 143
  1) 排尿の生理　143
     蓄尿／排尿／蓄尿障害・排尿障害
  2) 排尿機能にかかわる筋骨格系の知識　144
     骨盤底筋群の解剖／骨盤底筋群の機能
  3) 尿失禁　144
     腹圧性尿失禁／切迫性尿失禁／溢流性尿失禁／機能性尿失禁／反射性尿失禁
  4) 女性特有の問題　145
     産前・産後における骨盤と排尿機能の変化／加齢に伴う骨盤と排尿機能の変化
  5) 尿失禁の診断・評価　146
     質問票／問診／視診・触診／排尿日誌／その他の検査

6. 尿失禁に対する運動療法 148
  骨盤底筋群トレーニング　148
     呼吸運動と同調した腹横筋・骨盤底筋群トレーニング／四つ這い位での腹部引き込み運動

Step up | 1. 妊婦の姿勢の力学 150
 | 2. 腹圧性尿失禁の原因 150

14 高齢者の運動療法
森田悠介　151

1. 高齢化の動向 152
2. 加齢に伴う運動・精神機能の変化 152
  1) 加齢による運動機能の低下　153
     神経系の変化／骨格系の変化／筋肉系の変化／姿勢の変化／感覚機能の変化／バランス能力の変化／移動能力の変化
  2) 加齢による精神機能の低下　154
     認知症／認知症の種類と鑑別

3. 高齢者の運動療法 155
  1) 高齢者のトレーナビリティー　155
  2) 運動療法の実際　155
     筋力トレーニング／全身持久力トレーニング／バランストレーニング

4. 高齢者の転倒予防に対する運動療法 158
  高齢者の転倒の実態　158
     転倒の要因／高齢者の転倒経験／転倒による二次的障害／転倒予防のための運動指導／転倒予防トレーニングの実際

Step up | 介護予防分野における運動療法 160
 | 1) 介護予防事業とその取り組み　160
 | 一次予防事業（ポピュレーションアプローチ）／二次予防事業（ハイリスクアプローチ）
 | 2) 介護予防プログラム　160
 | 運動器の機能向上プログラムの実際／転倒予防教室の実際／継続の重要性

15 健康増進のための運動療法　　解良武士　163

1. 平均寿命と健康寿命　164
2. 健康増進分野と理学療法　164
1）健康増進分野での理学療法士のかかわり　164
2）健康増進分野での理学療法士の活躍の場　165

3. 対象となる主な生活習慣病　165
1）肥満症　165
2）脂質代謝異常　166
3）高血圧症　166
4）メタボリックシンドローム　167

4. 生活習慣病改善と健康増進のための運動療法　168
1）運動処方のための評価　168
2）運動の目標設定　169
　　エネルギー出納の計算法／運動量の計算法
3）運動処方　169
　　運動頻度／運動強度／運動時間／運動の種類
4）生活習慣の是正　170

Step up　1. 行動変容理論　173
1）前熟考期　173
2）熟考期　173
3）準備期　174
4）実行期　174
5）維持期　174

2. インターバルトレーニング　174
1）利点　174
2）欠点　174

試験　　解良武士　175

索引　183

15レクチャーシリーズ　理学療法テキスト
運動療法学
シラバス

一般目標	運動療法は，理学療法において中心的な治療手技であり，理学療法士が必ず習得していなければいけない基本的技術である．運動療法は対象となる疾患によりさまざまな方法があるが，基本的な技術のうえにそれぞれ構築されている．ここでは，運動療法の目的，原理を理解し，まずは基本的な技術としてコンディショニング，関節可動域制限，筋機能障害，協調運動障害，基本動作の指導，全身持久力の向上に関する知識・技術を理解する．さらに各論として本シリーズ他巻で解説されている中枢神経疾患，運動器疾患，呼吸器疾患，循環器疾患の各領域以外の，感覚障害，がん，腎機能障害，熱傷，産科領域，高齢者，健康増進分野の概略について理解する．

回数	学習主題	学習目標	学習項目
1	運動療法の基礎・リスク管理	運動療法の定義，目的，原理について理解する．急性期ベッドサイドでの感染予防，運動療法上のリスク管理について理解する．	運動療法の定義，目的，原理，力学の基礎，てこと運動療法，トレーニングの3大原理，トレーニングの5大原則，運動療法の中止基準，感染管理・予防
2	コンディショニング（全身調整）のための手段	長期臥床に伴う弊害を理解したうえで，関節可動域運動や筋力強化運動などの導入時に必要な全身調整法を理解する．	デコンディショニング，廃用症候群，ポジショニング，リラクセーション，呼吸調整，循環調整，姿勢調整
3	関節可動域制限に対する運動療法	関節の構造や関節可動域制限の原因を理解し，中枢神経障害や運動器障害などの代表的疾患に用いられる関節可動域維持・拡大運動の手段について理解する．	四肢関節の運動学，ストレッチング，固有受容性神経筋促通法，モビライゼーション，原因に応じた関節可動域制限に対する運動療法
4	筋機能障害に対する運動療法	筋力を規定する因子や筋機能障害の原因を理解し，重力，徒手，ゴムバンドや重錘を用いた筋力増強の方法を理解する．対象者の筋力低下の程度に応じた筋力増強トレーニングについて理解する．	筋収縮の様式，筋力トレーニングの種類，筋力レベルに応じたトレーニングの手段（開放運動連鎖，閉鎖運動連鎖）
5	協調運動障害（運動失調とバランス機能障害）に対する運動療法	主に中枢神経疾患に対するバランストレーニングや高齢者のバランス機能を改善する手段について理解する．	協調運動・協調運動障害，運動失調に対する運動療法，バランス機能障害に対する運動療法
6	基本動作能力・歩行能力再獲得のための運動療法	一般的疾患に対する基本動作指導法を習得する．また松葉杖やT字杖などの歩行補助具の使い方と指導方法を習得する．	寝返り動作から立位保持に至る動作獲得のための指導方法，杖を用いた歩行や段差・階段昇降の指導
7	全身持久力改善のための運動療法	トレッドミルやエルゴメーターを用いた有酸素運動を中心とした運動処方を理解する．	体力，外呼吸と内呼吸，エネルギー代謝，呼吸循環反応，運動負荷試験，運動処方
8	感覚障害に対する運動療法	感覚障害に対する運動療法，運動・生活指導を理解する．	前庭機能障害・めまい，視覚障害・前庭覚障害・体性感覚障害に対する運動療法
9	がん患者の運動療法（1）——がん総論および周術期	主に固形がん術後（胸部・腹部術後，切断）の運動療法の概略を理解する．術後リンパ浮腫や転移性骨腫瘍に対する複合的理学療法を理解する．	がんのリハビリテーション総論，がん治療，固形がんにおける周術期の運動療法，リンパ浮腫や転移性骨腫瘍を有する患者に対する理学療法
10	がん患者の運動療法（2）——放射線療法と化学療法，緩和ケア	放射線療法や化学療法を受けているがん患者の運動療法の目的とリスク管理について理解する．緩和ケアにおけるリハビリテーションの役割について理解する．	放射線療法，化学療法，造血器悪性腫瘍・頭頸部がん・維持期における化学療法中の運動療法，緩和ケア
11	腎機能障害者の運動療法	腎機能障害の病態を理解する．腎機能障害者に対する安全な運動療法を習得する．	腎機能障害の病態と治療，腎機能障害者の理学療法評価と運動療法
12	熱傷患者の運動療法	熱傷の病態を理解する．植皮や瘢痕形成による拘縮を予防するための方法を習得する．	熱傷の病態と治療，熱傷に対する理学療法（拘縮，瘢痕化，植皮後の対応など）
13	産科領域における腰痛と尿失禁に対する運動療法	産科領域における運動療法の目的や方法を理解する．妊娠による身体的変化や身体的問題とそれによる腰痛および尿失禁の病態やメカニズムを理解し，その運動療法について理解する．	産前・産後の身体の変化，産前・産後の腰椎・仙腸関節・恥骨結合の問題へのアプローチ，排尿の生理，尿失禁のタイプ，尿失禁に対する運動療法
14	高齢者の運動療法	加齢に伴う運動・精神機能の低下とトレーナビリティーを理解する．高齢者の運動療法，高齢者の転倒予防に対する運動療法を理解する．	加齢による身体機能の変化，サルコペニア，高齢者の運動療法，転倒予防
15	健康増進のための運動療法	メタボリックシンドロームを代表とする脂質代謝異常について理解する．生活習慣病改善や運動指導を行うための手段について理解する．	生活習慣病，脂質代謝異常，高血圧症，メタボリックシンドロームや肥満に対する運動療法，生活指導

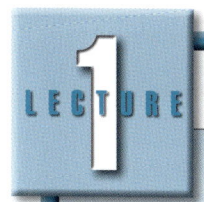

運動療法の基礎・リスク管理

到達目標

- 運動療法の定義や目的について理解する．
- 運動療法の実施に必要な基本的原理について理解する．
- 筋力トレーニングの原理・原則について理解する．
- 運動療法を行う際の感染予防について理解する．
- 運動療法におけるリスク管理について理解する．

この講義を理解するために

この講義では，運動療法の基礎となる理論やリスク管理について学習します．運動療法は理学療法の中心となる治療法ですが，実施にあたっては，その背景となる理論や原理・原則などを理解しておく必要があります．この講義では，まず運動療法の定義や目的について理解したのち，運動療法の実施に必要な運動力学について復習します．そして，運動療法のなかで最も実施する機会が多い筋力トレーニングの原理・原則について学習します．さらに，運動療法を実施するためのリスク管理として，運動継続の可否を判断するための中止基準や，感染予防のための対策などについての知識を身につけます．

運動療法の基礎・リスク管理を学ぶにあたり，以下の項目をあらかじめ学習しておきましょう．

- □ 理学療法の意義，役割，内容などについて復習しておく．
- □ 運動学で学習した力学的基礎について復習しておく．

講義を終えて確認すること

- □ 運動療法の定義・目的について理解できた．
- □ 運動療法に必要な基本的原理について理解できた．
- □ 筋力トレーニングの3大原理と5大原則について理解できた．
- □ 運動療法を実施する際の中止基準について理解できた．
- □ 感染予防のための標準予防策について理解できた．

講義

運動療法 (therapeutic exercise)

1. 運動療法の定義

　1965年に公布された『理学療法士及び作業療法士法』によれば「理学療法とは身体に障害のあるものに対して，主としてその基本的動作能力の回復を図るため，治療体操その他の運動を行わせ，および電気刺激，マッサージ，温熱その他の物理的手段を加えることをいう」と規定されている．このように理学療法ではさまざまな治療手段が用いられ，運動療法，物理療法（電気刺激療法，温熱療法，水治療法など），日常生活活動（ADL）練習などで構成されているが，その中心は運動療法である．

日常生活活動（ADL：activities of daily living）

　運動療法とは，治療の手段として運動を用いることであり，身体の全体または一部を動かすことで症状の軽減や機能の回復を目指す療法のことである．すなわち「身体が障害を受けたり，疾病に侵された際，その機能の回復を図り，よりよい状態を維持するために，身体の運動を科学的に適用する治療手段」であるということができる．このように従来は，障害や疾病によって低下した身体機能の回復や維持のために運動療法を用いると考えられていたが，近年では，健康増進や，疾病・障害などの予防的な介入として運動療法を実施するという考え方が出てきている．

MEMO
予防的介入としては，転倒予防，腰痛予防，骨粗鬆症予防，高血圧予防などを目的とした体操や運動などがある．

2. 運動療法の目的

　運動療法の目的は，身体機能に障害をもつ人あるいは障害の予防に対して，その人がもつ能力を最も効果的な運動で高め回復させることである[1]．具体的な目的には以下のようなものがあげられる[2]．
　①運動時に不必要な筋を抑制し十分弛緩させる．
　②短縮した筋・腱・関節包を伸張して関節可動域（ROM）を拡大する．

関節可動域（ROM：range of motion）

　③筋力と持久力を増強する．
　④適切な肢位・体位を保持するため，神経・筋機能を改善し，神経筋の再教育をする．
　⑤筋群相互間の協調性を図る．
　⑥臥位，立位，歩行までの順序だった動きを練習し，基本動作の獲得を図る．

全身状態（general conditioning）

　⑦体力を高め全身状態の改善を図る．
　⑧運動刺激を通じて心臓，肺，肝臓などの内臓機能の改善を図る．
　これらの目的を達成するために，運動療法の実施にあたっては，患者とよりよいコミュニケーションを保ち，信頼関係を築き，患者を鼓舞して意欲を高めることが，何よりも重要である．また運動療法の効果を高めるためには，患者が自ら進んで運動を行うように動機づけをする．動機づけのためには，治療に際し患者の興味や関心を高める工夫をしたり，治療目的や結果を患者によく自覚させるなどのはたらきかけをしたりすることが大切である．

動機づけ（motivation）

3. 運動療法の原理

　身体活動は筋肉によって張力を発揮し，骨格系という"てこ"を介して行われている．運動することにより身体の力学的エネルギーを仕事に変化させることができるが，これは単に身体のエネルギーを機械的エネルギーに変換する過程にすぎない．運動は，筋・骨格系だけでなく，心肺系を含めた身体の全体的な機能を改善することができるため，単なる運動ではなく，治療手段として効果的な"運動療法"として実施するためには，他動的なものでなく患者自身が能動的に運動するようにしていく．
　運動を治療の手段として用いる場合には，患者が効率よく，かつ安全に運動を行え

るよう，理学療法士には運動に関する科学的な知識が必要となる．ここでは主に運動に関係する力学的な面について再確認する．

1) 力学の基礎

(1) 重さと質量

運動とは，連続して位置が変化することであり，そこには運動の基本的変量として物体の重さと空間における位置，さらに時間などが関係している．

重さとは，地球の重力が物体に作用することで生じる力であり，重力のない世界ではゼロとなる．一方，質量とは，その物体の重さの度合いを表す量のことであり，重力が変わっても不変な定量である．

重さと質量の関係を式に表すと，質量 m の物体に重力加速度 g が作用したときに生ずる重さを W とすると，$W=mg$ で表される．たとえば，この物体を F の力で支えたときに釣り合って物体が静止していれば，このとき支える力の大きさは $F=W=mg$ となる（図1）．

(2) 3つの運動の法則

物体を重心に全質量が集中して大きさをもたない「質点」とみなすと，質点の運動に関する性質には以下の3つの法則がある．

a. 第1の法則（慣性の法則）

質点は力が作用しない限り，静止しているか等速直線運動を続ける．

b. 第2の法則（運動方程式）

質点の加速度を a とすると，a は質点に作用する力 F に比例し，質点の質量に反比例する（$a=F/m$）．

つまり質量 m の物体に力 F を加えて a の加速度が生じると，$F=ma$ となり，物体に力が作用すれば，速度の変化や運動の方向の変化が起こることになる．

c. 第3の法則（作用・反作用）

2つの質点1，2のあいだに相互に力がはたらくとき，質点2から質点1に作用する力（F_{21}）と，質点1から質点2に作用する力 F_{12} は，大きさが等しく，逆向きである（$F_{21} = -F_{12}$）．

たとえば床の上に立っている場合，その人の体重 W で床面を押し，床からは F の力で支えられ，釣り合うことで静止している．作用と反作用は時間的に同時に起きる．

(3) 力のベクトル

ベクトルとは，大きさと方向の2つの量を同時に表現するものであり，矢印で大きさや方向，そして位置を表すことができる．

身体の運動には多くの筋肉が関与しているが，筋力が強いほど速い動きができるとは限らない．これは自ら出している力の大きさと方向が協調できていないからである．したがって，筋力も力のベクトルとしてその性質を考慮しなければ，十分に活用することができない．

1点に作用する多数の力はこれを1つの力に合成でき（ベクトルの合成：図2a），また逆に1点に作用する1つの力は多数の力にも分解できる（ベクトルの分解：図2b）．

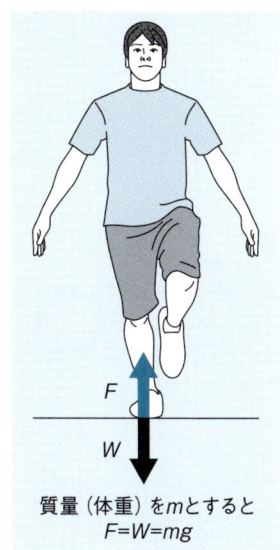

質量（体重）を m とすると
$F=W=mg$

図1　重さと力の関係

> **ここがポイント！**
> 月に行くと物体の重さが地球上の約1/6になるが，それは物体そのものが変化するわけではなく，質量は変わらない．重さとは実際にその物体にかかる重力のことであり，月では重力が地球上の約1/6になるためである．

> **ここがポイント！**
> 運動の法則 $F=ma$ で，もし力が作用しなければ F は0となるが，m は物体の質量なので0ではないため a が0である．つまり加速度が0ということは，物体に外力が作用しなければ，物体はずっと静止しているか等速度運動を続けることになる．

> **MEMO**
> ベクトル（vector）
> 空間における大きさと向きをもった量のこと．「運ぶ」という意味のラテン語がその語源である．

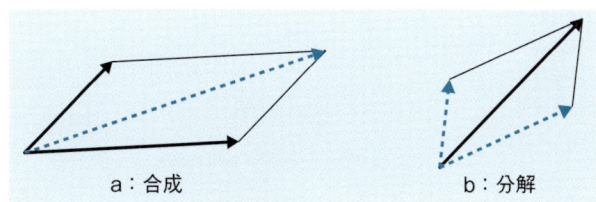

図2　ベクトルの合成と分解

(4) 力のモーメント

物体の回転中心から離れた点に力が加わると，その力は物体を回転させる．つまり回転力としてのはたらきを表すのが力のモーメントである．たとえば，図3のように軸（回転軸）の周りに自由に回転できる剛体棒の両端X, YにF_1, F_2の力が加わっている場合，2つの力が釣り合うための条件は，軸からの距離をそれぞれf_1, f_2とすると，$F_1 \times f_1 = F_2 \times f_2$となる．

この式は軸の周りの力のモーメントであり，

力のモーメント＝力の大きさ×回転軸から力の作用線に引いた垂線の長さ

である．

たとえば，肘関節を軸とした屈曲・伸展運動のように，身体の多くの関節は，軸を中心とした回転運動によって運動が起こっているため，力のモーメントの考え方を動作分析に応用することで，動作時に身体が発揮する力のモーメントが推定できる（関節モーメント）．

2）てこと運動療法

(1) てこ

てことは，固い棒状のもので，重いものを少ない力で動かすことができる，あるいは小さな運動を大きな運動に変えることができるものである．てこには支点・力点・作用点があり，てこ利用するうえで重要なのは，それぞれの点の位置関係，つまりその間隔である．

また支点から力点まで，および支点から作用点までの直線距離を，それぞれ腕の長さ，作用点の腕の長さという．ある支点に対し，2つの力のモーメントが等しい場合は，てこは安定して平衡を保っている（図3）．また力点の腕の長さのほうが作用点の腕の長さよりも長い場合は，平衡を保つために力点に加える力は負荷の力よりも小さくてすみ，これを力学的有利性という．

てこは支点，力点，作用点の位置関係によって3種類に分類される（図4）．

a. 第1のてこ

支点が力点と作用点のあいだにあるもので，シーソーがこれにあてはまる．

b. 第2のてこ

作用点が支点と力点のあいだにあるもので，支点と力点の距離が支点と作用点の距離よりも長いため，力点にかかる力が作用点にかかる力よりも小さくてすむため，力学的に有利であり，物体を動かすときに適したてこである．ただし，作用点に比べ力点の運動範囲が大きくなり，力では得する反面，運動範囲と速さで不利となる．

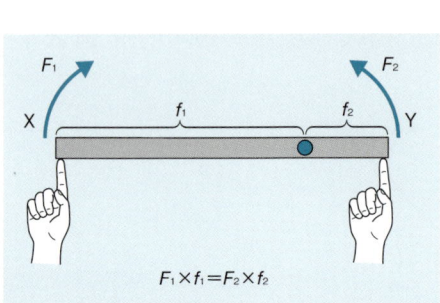

図3 力のモーメント

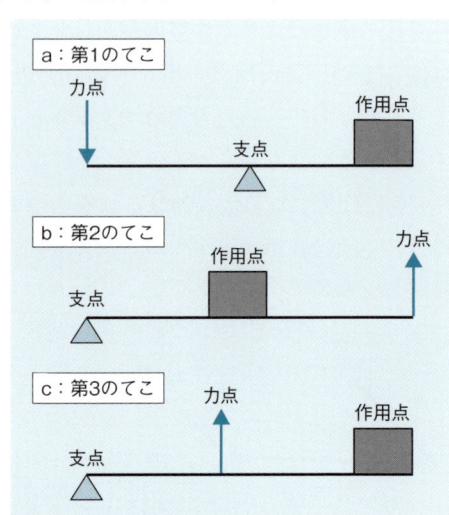

図4 てこの種類

MEMO
剛体棒
力を加えても変形しない物体でできた棒．

MEMO
私たちが生活するうえで使用している道具には，爪切り，栓抜き，缶切りなど，てこを使ったものが多い．

1 運動療法の基礎・リスク管理

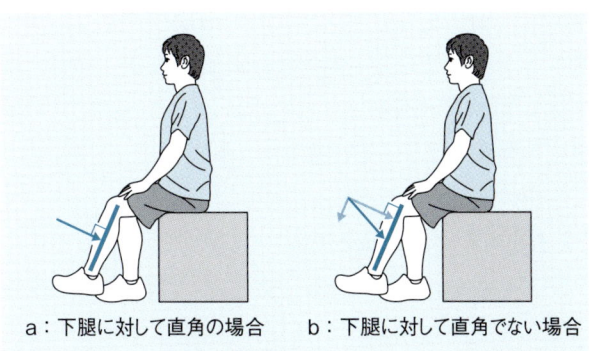

a：下腿に対して直角の場合　　b：下腿に対して直角でない場合

図5　下腿に対する抵抗の角度による違い

c．第3のてこ

力点が支点と作用点のあいだにあるもので，支点から力点までの距離よりも，支点から作用点までの距離が長くなる．そのため力学的には不利になるが，運動の速さで有利となる．

（2）運動療法におけるてこの応用

運動療法において，筋力トレーニングは最も多く行われるものの一つである．たとえば，大腿四頭筋の筋力トレーニングをする際に，重錘ベルトやゴムチューブ（セラバンド®など）を足首に巻いたり，徒手で下腿部に抵抗を加えたりするが，この抵抗の効果は外力とてこのなす角度によって変化する．つまり抵抗の力はてこに直角に加えられたときに最大となり，それよりも鋭角でも鈍角でも関節を圧迫したり，引き離す作用によって分力が生じるため，抵抗は減少する（図5）．したがって，最大抵抗が必要な場合は，てこに直角になるように力を加えるようにする．

また抵抗運動では，同じ抵抗を加えても，てこの長さ（モーメントアーム）によって負荷量が異なってくる．たとえば，下肢伸展挙上運動をする際，抵抗を膝に加える場合と足部に加える場合では，股関節屈筋に対する荷重量は大きく変わるが，これはてこの支点からの回転モーメントの違いによるものである．

4．筋力トレーニング

筋力トレーニングは，運動療法のなかではROM練習と同様に最も多く行われるものである．

筋力トレーニングとは，運動刺激による身体の適応を利用し，機能の向上および組織の強化を図り，作業能力を高めることを意味する．どのような運動刺激が効果的にトレーニングの成果をあげるのかについては原理・原則があり，それを理解したうえでトレーニングを行うことが重要になる．そこで，筋力トレーニングの実施にあたり，より効果的なトレーニングの処方を行う際には，3大原理は必ず考慮し，5大原則に関しても注意を払ってプログラムを組み立てる．

1）トレーニングの3大原理

筋肉は使わなければ細くなり，適度に使えば維持・発達するが，過度に使えば障害を起こす．以下に述べるトレーニングの3大原理をふまえてプログラムを作成することによって，トレーニングの効果を上げることができる．

（1）過負荷の原理

過負荷の原理とは，トレーニング強度について通常用いているものよりも強い負荷をかけなければトレーニングの効果は期待できないというものである．

負荷の設定には，強度・筋収縮時間・頻度の3つの条件がある．

MEMO
下肢伸展挙上運動（SLR：strait leg raise）

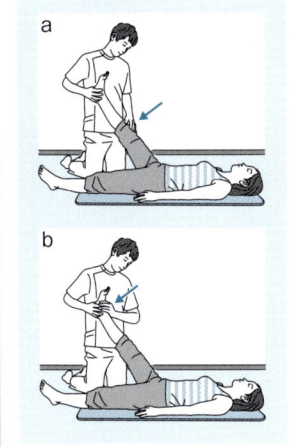

a：抵抗を膝に加えた場合
b：抵抗を足部に加えた場合

a. 強度

強度に関してはさまざまな研究報告があるが，一般的に最大筋力の20～30％に相当するような強度では筋力の増加は認められない．したがって，筋力の増強効果を得るためには，最大筋力の60％以上の強度で行う必要がある．

b. 筋収縮時間

筋収縮を持続させる時間はとても重要であり，強度が過負荷の原理を満たしていたとしても，筋の収縮時間が短ければ効果は期待できない．常に強度と時間の組み合わせを考慮して負荷を設定する．ヘッティンガー[3]は，等尺性筋力トレーニングの強度と必要な筋収縮時間の関係を報告している（**表1**）．最大筋力の40～50％の強度でトレーニングを実施するならば，15～20秒間の筋収縮時間が必要であり，100％であれば2～3秒間の筋収縮時間で十分としている．

c. 頻度

主に等張性筋力トレーニングにおいて用いる条件であるが，等尺性筋力トレーニングにおける筋収縮時間と同様に，強度との組み合わせにより期待する効果に応じた頻度を設定する必要がある．等張性筋力トレーニングにおける負荷強度と反復回数の関係を**表2**[3]に示す．

(2) 特異性の原理

トレーニングによる生理学的反応は，トレーニングの種類によって異なる．したがって，目的に応じたトレーニングの種類・強度・量を選択しなければならない．つまり特異性の原理とは，ある種の能力は同種類の運動を用いたトレーニングによって効果的に高められるというものである．具体的には筋の収縮様式（Lecture 4参照），動作様式の特異性を考慮し，トレーニングを処方する．

a. 収縮様式における特異性

筋力トレーニングの方法として，等尺性収縮，等張性収縮，等速性収縮が代表的であるが，いずれかのトレーニングを選択してトレーニングを行った場合，行ったトレーニングと同一の収縮様式における筋力の増加率が，他の収縮様式での筋力と比較して高くなる．すなわち，等尺性収縮を用いた筋力トレーニングを行えば，等尺性収縮における筋力が最も増加し，等張性や等速性の筋力トレーニングを行えば，それぞれの収縮様式での筋力が最も増加するということである．

さらに，筋を収縮させるポジション，関節角度にも特異性があり，たとえば，大腿四頭筋の筋力トレーニングを行う際，膝関節屈曲域で膝伸展筋力トレーニングを行えば，屈曲域での膝伸展筋力が増加するが，伸展域での増加は少ない．

b. 動作様式における特異性

筋力トレーニングを行うための運動の種類，動作様式が異なれば，同じ筋であってもトレーニングで用いた動作様式において発揮される筋力が高くなる．つまり，ある

ヘッティンガー（Hettinger）

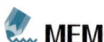
等尺性筋力トレーニングとは，関節運動を伴わずに筋を収縮させる運動である（Lecture 4参照）．

等張性筋力トレーニングとは，関節運動を伴って筋を収縮させる運動である（Lecture 4参照）．

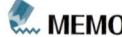
等速性筋力トレーニングとは，一定の速度で筋を収縮させる運動である（Lecture 4参照）．

ここがポイント！
動作のパフォーマンスを上げることを目的とするならば，過負荷の原理よりも特異性の原理を優先して考えるべきである．また，対象とする動作に必要とされる筋群の筋力トレーニングを行うよりも，その動作を用いた反復練習や筋力トレーニングを行うほうが効果的である．

表1 等尺性筋力トレーニングのための強度と筋収縮時間

最大筋力に対するパーセントで示したトレーニング強度（％）	必要な筋収縮時間（秒）
40～50	15～20
60～70	6～10
80～90	4～6
100	2～3

（Hettinger Th. 猪飼道夫ほか〈共訳〉．アイソメトリックトレーニング 筋力トレーニングの理論と実際．大修館書店：1970[3]）

表2 等張性筋力トレーニングにおける負荷強度と反復回数の関係

負荷強度（対最大筋力）	反復回数	効果
100％	1	筋力向上
90	3～6	筋力向上
80	8～10	筋力向上
70	12～15	筋肥大
60	15～20	筋肥大
50	20～30	筋持久力向上
30～40	50～60	筋持久力向上

（Hettinger Th. 猪飼道夫ほか〈共訳〉．アイソメトリックトレーニング 筋力トレーニングの理論と実際．大修館書店：1970[3]）

動作における筋力発揮を増加させたければ，その動作，もしくはそれに近い運動を用いた筋力トレーニングを処方するべきである．たとえば，スクワット動作における1RMを増加させる目的で，スクワットトレーニングもしくは等尺性膝関節伸展筋力トレーニングを行った場合，スクワットトレーニングを行ったほうがスクワット動作における1RMの増加効果は高くなる[4]．

(3) 可逆性の原理

トレーニングで得られた効果は，トレーニングを継続しているあいだは維持されるが，やめてしまうとその効果は徐々に失われていく．これを可逆性の原理という．さらに，トレーニング期間が長ければ失われていく速度は遅く，短ければ速い．

2) トレーニングの5大原則

3大原理と同様にとても大切な，トレーニングの5大原則についても，しっかり意識して行うことで，トレーニングの質をより高いものにしていくことができる．

(1) 漸進性の原則

身体機能はトレーニング負荷に適応していく．したがって，さらに強い負荷を与えないといっそうの筋力の向上につながらないため，一定期間ごとに負荷の設定を変える必要がある．このことから，トレーニング経過中の筋力や体力の向上に合わせて，徐々に大きな負荷をかけていく．

(2) 全面性の原則

体力はさまざまな要素で構成され，一部分だけを強化すると障害を引き起こす可能性が生じるため，可能な限りすべての体力要素を高めるトレーニングを行う．たとえば，膝関節の伸展筋だけをトレーニングしていると，膝関節屈筋とのバランスが悪くなり，肉離れを発生させる原因になる．

(3) 意識性の原則

トレーニングに目的をもって取り組み，トレーニングをしている部位に意識を集中する．

(4) 個別性の原則

個人の体格および体力水準には個人差があるため，トレーニングプログラムは，性別・年齢・体力水準・モチベーション・目標などを考慮して，個人に合った運動の強度と内容を設定する．前述の3大原理のみを考慮してトレーニング内容を一定に課すことは，トレーニング効果に差が生じるだけでなく，身体的な障害を引き起こす可能性も高くなる．

(5) 反復性（継続性）の原則

適切な運動刺激が反復して身体に与えられることにより，トレーニング効果を得ることができるという原則である．筋力トレーニングに即効性はなく，反復される長期間のトレーニングによって，初めて目に見える大きな効果を得ることができる．

5. 運動療法におけるリスク管理

運動療法を実施する際は，事前に行う評価においてリスクを早期発見し，注意喚起することが必要であり，運動療法中には患者の症状や反応を常に観察し，事故が起こらないように対処することが求められる．リスク管理とは，運動療法によって発生する問題を回避，または低減させることであり，医療者にとって最も重要な任務である．ここでは，運動療法の中止基準，感染管理・予防について学習する．

1) 運動療法の中止基準

筋力トレーニングをはじめ，全身持久力トレーニングやROM練習などの運動療法はすべて身体活動を伴う．生体は身体活動に伴ってさまざまな生理的反応を示し，こ

MEMO
RM（repetition maximum）
1RMは，1回しか反復できない負荷量，つまりは最大筋力を意味する．3RMは，3回は反復できる最大の負荷量のことである．

MEMO
意識性の原則は科学的な根拠に乏しいものの，これを含めて5大原則とされている．

気をつけよう！
運動療法の実施にあたっては，その前後で必ずバイタルサイン（脈拍，血圧，呼吸数，体温）を確認することを習慣づけるようにしよう．

LECTURE 1

気をつけよう!
呼吸不全患者は一般に安静時心拍数が高いため、通常の基準に準じて運動の中止を判断すると、運動療法そのものができなくなってしまうことが多い。この場合は、主治医から心拍数の上限値を確認し、またSpO$_2$などの値なども参考にして、運動療法を実施するようにする。β遮断薬（βブロッカー）を服用している患者の場合は、心拍数が上昇しにくいため、運動が過負荷となる危険性がある。

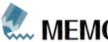
MEMO
アンダーソン・土肥の基準は、日本国内のみで用いられている。

標準予防策（standard precaution）

れが呼吸・循環系を中心に身体の各臓器・器官への負荷となって症状として表れる。たとえば、運動を開始すると呼吸数や心拍数は運動の強度に応じて上昇し、血圧の上昇や発汗などさまざまな変化が現れてくる。

これらの生理的反応は、正常な反応として現れる場合は問題ないが、理学療法の対象者は種々の疾患や障害を有していることから、本人の主観に耳を傾け、異常な反応や急激な変化などを注意深く観察し、運動療法継続の可否について判断しなければならない。したがって、安全に運動療法を実施し、リスク管理を行うために基準が必要となる。

運動療法におけるリスク管理の基準としては、従来からアンダーソン・土肥の基準（表3）が用いられており、また日本リハビリテーション医学会診療ガイドライン委員会からは、安全ガイドラインとしてリハビリテーションの中止基準が出されている。しかし、すべての患者に対して適応できる基準ではなく、各疾患の病態や症状に応じた対応が求められる。

2) 感染管理・予防

感染管理は、感染から患者だけでなく医療者自身も守るために実践する。理学療法の対象者には、さまざまな感染症を有する患者も少なくない。担当患者から医療者が感染するのを防ぐだけでなく、感染した医療者自身が感染の媒体となって他の患者や同僚に感染症を拡大しないようにしなければならない。そのために、感染管理の考え方について十分理解する。

標準予防策

標準予防策とは、感染症の有無にかかわらず、すべての患者のケアに際して適用する疾患非特異的な予防策のことである。患者の血液、体液（唾液、胸水、腹水、心嚢液、脳脊髄液などすべての体液）、分泌物（汗は除く）、排泄物、あるいは傷のある皮膚や粘膜を、感染の可能性のある物質とみなし対応する。これらの物質に触れた場合は手洗いを行い、またあらかじめ接触が予想される場合は手袋やマスク、エプロンなどの予防具を用い、処置の前後で手洗いや手指消毒を実施することで、多くの院内感染を予防することができる。主な感染経路については表4に示す。

表3 アンダーソン・土肥の基準

運動を行わないほうがよい場合	1. 安静時脈拍数 120/分以上 2. 拡張期血圧 120mmHg 以上 3. 収縮期血圧 200mmHg 以上 4. 労作性狭心症を現在有するもの 5. 新鮮心筋梗塞 1 か月以内のもの 6. うっ血性心不全の所見の明らかなもの 7. 心房細動以外の著しい不整脈 8. 運動前すでに動悸、息切れのあるもの
途中で運動を中止する場合	1. 運動中、中等度の呼吸困難、めまい、嘔気、狭心痛などが出現した場合 2. 運動中、脈拍が 140/分を超えた場合 3. 運動中、1分間 10 個以上の期外収縮が出現するか、または頻脈性不整脈（心房細動、上室性または心室性頻脈など）あるいは徐脈が出現した場合 4. 運動中、収縮期血圧 40mmHg 以上または拡張期血圧 20mmHg 以上上昇した場合
運動を一時中止し、回復を待って再開する場合	1. 脈拍数が運動前の 30％を超えた場合。ただし、2分間の安静で 10％以下に戻らない場合は、以後の運動は中止するかまたはきわめて軽労作のものにきりかえる 2. 脈拍数が 120/分を超えた場合 3. 1分間に 10 回以下の期外収縮が出現した場合 4. 軽い動悸、息切れをうったえた場合

表4 主な感染経路

感染の種類	主な疾患
空気感染	結核, 麻疹, 水痘など
飛沫感染	肺炎, インフルエンザ, 風疹など
接触感染	MRSA, 病原性大腸菌 (O157など), VREなどによる感染症

MRSA：メチシリン耐性黄色ブドウ球菌, VRE：バンコマイシン耐性腸球菌.

MEMO
感染の種類

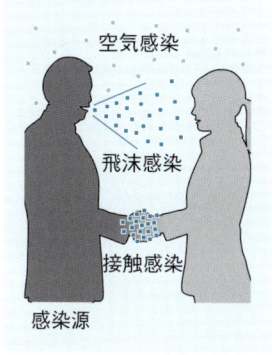

a. 手指衛生

すべての医療行為の基本となり, 感染防止に対して最も大きな役割を果たすのが手洗い・手指消毒である.

手洗いとは, 石鹸あるいは界面活性剤を用い, 手指から汚れと一過性微生物を除去することで, 手指消毒とは, 抗菌性の石鹸, 界面活性剤, 擦式手指消毒薬のいずれかを用いて, 一過性微生物を除去, あるいは殺滅することである. また擦式手指消毒とは, 手の常在菌数を減らすために, 擦式消毒用アルコール製剤を手指にくまなく擦り込むことである.

b. 個人防御具の使用

a) 手袋

手指衛生と同様に接触感染を絶つものとして, 手袋がある. 血液, 体液, 分泌物, 排泄物, 吐瀉物に触れる場合, 傷のある皮膚や粘膜に触れる直前, あるいは血液, 体液, 分泌物, 排泄物で汚染された物品に触れる前には, 手袋を着用する. 手袋は無菌操作でない限り未滅菌のものを使用する. 手袋着用前には手洗いまたは擦式手指消毒薬を含む手指消毒を行い, 手袋を外すときには, 汚染面に素手で触れないように注意する. そして, 手袋を外した後は, すぐに手洗いまたは手指消毒を行う.

b) マスク・ゴーグルの着用

マスクはウイルスや細菌の侵入を防ぐほか, 口腔内の湿度を保つなどの作用がある. 患者に対して運動療法を実施する際, 目, 鼻, 口に血液, 体液などが飛散する可能性のある場合は, 粘膜を保護するためマスクやゴーグルを着用する. マスクやゴーグルを外すときには, 手で汚染面に触れないように注意し, その後, 手洗いまたは手指消毒を行う.

c) ガウン (エプロン)

MRSAなどの感染症を有する患者に対して運動療法を実施する場合や, ICUなどで血液, 体液, 分泌物, 排泄物などで衣服が汚染される可能性がある場合は, 撥水性で非浸透性のガウンまたはエプロンを着用する. 使用後はICU内で脱ぎ, その場で廃棄する. その後, 手洗いまたは手指消毒を行う.

■引用文献

1) 岩倉博光 (監). 理学療法士のための運動療法. 東京：金原出版；1992. pp5-8.
2) 高橋精一郎ほか (編). 理学療法学概論. 兵庫：神陵文庫；1999. pp45-46.
3) Hettinger Th. 猪飼道夫ほか (共訳). アイソメトリックトレーニング 筋力トレーニングの理論と実際. 東京：大修館書店；1970.
4) Thorstensson A, et al. Effect of strength training on enzyme activities and fibre characteristics in human skeletal muscle. *Acta Physiol Scand* 1976；96 (3)：392-398.

気をつけよう!
筋力トレーニングや関節可動域練習などで, 患者に直接触れた後に別の患者に触れる場合は, 必ず手洗いをすることを習慣づけるようにする.

ここがポイント!
手指衛生にはラビング法とスクラブ法がある. ラビング法は, 通常石鹸による素洗いと速乾性手指消毒薬で擦式手指消毒を行う方法で, スクラブ法に比べ短時間ですむ. 一方, スクラブ法は, 爪周囲のみブラシを使用し, 手指消毒薬 (スクラブ剤) で指先から肘関節上部まで洗い, 速乾性手指消毒薬を使用して行う手術時手指消毒法である.

気をつけよう!
マスクの種類によってはウイルスの侵入を防止できない.

MRSA (メチシリン耐性黄色ブドウ球菌；methicillin-resistant *Staphylococcus Aureus*)

1. 点滴・カテーテルの管理

　点滴やカテーテルが挿入されている患者に対しても，運動療法を実施することは少なくなく，急性期の場合はむしろほとんどの患者に何らかの点滴やカテーテルが挿入されている．点滴やカテーテルはその目的によって多種多様であり，運動療法を実施する際の注意点もそれぞれ異なる．ここでは，点滴ルート，尿道・膀胱カテーテル，経鼻胃管カテーテル，胃瘻，胸腔ドレーンなどについて解説する．

1）点滴ルート

　点滴（図1）は，薬液を静脈内に持続的に注入する方法で，その目的は，薬剤投与，水分や電解質，栄養の補給などである．末梢静脈ライン（点滴静脈注射）では通常上肢の表在静脈が用いられ，関節部位や麻痺側には穿刺しない．

　運動療法の際は，刺入部の痛みや腫れ，点滴漏れがないかなどを確認し，四肢運動においても，滴下が阻害されていないかなどを常に観察しておく．特に，四肢運動の際には，チューブを引っ張ったり，何かに引っかけたりしないよう，注意深く行う．

2）尿道・膀胱カテーテル

　尿道・膀胱カテーテル（バルーンカテーテル，図2）は，術後や重症患者で水分出納管理が必要な場合，尿閉を認める場合などに挿入され，外尿道口から挿入されて膀胱内まで達している．したがって運動療法の際には，カテーテル（チューブ）や蓄尿バッグを引っ張ってストレスを与えないように注意する．また，立ち上がりや歩行などの練習をするときは，必ず蓄尿バッグを持って移動し，カテーテルが抜けないようにする．加えて，尿の逆流による感染防止のために，蓄尿バッグは常に膀胱の高さより低くする．

3）経鼻胃管カテーテル

　経鼻胃管カテーテル（図3）は，術後などで胃の蠕動運動が低下している時期に，栄養補給やドレナージ目的に留置され，その先端は鼻腔から咽頭を経て食道を下行し，胃まで達している．経鼻胃管カテーテルの長さは約50～60cm程度であり，何cm挿入されているかはカテーテルに記されている目盛りで確認する．

　経鼻胃管カテーテル挿入中の患者に運動療法を実施する際は，カテーテルの折れや圧迫，閉塞がないかを確認し，また体動時に抜けないよう注意を払う．そして，栄養注入中の患者に対しては，滴下を停止させた後で運動療法を実施すべきである．また，胃内に栄養剤が注入された後に腹圧が上昇するような動作（運動）をすると，胃食道逆流が生じる可能性があり，そのまま誤嚥した場合は誤嚥性肺炎の危険性が高くなるため，注意が必要である．

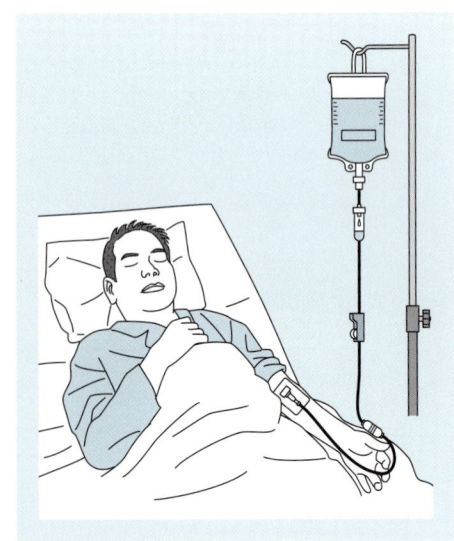

図1　点滴ルート

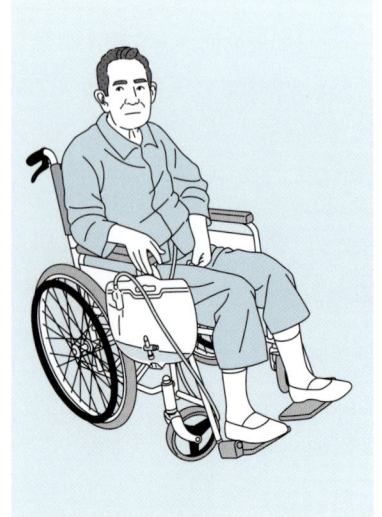

図2　尿道・膀胱カテーテル
実際には，蓄尿バッグにカバーを被せ他人に見えないよう配慮する

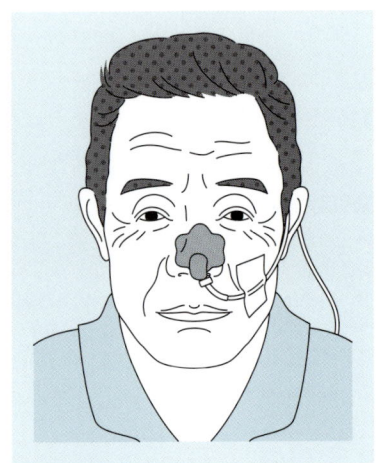

図3　経鼻胃管カテーテル

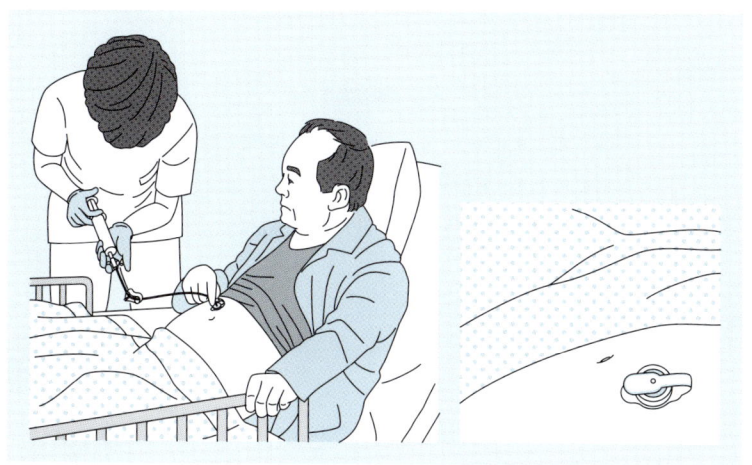
図4 胃瘻

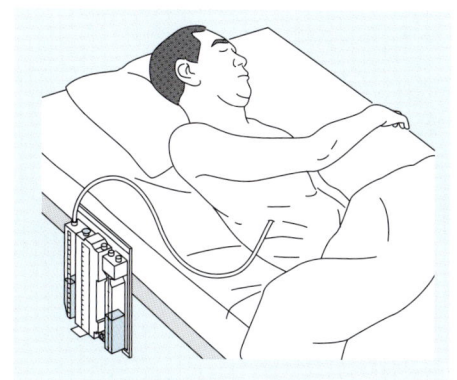
図5 胸腔ドレーン

4) 胃瘻

胃瘻（図4）は，胃壁と腹壁を貫いた瘻孔のことであり，瘻孔からチューブを胃内腔まで挿入し，栄養を補給するものである．胃瘻の造設には，経皮内視鏡的胃瘻造設術（PEG：percutaneous endoscopic gastrostomy）が用いられ，PEGのカテーテルは腹壁および胃壁で固定されているが，腹壁側，胃壁側ともにカテーテルのあいだに適度な隙間が設けられている．

胃瘻からの経腸栄養を行っている患者の運動療法では，チューブを引っ張ることによる脱落や抜去に注意しなければならない．また，経腸栄養中は胃内容物が増加しているため，体位変換や四肢運動において腹圧が上昇すると胃食道逆流が生じる危険性もあることを理解しておく．

5) 胸腔ドレーン

胸部外科術後や気胸の患者では，胸腔ドレーン（図5）が挿入されているが，これは体内に貯留した空気や液体（血液，体液，滲出液，膿など）を体外に排出し，肺実質を再拡張させ換気の改善を行うことが目的である．

胸腔ドレーン留置中の観察ポイントとしては，排液量，排液の性状，エアーリーク（空気の漏れ）の有無，水封部液面の呼吸性移動の有無などであり，エアーリークは水封室に気泡が発生することで，また呼吸性移動は一時的に吸引を停止したときに呼吸に合わせて水封室の水面が上下動することで確認できる[1]．胸腔ドレーンは，1日の排液量が100〜200mL以下で，性状が漿液性になった場合に抜去できる．

胸腔ドレーンの挿入部は縫合しているものの，引っ張るなどの強いストレスが加わると抜ける恐れがあるため，注意する．

2. 転落・転倒の問題

日々の運動療法において，たとえば，ベッド上で端座位となり座位バランス練習や下肢運動などを行っている際に，ベッドから転落する可能性はないとはいえない．また，歩行練習中に患者が何かに引っかかったり，他の患者にぶつかったりするなどして転倒することも少なからず発生する．このように，転落・転倒事故は入院中における事故の多くを占め，骨折や頭部外傷などによりさらに入院期間が延長することになるため，医療費の増大につながる．院内における転落・転倒事故は訴訟に発展するケースもあるため，十分な対策を講じることが求められている．

厚生労働省の国民生活基礎調査[2]によると，高齢者が要支援となる原因は，脳血管障害，認知症，高齢による衰弱，関節疾患，転倒・骨折の順であるが，要介護になった原因では，脳血管障害，認知症，高齢による衰弱に次いで，転倒・骨折が第4位となる．さらに要介護4では第3位であり，転倒・骨折の予防は寝たきりをつくらないためにも重要な課題である．理学療法の対象患者における高齢者の割合は年々増加しており，基礎疾患もさまざまであるため，運動療法中，あるいは病棟における転落・転倒の予防は，非常に重要な課題であることがわかる．

1) 患者が転倒する要因（リスク）

患者の転倒には，患者自身の身体的・精神的要因，あるいは環境要因など，さまざまなものが関与している．また，転倒に関する多くの研究において，転倒の予測因子が多数抽出されている．表1[3]は高齢者の転倒を予測する

表1 高齢者の転倒を予測する重要な因子

危険因子	重要としている文献数	相対的危険度
転倒の既往	16	1.9〜6.6
バランス障害	15	1.2〜2.4
筋力低下	9	2.2〜2.6
視力障害	8	1.5〜2.3
内服（5種類以上，あるいは精神安定薬）	8	1.1〜2.4
歩行障害	7	1.2〜2.2
うつ	6	1.5〜2.8
めまい	5	2
日常生活動作の障害	5	1.5〜6.2
年齢が80歳以上	4	1.1〜1.3

(Tinetti ME, et al. *JAMA* 2010；303：258-266[3])

表2 リハビリテーション・リスクマネージメントシート（転倒・転落部分）

評価項目	配点
転倒したことがある（入院前または入院後）	3
歩行に介助または補助具が必要である	2
判断力が低下している（記憶，理解，注意力低下，せん妄，不穏）	2
日常生活に影響する視力障害がある	1
頻尿・尿失禁がある．または，排尿動作に介助が必要である	1
薬（睡眠，精神安定薬，降圧，利尿薬）を服用している	1
よく起こす（7〜10），起こしやすい（4〜6），起こす可能性がある（0〜3）	

(日本リハビリテーション医学会診療ガイドライン委員会〈編〉．リハビリテーション医療における安全管理・推進のためのガイドライン．医歯薬出版；2006．p17[4])

重要な因子であるが，これによると転倒の既往は最も重要な因子であり，その他バランス障害や筋力低下，さらには視力障害を有することも転倒の危険性が高くなる要因となっている[2]．これらに対し，患者の転倒リスクを評価することも行われており，たとえば，リハビリテーションリスクマネージメントシート（表2）[4]は6項目評価の10点満点で，点数が高いほど転倒リスクが高いと判断することができる．事前に患者の転倒リスクを評価し，対応策を講じておくことが重要である．

2) 患者の転倒に影響する環境要因と対策

患者の転倒には，患者自身の身体的・精神的要因以外にも，環境的要因も大きくかかわっている．患者の転倒を予防するためには，身体機能面に配慮することはもちろん，理学療法室内の環境にも目を向け，転倒しやすい状況を可能な限りつくらないようにすべきである．

具体的な転倒予防対策としては，まず理学療法室にいるスタッフが常に意識することが大切である．先に説明したような転倒リスクを評価し，リスクの高い患者に対しては担当者だけでなく，すべてのスタッフが注意を払うようにすべきである．また，理学療法室に来る患者の履物も転倒に大きく影響する．たとえば病棟内ではスリッパを履いている患者が多いが，スリッパのまま運動療法を実施すると，歩きにくいため転倒する危険性は高くなる．

さらに，理学療法室内については，床面が滑りやすくなっていないか，電源などのコードが歩行で使用する通路を横切っていないか，床面に物が置かれていないか，目立ちにくい段差がないかなど，さまざまな面から理学療法室内の環境をチェックし，転倒リスクを減らすように努めなければならない．

■引用文献

1) 西尾治美．ドレーン・カテーテル管理．*Emergency Care* 2008；21（4）：56-64.
2) 厚生労働省．平成24年 国民生活基礎調査の概要．http://www.mhlw.go.jp/toukei/saikin/hw/k-tyosa/k-tyosa12/
3) Tinetti ME, et al. The patients who falls."It's always a trade-off". *JAMA* 2010；303（3）：258-266.
4) 日本リハビリテーション医学会診療ガイドライン委員会（編）．リハビリテーション医療における安全管理・推進のためのガイドライン．東京：医歯薬出版；2006．p17.

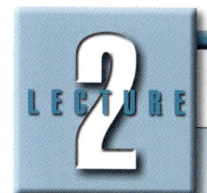

コンディショニング（全身調整）のための手段

到達目標

・デコンディショニング，廃用症候群について理解する．
・運動療法の介入前に，痛みの抑制や筋の過剰収縮を押さえるためのコンディショニングが実施できる．
・起立性低血圧に対する対応ができる．

この講義を理解するために

　外科的あるいは内科的理由で安静臥床を強いられている患者が，そのまま疾病が治癒するまでベッド上で過ごすと，運動器，呼吸・循環系あるいは中枢神経系の機能低下が起こります．たとえば，運動器では筋萎縮や関節拘縮，循環器では起立性低血圧などがあげられます．このように臥床によって引き起こされる機能障害をデコンディショニング（脱調整），あるいはさらに進行した状態を廃用症候群と呼びます．完成された廃用症候群は，もはや理学療法では完全には回復しない場合が少なくないため，その予防のために早期離床を図る必要があります．一方，痛みや精神的な興奮は筋の緊張を高め，これが理学療法上の妨げになることがあります．このような状態から効果的な理学療法を展開するためにコンディショニング（全身調整）があります．

　コンディショニングのための手段を学ぶにあたり，以下の項目をあらかじめ学習しておきましょう．
　　□ 臥床による弊害を復習しておく．
　　□ デコンディショニング・廃用症候群が発生しやすい疾患を調べておく．
　　□ 起立性低血圧について復習しておく．

講義を終えて確認すること

　　□ 臥床による運動器，循環器をはじめとする各器官の影響について理解できた．
　　□ 運動療法介入前のコンディショニングの手段について理解できた．
　　□ 起立性低血圧を考慮した早期離床を行うための手段について理解できた．

講義

デコンディショニング（脱調整；deconditioning）
廃用症候群（disuse syndrome）

1. デコンディショニング，廃用症候群

　健常でも疾病状態でも身体機能を向上させるためには，日常生活よりも強い運動強度でトレーニングすることが必要である（過負荷の原理）．たとえば，マラソンや全力疾走は日常生活では行わない水準の運動であり，これにより下肢の筋持久力や筋力が増強される．

　一方，トレーニングをやめてしまうと，日常生活の運動強度に応じた身体機能に戻ってしまう．同じように，疾病状態や外傷などによってベッド上で臥床が続き，活動が日常生活レベルより低くなると，筋萎縮や筋力低下，持久性体力の低下など運動機能が低下してしまう．これをデコンディショニング（脱調整）という．さらに長期にわたって臥床状態が続くと，著しい筋萎縮や関節拘縮による変形など不可逆的な変化を起こす．このような重篤な状態を廃用症候群という．長期臥床による影響を**表1**に示す．

1) 運動器への影響

　筋をまったく使わない状態で過ごすと，1日で約1％の筋力が低下する．たとえ完全臥床状態でなくても，日常生活レベルより低い強度で活動していれば，筋力低下は起こりうる．主な筋力低下の要因は，運動単位の動員数の減少や筋萎縮（蛋白異化）である．また，最大可動域の範囲で関節を動かす機会が減少すると，少しずつ筋や関節包，靱帯の伸張性が失われて，やがて関節拘縮が起こる．

2) 循環器への影響

　1回の収縮で心臓から拍出される血液量を一回拍出量というが，長期臥床が続くと心臓の収縮力が低下し，この一回拍出量が減少する．心拍出量を維持するため，心拍数は逆に増加する．また，循環血液量は減少する．

3) 呼吸器への影響

　活発に呼吸運動を行う機会がなくなると，胸郭が硬くなったり呼吸筋力が弱化したりして，肺活量が減少する．また，背臥位で長期臥床していると，気管内分泌物が背側肺に沈下することがある．分泌物が貯留した状態が持続すれば，荷重側肺障害になることもある．

4) 自律神経系への影響

　立位では静水圧的影響によって下肢に血液がシフトするが，下肢の血管が収縮することで中心血圧が維持される．自律神経系の調整能が低下すると立位時の下肢血管の収縮が弱くなり，起立性低血圧が起こる．

5) 感覚器への影響

　身体のバランス機能は，三半規管の平衡機能，四肢の筋力などいくつかの機能によ

ここがポイント！
デコンディショニングや廃用症候群は，若年者よりも高齢者に発生しやすいので注意が必要である．

一回拍出量（SV：stroke volume）
心拍出量（CO：cardiac output）
心拍数（HR：heart rate）

MEMO
心拍出量（CO）と一回拍出量（SV），心拍数（HR）には，以下の関係がある．
　　CO = SV × HR

MEMO
管内に封入された血液などの液体は，重力によって高い位置よりも低い位置のほうが，水圧が高くなる．生体では血液は常に流れているが，重力の影響は静止状態（静水圧）で考えると理解しやすい．

表1　長期臥床による影響

影響部位	具体的な影響内容
運動器	筋萎縮，関節拘縮，骨からのCa流出・骨粗鬆症
循環器	一回拍出量の減少，循環血液量の減少
呼吸器	肺活量の減少，分泌物の貯留・荷重側肺障害
自律神経系	起立性低血圧
感覚器	平衡機能の障害，バランス機能低下
泌尿器	便秘・尿便失禁
皮膚	褥瘡（床ずれ）
精神機能	認知機能の低下，認知症

色文字はデコンディショニングでも起こりうるもの．

って支えられている．いずれかの機能低下が起こると，バランス機能が低下する．

6）その他

泌尿器では便秘や尿便失禁，皮膚では褥瘡が，精神機能への影響としては認知機能の低下や認知症が起こる．

2. コンディショニングを図るための各種手段

長期臥床は，関節拘縮，筋力低下，循環機能低下など，さまざまな悪影響を及ぼす．そのため，疾病管理上許されるかぎり早期に患者をベッドから起こし，座らせ，立位や歩行などのアプローチを始めることが必要になる．これを早期離床という．こうした積極的な運動療法の導入前に，筋の緊張を低下させたり痛みを緩和させたりするなどを目的に，各種手段を用いてコンディショニング（全身調整）を図る．

1）ポジショニング

脳血管障害や中枢神経障害を有する場合は，姿勢の違いによって筋緊張が変化しやすく，特に不良な肢位では筋緊張が亢進することがある．また，運動器系疾患では，肢位によっては痛みが増強して防御性筋収縮やスパズムが引き起こされ，可動域拡大運動の阻害となる．高齢者でよくある膝関節の軽微な伸展制限は，踵部の過度な床からの圧迫による痛みや，下肢を安定させるための股関節周囲の筋緊張の高まりを引き起こす．そのため運動療法介入時は，疾患や障害を考慮してポジショニングを図る．

（1）背臥位でのポジショニング

ベッドサイドで関節可動域維持・拡大運動などの介入の際には，ギャッジベッドのヘッドアップ（背上げ）機構や足上げ機構を利用して，ファーラー位やセミファーラー位をとるとよい（図1）．クッションや2～4つに折ったタオルやロール状に巻いたタオルを肩甲帯，肘頭部にあてて膝関節や肘関節が軽度屈曲位になるようにポジショニングを行うと，筋の緊張が軽減したり，軽度の関節拘縮がある場合では痛みの緩和につながったりする（図2）．頸椎に問題がある場合は枕を使用せずに，代わりにタオルを用いる．

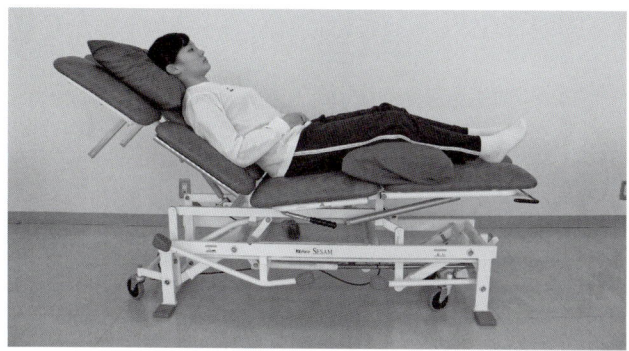

図1　セミファーラー位

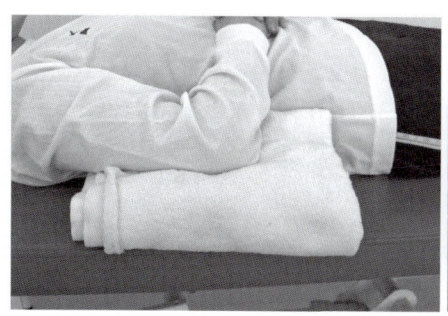 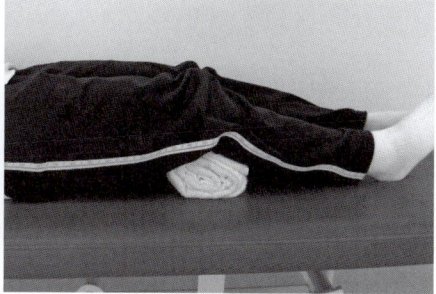

図2　タオルを用いたポジショニングの例

早期離床（early mobilization）

コンディショニング（全身調整；conditioning）

MEMO
スパズム（痙縮；spasm）とは，筋が意思とは関係なく断続的に収縮を起こす現象で，中枢神経の異常や痛みなどで起こる．

MEMO
ギャッジベッドは，ギャッジ博士の作製したベッドで医学用語である．しかし，「ギャッジアップ」は和製英語で医学用語ではない．

MEMO
療養用ベッドや治療用ベッドの多くには，頭側のボトム（マットレスを支える部位）が持ち上がる背上げ機構，足側のボトムが屈曲する足上げ機構があるものが多い．

MEMO
ファーラー（Fowler）位は半座位とも呼ばれ，背臥位より45°ほど起こした肢位である．また，セミファーラー位は20～25°ほど起こした肢位である．いずれも膝関節を軽度に屈曲させるとよい．

MEMO
高齢者は加齢や過去の脊椎圧迫骨折によって円背が起こりやすい．この場合はそのまま背臥位をとると，椎骨棘突起部が床面に強く圧迫されて痛みが出現したり，頸部の過伸展が出現したりする場合がある．このような場合は，くさび形の三角マットなどを背部に置くとよい．

（2）側臥位でのポジショニング

側臥位は肩甲帯・肩関節の可動域維持・拡大運動や脊柱・骨盤へのアプローチ，股関節の強化など，さまざまな目的で用いられる．側臥位では，背臥位と異なり身体の形状から少し不安定な姿勢なので，安定させるための下肢の屈曲やロールなどの器具が必要である．背臥位よりも頸部の位置が少し高くなるため，高めの枕を使用するとよい．体幹が回旋しないように，上肢は前方に投げ出し下肢は屈曲位にする．治療が必要な場合や安定しない場合は，枕やロールを対象者に抱かせて完全な側臥位から前方に回旋した前傾側臥位にさせたり，背側部にロールを入れて半側臥位などにさせたりすることもある（図3～5）．

（3）腹臥位でのポジショニング

腹臥位での治療は腹圧が上がりやすく，脳血管障害後片麻痺の場合は麻痺側肩関節を痛める可能性があるため，慎重に行うべきである．完全な腹臥位をとる場合は障害側に頸部を回旋させ，必要に応じて前胸部にタオルを入れる（図6）．完全な腹臥位が困難な場合は前傾側臥位を検討する．

2）リラクセーション

痛みなどで防御性収縮やスパズムなどにより筋緊張が高い場合は，ゆっくりとした他動運動や揉捏法・圧迫法などによるマッサージなどを行った後に，主運動としてより積極的な関節可動域拡大運動を行うとよい．

（1）頸部から肩甲帯にかけてのリラクセーション

理学療法士は患者の肩甲帯と上肢を下から支えるように把持する．このとき，肘関節が伸展位でロックしないように注意する．理学療法士はゆっくりと肩甲帯を挙上・下制，内転・外転，上方回旋・下方回旋の全方向にわたって動かす（図7）．おおむね可動域の70～80％の範囲で動かせばリラクセーションになり，全可動域に近い範

MEMO
前傾側臥位
シムス（Sims）位，3/4腹臥位ともいう．

MEMO
患者の力を利用して肩甲帯周囲の緊張を軽減させる方法に，PNF（proprioceptive neuromuscular facilitation；固有受容性神経筋促通法）のホールドリラックスの手技がある．座位や側臥位，あるいは背臥位で理学療法士が肩甲帯を把持した状態で患者自身に肩をすぼめるように強く僧帽筋を収縮させ，直後に脱力させると筋の緊張が減少する．

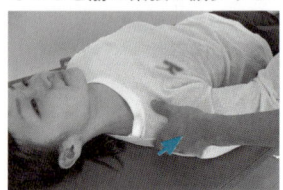

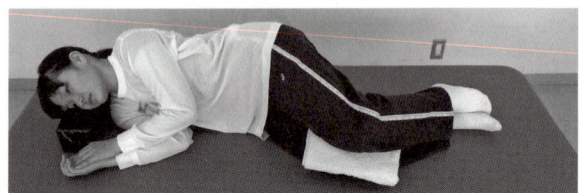

図3　安定した側臥位

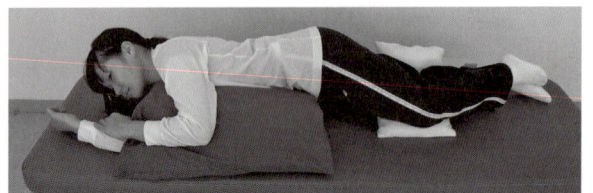

図4　前傾側臥位

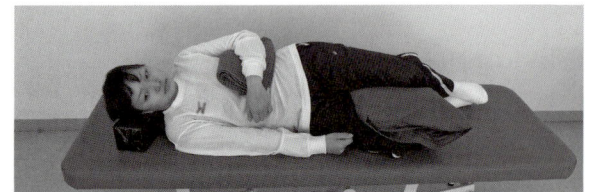

図5　半側臥位

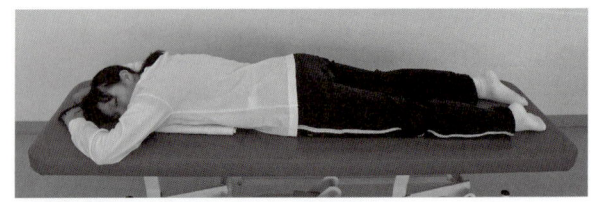

図6　腹臥位のポジショニング

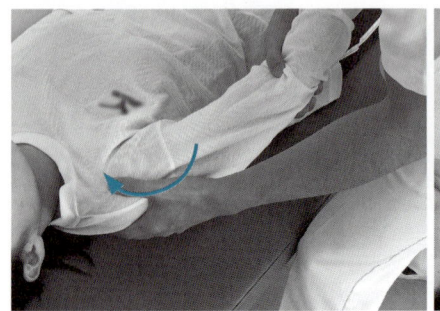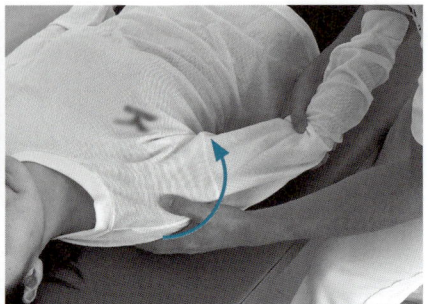

図7　頸部から肩甲帯にかけてのリラクセーション

囲を動かせば可動域維持・拡大につながる．患者の頸部を反対側に軽く側屈させた状態で肩甲骨を下方回旋・下制すれば，頸部周囲から肩甲帯上部にかけてのストレッチを効果的に行うこともできる．

(2) 上腕から前腕部にかけてのリラクセーション

肘関節は伸展制限が起こりやすいが，これは上腕二頭筋や上腕筋の短縮が原因であることが多い．これらの筋に対して揉捏法によるマッサージを行うと緊張が減少して，後の肘関節の可動域拡大運動を効果的に行うことができる（図8）．また，前腕部への同様のマッサージも，手関節の可動域維持・拡大運動の前に適応となる（図9）．

(3) 体幹のリラクセーション

背臥位で両膝を立てた状態で左右に倒すことで，体幹の回旋運動が起こる．この回旋運動をゆっくりと最大可動域よりも小さい範囲で行えば，腰背部のリラクセーションが行える（図10）．側臥位では，脊柱起立筋や腰方形筋などへの揉捏法によるリラクセーションも有効である（図11）．

(4) 股関節・大腿部のリラクセーション

肩甲帯と同様に，股関節を膝関節も含めてゆっくりと屈曲・伸展，外転・内転を複合的に行うとよい（図12）．股関節外転筋や大腿四頭筋にも，揉捏法によるリラクセーションが効果的である（図13）．

> **ここがポイント！**
> リラクセーションを目的として介入する際は，患者への声かけや指示方法に工夫が必要である．具体的には，やわらかく，比較的低調なトーンで，かつやさしく愛護的に話しかけるとよい．強く高いトーンで話しかけられると，精神・心理的な緊張が高まり，リラクセーション効果が得られにくい．

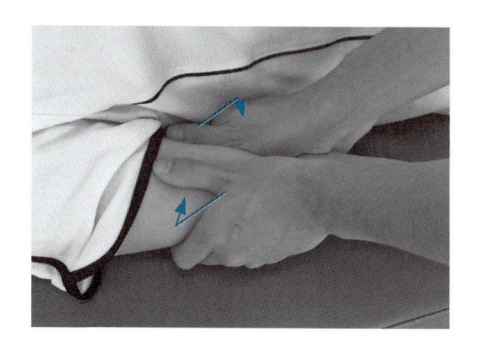

図8 上腕部の揉捏法によるリラクセーション

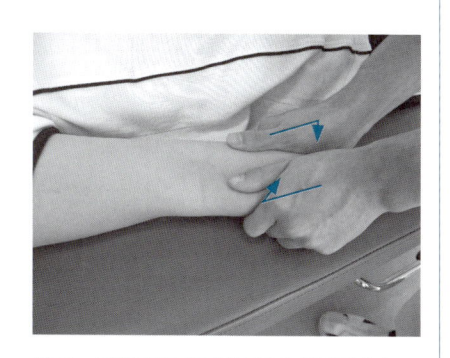

図9 前腕部の揉捏法によるリラクセーション

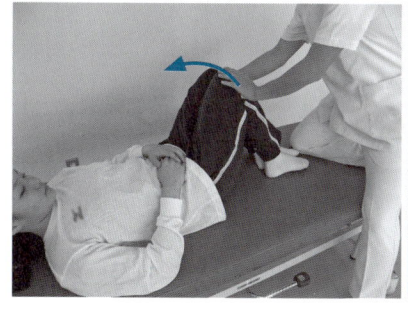

図10 体幹の回旋運動によるリラクセーション

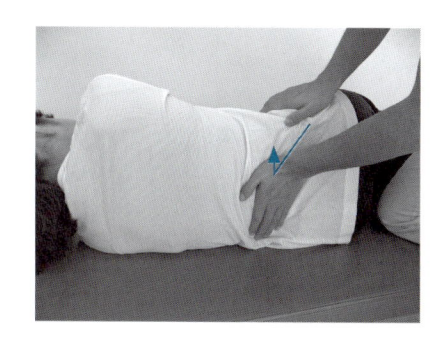

図11 側臥位での腰背部筋に対する揉捏法によるリラクセーション

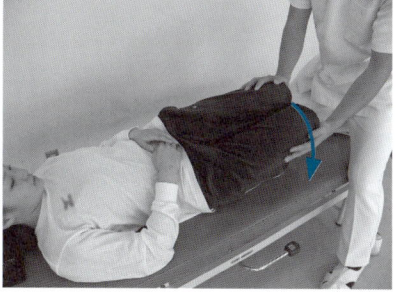

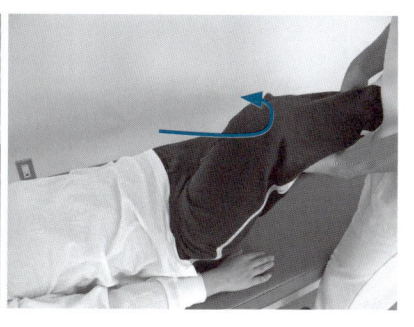

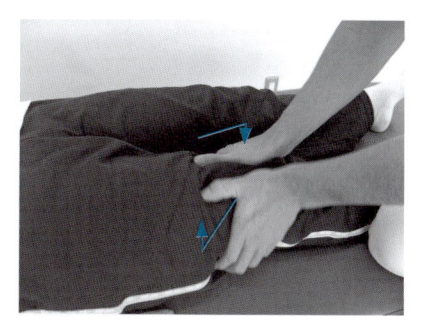

図12 股関節周囲筋に対するリラクセーション

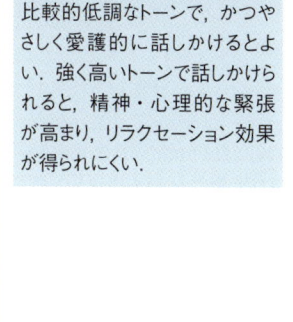

図13 大腿部への揉捏法によるリラクセーション

MEMO
ミルキングアクション
下肢の静脈には静脈弁があり、筋の収縮によってこの部分が圧迫されると静脈灌流が促進される．これをミルキングアクションという．

浅速呼吸 (rapid-shallow pattern)

MEMO
慢性閉塞性肺疾患（COPD；chronic obstructive pulmonary disease）は気腫化病変により気道の支持組織が失われるため，呼気時に気道が圧迫され閉塞が起こって気流が制限される．これを呼気時気道閉塞現象と呼ぶ．

呼吸介助の方法▶『内部障害理学療法学 呼吸』Lecture 9 参照

MEMO
精神的な緊張の高まりやパニック時に，換気需要に見合わない換気亢進が起こることがある．これを過換気症候群といい，過換気によって体内から CO_2 がはき出されてしまうため，一時的な呼吸性アルカローシスを呈する．この場合の対応としては，リラックスできる姿勢をとらせゆっくりとした呼吸をさせて，呼吸数が落ち着くのを待つとよい．

ここがポイント！
脳の血流は灌流圧が70～150 mmHg の範囲なら，オートレギュレーション機構で血流が一定になるように調節されている[1]．しかし血圧が大きく降下すれば，脳の血流が減少する．この影響は，脳血管障害の急性期ではより問題となる．脳血管障害の急性期では，このオートレギュレーション機構が破綻することにより，脳血流量は灌流圧に大きく影響を受けるし，梗塞部位や梗塞領域周囲の可逆性のあるペナンブラの血流に血圧が影響を与える可能性があるからである．したがって，脳卒中の場合はより慎重に離床させる必要がある．

(5) 下腿・足部のリラクセーション
足関節の底背屈運動は下腿三頭筋への適当な刺激となり，リラクセーションが得られやすい（図 14）．また，下肢全体あるいは足関節の他動運動や揉捏法は，ミルキングアクションを介した末梢循環促進の観点からもよい（図 15）．

3) 呼吸調整
運動に見合わない呼吸数の増大，運動の直後に呼吸困難が出現した場合は，呼吸パターンの調整を行うとよい．一般的に浅速呼吸は呼吸数の増加の割に換気効率が悪いため，是正するほうがよい．

呼吸調整のポイントは，口すぼめ呼吸と吸気呼気比の調節である．口すぼめ呼吸は口をすぼめながら呼出する方法で，呼気時気道閉塞現象が起こる慢性閉塞性肺疾患の患者に指導することが多いが，1呼吸サイクルの延長が容易なので他の疾患でも呼吸数を減少させたい場合は有効である．加えて吸気呼気比も1：2に調整するとよい．具体的には，"鼻から「1, 2」で息を吸って，口をすぼめながら「3, 4, 5, 6」で口から息を吐いて" と指導するとよい（図 16）．腹式呼吸は一回換気量の増大や換気効率の改善に効果がある．対象者は自身の胸部と上腹部に手を置き，その上から理学療法士が手を添えて腹部の動きを確認してもらいながら腹式呼吸を行う（図 17）．

換気需要の増大に伴い呼吸筋疲労やそれに伴う呼吸困難が出現した場合は，呼吸介助を行う場合もある．

4) 循環調整
長期臥床により自律神経系の失調が起こると，臥位から座位，立位に姿勢を急に変えると起立性低血圧が起こることがある．背臥位から立位に急激に姿勢が変化すると，静水圧の影響で下肢へ血液がシフトするため，一時的に中心血圧は低下する．その後，圧受容器反射による心拍出量の増大や，交感神経の緊張に伴う下肢の細動脈の収縮が下肢への血液のシフトを軽減し，最終的には中心血圧は維持される．自律神経の失調があると下肢の細動脈の収縮が弱くなるため，座位や立位では血圧が維持でき

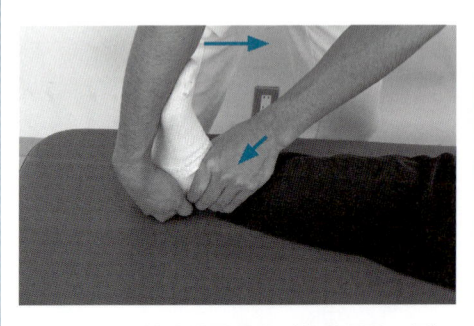

図 14 足関節底背屈運動（他動運動の例）

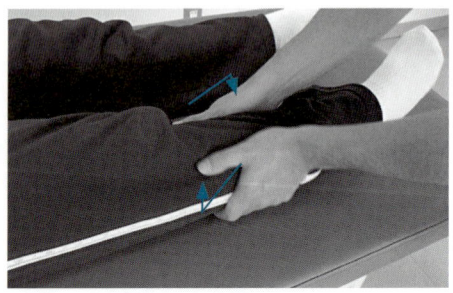

図 15 下腿に対する揉捏法によるリラクセーション

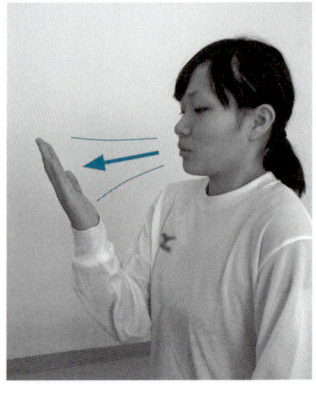

図 16 口すぼめ呼吸の指導

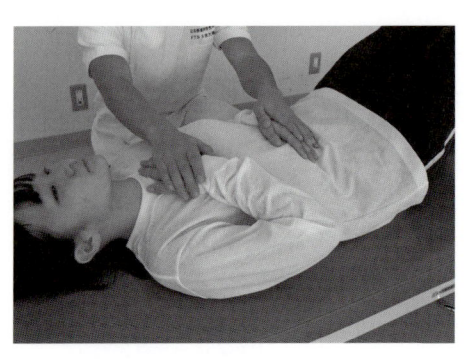

図 17 腹式呼吸の指導

なくなり，めまい，気分不快，失神発作などの症状を伴う起立性低血圧が発生する．
　ベッドサイドでの起立性低血圧に対する対策としては，ヘッドアップから開始し，長座位，端座位，立位と進めていくことである（図18，19）．ギャッジベッドのヘッドアップ角度はまず30°から開始し，顔色や自覚症状，血圧を適時モニターしながら30分間続けることを目標にする．ヘッドアップを行う際には，「めまいはしませんか」「目の前が白くないですか」「気分は悪くないですか」などと声をかけるとよい．収縮期血圧が10mmHg以上低下したり，自覚症状が出現したりしたら中止する．起立が困難な場合ではティルトテーブル（起立台）が利用される場合もある（図20）．段階的な静水圧的負荷をもってしても発生する起立性低血圧に対しては，弾性包帯や外科用のストッキングを用いることもある（図21）．

5）姿勢調整

　疾病状態によりボディイメージが混乱したり，体幹筋の弱化が起こったり，バランス機能が低下したりすると，正常から逸脱した異常な姿勢を示すことが多い．座位保

MEMO
ボディイメージの理解を深めるためには，中心に垂線を書いた鏡を用いた視覚的なフィードバックを利用するとよい．

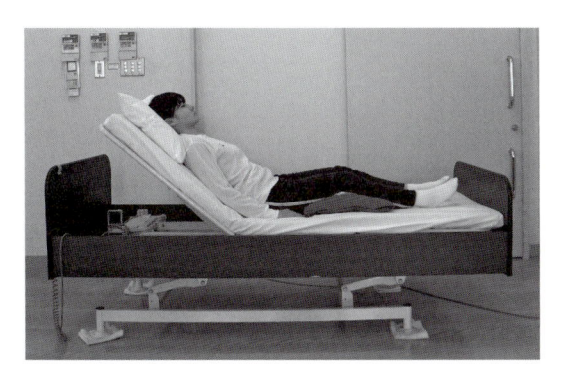

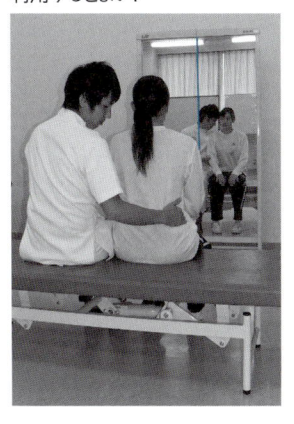

図18　ギャッジベッドのヘッドアップ座位

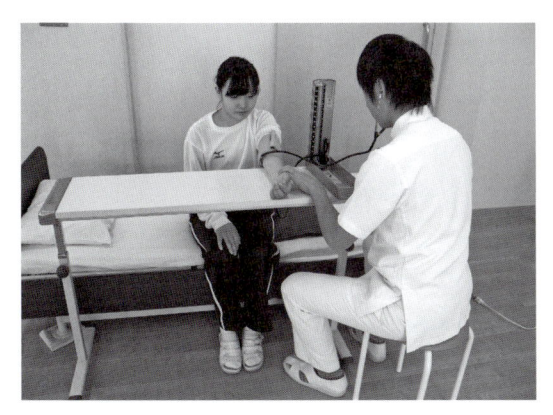

図19　端座位での血圧測定

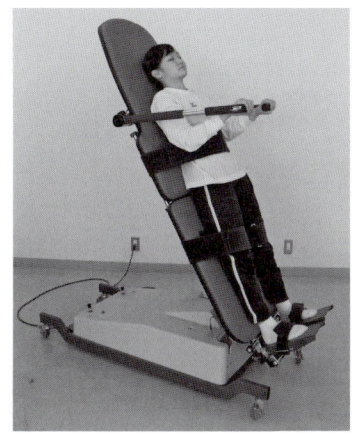

図20　ティルトテーブル　　図21　弾性包帯での対応

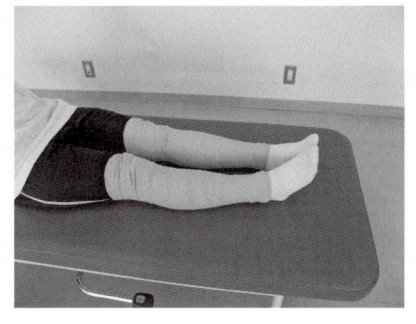

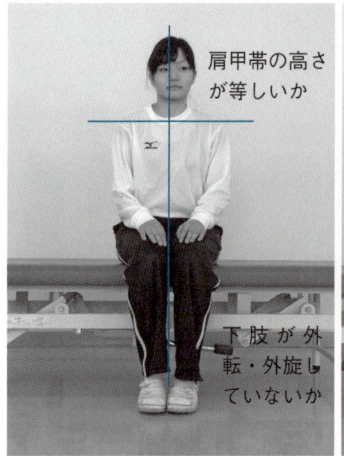

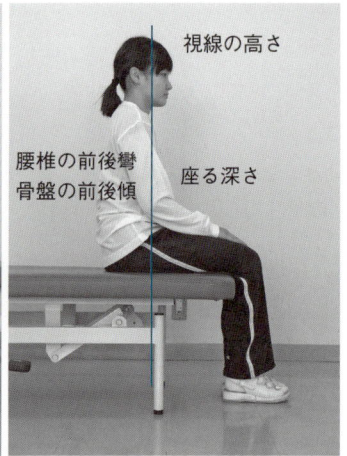

図22 座位

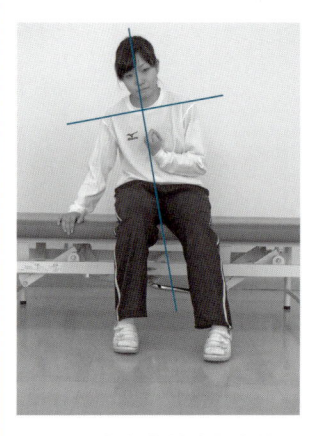

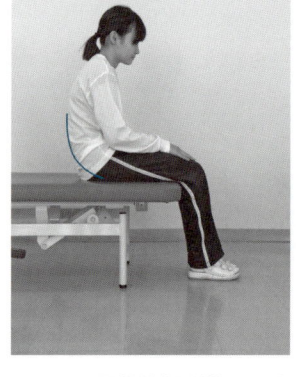

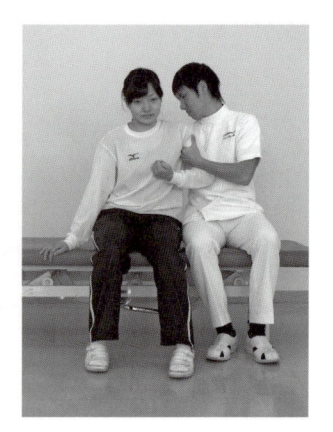

図23 左右非対称な座位の例
図24 骨盤後傾が著しい座位の例
図25 理学療法士による誘導

MEMO
著しい円背をもつ高齢者は少なくないが，口頭で指示しても他動的に脊柱の伸展を図っても持続できない場合は，無理に円背を強制しようとすると，対象者の過剰努力が起こるだけであまり効果は得られない．

持練習や起立練習の導入時には，異常姿勢を修正すると動作が容易になることが少なくない．

(1) 座位の調整

修正前の観察のポイントを図22に示す．前額面では体軸の中心からの逸脱，肩甲骨の左右の高さや頸部の傾きなど，矢状面では腰椎後彎・骨盤後傾となる仙骨座りの有無，座る深さ，頭頸部の屈曲，対象者の視線などを観察する．

麻痺やボディイメージの異常があると，左右非対称（図23）や著しい骨盤後傾（図24）といった異常が観察されることが多い．対象者には口頭や徒手的な誘導を行うことで，このような異常姿勢の調整を図る．

横からアプローチする場合は，理学療法士が患側から肩甲帯や骨盤をコントロールし，バランスを支えたり体重移動が不十分な側への重心の移動を促したりするとよい（図25）．

(2) 立位の調整

修正前の観察のポイントを図26に示す．両下肢の荷重量が同じかどうかの観点で，左右対称性を観察する．もちろん下肢の骨折などで荷重制限がある場合はそのかぎりではない．胸腰椎が後彎・骨盤が後傾する円背，頭頸部の屈曲，対象者の視線，さらに重心と足部の支持基底面との関係を確認する．特に重心が過度に前方あるいは後方にある場合は調整が必要である（図27）．

姿勢を調整する際は，理学療法士が骨盤や肩甲帯を操作したり，「つま先に体重を

MEMO
口頭で指示を行う際には，頭部・体幹上部・骨盤など，肢節・部位ごとに正中からの偏位や傾きを具体的に指導するとよい．また，口頭指示だけでは対象者に修正点が伝わらないことがある．その場合は理学療法士が徒手的に誘導するとよい．

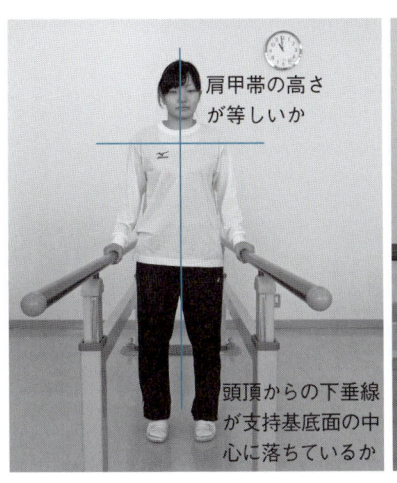

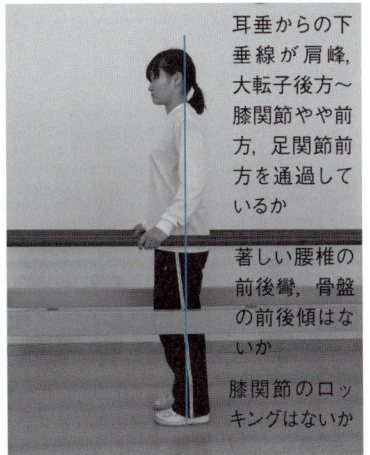

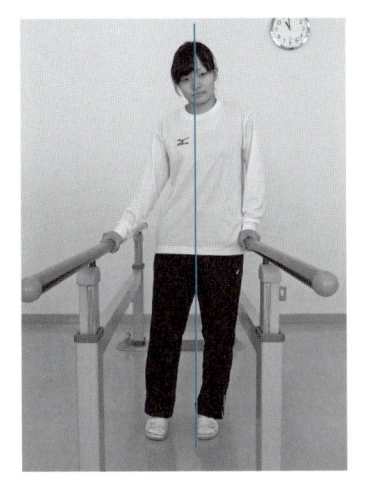

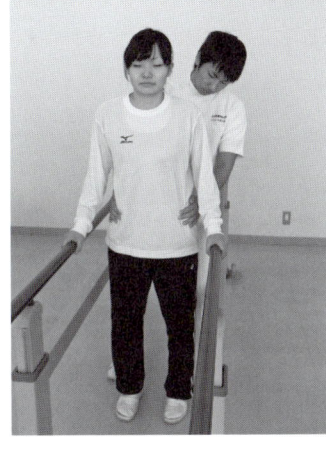

2 コンディショニング（全身調整）のための手段

図26 立位
・肩甲帯の高さが等しいか
・頭頂からの下垂線が支持基底面の中心に落ちているか
・耳垂からの下垂線が肩峰，大転子後方〜膝関節やや前方，足関節前方を通過しているか
・著しい腰椎の前後彎，骨盤の前後傾はないか
・膝関節のロッキングはないか

図27 悪い立位の例　　図28 理学療法士による誘導

かけて」といった口頭による指示で目標の姿勢に近づけたりする（**図28**）．この際も鏡による視覚的フィードバックは効果的である．

■引用文献
1) 長澤　弘（編）．脳卒中・片麻痺理学療法マニュアル．東京：文光堂；2007．pp40-41．

Step up

1. early mobilization

early mobilization とは，いわゆる早期離床を指す言葉で早期体動ともいう．長期臥床による弊害については前記した通りであるが，それらの弊害を予防するためには，可能な限り早期離床を進めるしかない．早期離床には表1にあるような効果が期待される．

最近ではクリニカルパスで明確に離床する時期が明示され，それに従って離床が進められる．しかしながら離床にはリスクを伴うため，患者のわずかな異変に対する鋭い観察力が理学療法士に要求される．

1) 中枢神経系疾患（脳血管障害など）

脳梗塞なら麻痺の進行を認めなければ，発症から24～48時間以内に寝返り，座位，セルフケアなどの自動運動を開始する．起立性低血圧を認める場合は，ギャッジベッドを利用して血圧管理を行いながら座位耐性練習を行う．

2) 循環器系疾患（心筋梗塞など）

心筋梗塞の場合は，2週間プログラムなら1～2病日より受動座位が開始される．胸痛，呼吸困難などの自覚症状，120/分以上の心拍数あるいは40/分以上の心拍数の上昇，重篤な不整脈（Lown IV以上），0.2mV以上のST低下またはSTの著明な上昇が認められた場合，収縮期血圧が30mmHg以上上昇，20mmHg以上低下する場合は，離床を進めるかについて検討が必要である．

3) 胸部外科術後

人工呼吸器からの抜管ができて疼痛管理が十分であれば離床が進められる．除外基準（収縮期血圧90mmHg以下あるいは昇圧薬が必要，呼吸数35回/分以上あるいはP/F ratio〔吸入酸素濃度と動脈血酸素分圧の比〕が200以下の持続する呼吸不全）に該当しなければ，安全に離床は可能である．さらに早期介入の場合は挿管チューブを入れたまま，ギャッジベッドでのヘッドアップから座位保持まで行うこともある．

4) 腹部外科術後

上腹部の手術では創部が横隔膜に近いため，痛みによる換気抑制が起こりやすい．痛みが強くPCA（patient controlled analgesia；患者自己管理鎮痛法）を使用している場合もある．麻酔から覚めれば手足の屈伸や呼吸訓練から開始し，術翌日にはベッド上端座位が許可される．次いで立位と進め，3日程度で歩行につなげる．

5) 運動器系疾患（下肢骨折など）

ほとんどの場合は特に制限がない．荷重量や骨折部の安静などを確認したうえで，他の制限がなければ離床を進めていく．

表1 早期離床の効果

肺合併症の予防（無気肺，肺炎）
心機能の維持
深部静脈血栓症の予防
自律神経機能の維持
筋力の維持・骨格筋量の維持
精神的安定

2. 姿勢変化による静水圧負荷の影響

起立性低血圧の理学療法的介入には段階的な静水圧的負荷が望ましいが，姿勢によってその負荷が異なることを理解しておかなければならない．たとえば，ギャッジベッドのヘッドアップ角度が45°の状態なら立位に比べ約30％の負荷になるが，長座位では約45％，端座位では約75％の負荷となる．座位でも長座位と下肢を下垂した端座位とでは，大きく負荷が異なることを理解しておかなければならない．

■参考文献
1) 玉木　彰．理学療法士に何ができるか？　人工呼吸 2011；28（1）：39-44.
2) 解良武士．廃用症候群の予防．初山泰弘（監）．図解 自立支援のための患者ケア技術．東京：医学書院；2003. pp74-96.

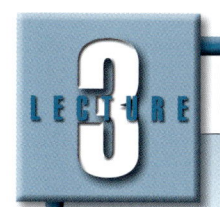

LECTURE 3 関節可動域制限に対する運動療法

到達目標

・関節の運動学を理解する．
・関節可動域制限の病態を理解する．
・関節可動域制限に対する運動療法に必要な準備を理解し，適切に実施できる．
・関節可動域制限に対する運動療法の種類と意味を理解する．
・各種運動療法の意味を理解し，適切に実施できる．

この講義を理解するために

　この講義では，まず関節可動域制限が何によって起こるのかを知るために，その病態について学びます．そしてその病態に応じた運動療法を選択しますが，現在，関節可動域制限に対して効果があるといわれている運動療法は多数存在します．そのなかでもエビデンスレベルが高く，臨床上よく用いられる運動療法の内容と意義を理解し，適切に実施できるように学習します．

　関節可動域制限に対する運動療法を学ぶにあたり，以下の項目をあらかじめ学習しておきましょう．

□ 関節にかかわる軟部組織の生理学を復習しておく．
□ 四肢を中心に，全身の関節の骨・関節の構造を復習しておく．
□ 関節内運動についての運動学を復習しておく．
□ 骨格筋の起始・停止および筋走行などの解剖学を復習しておく．

講義を終えて確認すること

□ 関節可動域制限の病態を理解できた．
□ 関節可動域制限に対する種々の運動療法の意義と内容を理解できた．
□ 各運動療法を実施する技術を身につけられた．
□ 関節可動域制限の原因を評価し，適切な運動療法を選択し，実施できた．

講義

1. 四肢関節の運動学

関節可動域（ROM）は，筋肉の収縮要素が関与する自動的可動域と，関節自体の状態が反映される他動的可動域に分けられる．さらに，関節運動は骨運動と関節包内運動から起こり，各運動方向における角度変化を伴う骨の動きを骨運動という．一方，骨運動に伴って動く関節面の動きや，骨運動を伴わない外力による関節面の動きを関節包内運動と呼ぶ（図1a）．

関節包内運動は，さらに構成運動と関節の遊び運動に分類され，前者は自動運動や他動運動時の骨運動に伴う関節面の相互の動きであり，滑り・転がり・軸回旋（図1b）からなる．後者は骨運動を伴わず，他動的外力を加えた場合の運動であり，滑りと離開（図1c）がある．

2. 関節可動域制限の病態と原因

ROM制限に対する運動療法を行う際，ROM制限がどのような病態であるか，何が原因であるかを知ることは必須である．ROM制限の原因としては，骨の衝突，痛み，腫脹，皮膚の癒着・瘢痕による伸張性低下，筋・腱の短縮，筋緊張亢進，関節包の癒着・短縮，関節包内運動の障害などがあげられる．これらの要因に基づく関節不動化の惹起が，ROM制限の直接的な原因といえる．

また，不動期間はROM制限の大きさを左右することとなり，不動期間の長期化に伴い，可動域の制限因子となっている責任病巣の関与も変化する．ROM制限に対する運動療法においては，器質的な変化だけにとらわれず，病態・原因を改善することに着目することが重要である．

1）病態

1か月以内の不動で起こるROM制限の，責任病巣の中心は骨格筋にあると考えられ，詳細には，骨格筋の力学的特性のなかの粘弾性要素の変化に起因した柔軟性・伸張性の低下によるものと推察される．そして，ROM制限の責任病巣の中心が，不動1か月を境に骨格筋から関節構成体に変化すると推測される．

2）原因

(1) 骨の衝突

関節軟骨や関節を取り巻く構成体の変形により，骨が衝突しROMが制限される．骨棘形成，関節鼠，石灰化などが代表例としてあげられるが，運動療法の対象とはならない．

(2) 痛み

関節周辺組織の手術後や有痛性疾患による痛みによって，ROMが制限される．骨格筋，関節，靱帯などが損傷を受けると，侵害受容器の興奮が起こり，γ運動神経の活動が亢進する．γ運動神経の興奮に伴い錘内筋の興奮が高まり，筋緊張が亢進する[1]．

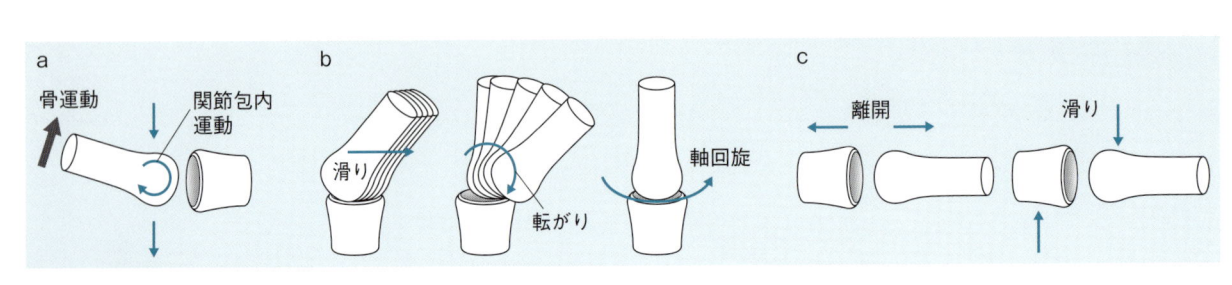

関節可動域（ROM：range of motion）

MEMO
骨格筋の粘弾性要素
粘弾性とは粘性と弾性を合わせたものである．粘性とは速度に比例する抗力（粘っこさ）のことであり，プリテオグリカン（水分，筋膜，結合組織）が最も大きく関与している．弾性は変位に比例する抗力で直列弾性要素と並列弾性要素に分類される．直列弾性要素は腱の影響が大きく，並列弾性要素は筋膜の影響が大きい．

MEMO
長く繰り返す炎症や物理的刺激により，靱帯や滑膜などに骨増殖性変化が起こると石灰化したり骨棘が形成されたりする．何らかの原因で軟骨や骨の一部が関節内に遊離したものが関節鼠である．

図1 関節運動
a：骨運動と関節包内運動　b：滑り・転がり・軸回旋　c：滑りと離開

さらに循環動態については，筋緊張亢進に基づく持続的筋収縮により，筋内の毛細血管が虚血状態となり，痛覚増強物質を誘導し，侵害受容器の興奮を惹起する．そのうえ，痛みの持続は交感神経の活動を上昇させることから，末梢血管平滑筋収縮による局所の循環不全も引き起こす．この循環不全による酸素欠乏状況は，ATP（アデノシン三リン酸）産生を抑制するなど筋の弛緩不全を引き起こし，拘縮を形成する．

関節を他動的に運動させたとき，エンドフィールに至る抵抗感より，痛みを先に訴える，または，患者の痛みの訴えによって，それ以上可動域を増すことができない場合は，痛みが制限因子であると考える．

(3) 腫脹・浮腫

関節内外の炎症や手術侵襲による腫脹や浮腫により，ROM は制限される．浮腫などによる浸出液は，線維素が多量に含まれることから，周辺組織の線維化を促進し，拘縮を発生しやすくする[2]．最終域では軟部組織伸張性のエンドフィールとなり，患者は組織伸張性の痛みを訴えることが多い．

(4) 皮膚の癒着・瘢痕

手術の術創，外傷時の傷，熱傷などにより皮膚に瘢痕が形成され，組織の癒着が発生することにより，皮膚の伸張性が低下したり短縮が生じたりした結果，ROM が制限される．最終域では軟部組織伸張性のエンドフィールとなり，患者は皮膚の突っ張り感や表面の痛みを訴えることが多い．

(5) 筋・腱の短縮

外傷，手術後の安静，患部の固定，長期臥床などのさまざまな原因による不動によって，最も早期からもたらされる組織学的因子であり，ROM 制限のなかでも最も割合が高いとされる因子である．骨格筋内のコラーゲン線維の形態や性質，リモデリングが影響すると考えられる．最終域では軟部組織伸張性のエンドフィールであり，患者は徐々に伸張感を感じるが，痛みは比較的少ない．

(6) 筋緊張亢進

中枢神経性，末梢神経性の制御機構の問題，痛み，血液循環不全などが原因となり，持続的な筋緊張の亢進状態が存在することによって，ROM が制限される．組織の構造的な短縮はみられないのが特徴である．最終域では筋スパズム性のエンドフィールとなり，患者は可動初期から強い痛みを感じることが多い．

(7) 関節包の癒着・短縮

外傷，手術後の安静，患部の固定，臥床などによる不動が，長期間にわたり持続された結果，関節包が癒着したり，短縮することによって起こる ROM 制限である．最終域では非常に硬い軟部組織伸張性のエンドフィールとなり，可動域全般では抵抗を感じず，最終域でのみ強い抵抗感を感じることが特徴である．患者は最終可動域においても，強い痛みを感じることは少ない．

(8) 関節包内運動の障害

関節包の短縮をはじめとする，関節内外のさまざまな因子により，関節内の構成運動や関節の遊び運動が障害されることによって発生する ROM 制限である．最終域でのエンドフィールはさまざまであり，関節包内運動を阻害している因子による．患者は最終域において痛みを感じることは少ない．

3. 関節可動域制限に対する運動療法における準備

ROM 制限の原因はさまざまであり，それらに対して実施する運動療法も多様であるが，運動療法単独でアプローチするよりも，運動療法の前処置として物理療法を併用することで，高い効果が得られることが多数報告されている[3]．具体的には，表在

MEMO
エンドフィール（end feel）
他動運動にて関節を運動させるとき，可動最終域で理学療法士が感じる抵抗感のこと．この抵抗感によって，ROM 制限の原因を推測する．

MEMO
コラーゲン線維のリモデリング
サイトカイン（TGF-β）による線維芽細胞におけるコラーゲン合成は，受傷後 3〜5 日の増殖期から始まり，数週間持続する．これにより，創部にはコラーゲンが凝集する．また，コラーゲンは合成される一方で分解される．この分解を制御しているのは，マクロファージや線維芽細胞などから分泌される，蛋白分解酵素である．このように，コラーゲンのリモデリングは，線維芽細胞における合成と，蛋白分解酵素による分解の，バランスによって成り立っており，最終的に肉芽組織は，コラーゲン線維などの細胞外基質の中に少数の線維芽細胞が存在する，瘢痕組織になる．

温熱療法，深部温熱療法，寒冷療法，電気刺激療法，低出力レーザー（放射の誘導・放出による光の増幅）などがあげられる．

ROM 制限の治療に際しては，まずは身体表面からのアプローチ，痛みの除去，筋緊張の抑制から開始する必要があり，そのためにも物理療法を用いた治療が必要とされることが多い．物理療法の目的を次にあげる．

1) 組織温度の上昇

ストレッチングの前に軟部組織に温熱療法を行うと，各線維の粘弾性を低下させ，伸張性をより高めることができる．また温熱療法により，軟部組織の伸張性を高めることで，組織の長さを伸ばすのに必要な力を少なくし，ストレッチング中に組織を損傷する危険性を減少できる．温熱療法の種類は，治療対象組織の深さ，広さによって決定される．表在の皮膚，皮下筋膜，表層の筋群の伸張性低下によって ROM が制限されている場合は，ホットパックや渦流浴などの表在性温熱療法を用いる．一方，深部の筋肉，靱帯，関節包などの伸張性低下による ROM 制限の場合は，連続性超音波，極超短波など深達性のある温熱療法を用いる．

2) 痛みの軽減

安静時，自動運動時，他動運動時に痛みが存在する場合，まずは鎮痛を図る．この場合，急性期には経皮的電気神経刺激，寒冷療法を，慢性期にはホットパック，極超短波療法などの温熱療法を用いる．

3) 筋緊張の抑制

筋緊張亢進に対しては，温熱療法か寒冷療法によって筋緊張を軽減するか，拮抗筋に電気刺激療法を実施して収縮を促し，間接的に主動作筋の相反神経抑制を行う．

4. 関節可動域制限に対する運動療法の種類と意義

ROM 制限に対する運動療法にはさまざまな方法があるが，その病態，原因に応じて以下のものを選択して実施する．

1) ストレッチング

ストレッチングの目的は，筋・腱をはじめとする軟部組織の柔軟性の改善，筋緊張の低下，疲労回復，血流増加，傷害の予防，スポーツパフォーマンスの向上などがあげられる．ストレッチングの種類は 3 つに大別され，静的ストレッチング，動的ストレッチング，固有受容性神経筋促通法（PNF）を用いたストレッチングがある．

以下に静的ストレッチングおよび動的ストレッチングについて述べる．PNF ストレッチングに関しては，後述の PNF の項で説明する．それぞれ目的が異なるため，意義を理解して選択する必要がある．

(1) 静的なもの

a. スタティックストレッチング

1 つの関節の可動域の改善を目的として，最終域で関節に関与する軟部組織の伸張を持続することにより，ゴルジ腱器官の Ib 抑制をし，筋緊張を低下させる．持続的な筋線維の伸張により，コラーゲン線維を中心とした結合組織の粘弾性の減少が起こり，筋，筋腱移行部の柔軟性が向上する（図 2）．他動的に伸張する方法と，患者自身が自動的に伸張する方法がある．

【方法】

①筋の起始と停止を引き離し，筋が伸張した状態で静止し，30～60 秒間保持する．

②痛みが出現する手前で静止し，痛みによる防御収縮が出ないようにする．

スタティックストレッチングは，ゆっくりと伸張することで筋の限界を超えて伸張されることはないので，最も安全な方法である．また，伸張反射が起こりにくく，筋

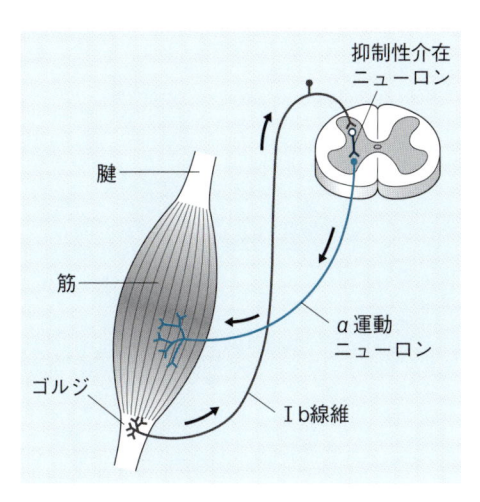

図2 スタティックストレッチングにおけるＩｂ抑制のメカニズム
筋に過度の伸張刺激が加わると、ゴルジ腱器官の脱分極が起こり、Ｉｂ線維が脊髄の抑制性介在ニューロンを刺激し、伸張された筋を支配するα運動ニューロンの活動性が抑制される．

痛を発生させにくい．ただし、静的な伸張運動であるため、動的な運動を行う際の準備的な効果としては疑問が残る．しかも、時間を要するうえ、単一の運動方向の伸張となるため、複合的な運動への効果は疑問が残る．

b．IDストレッチング

個々の筋に対するＩｂ抑制を利用した、他動的なスタティックストレッチングである．

（2）動的なもの

他動もしくは自動運動を断続的に行うことにより、柔軟性の向上のみならず、筋の弾力性、動作スピードの向上などを図るストレッチングの方法である．具体的には、バリスティックストレッチングやダイナミックストレッチングなどがあげられる．

2）固有受容性神経筋促通法の応用

PNFの原理に基づき、主動作筋と拮抗筋の一方あるいは両方の収縮と弛緩を繰り返す方法で、伸張される筋の収縮を抑制させる神経系の応答を利用した、筋の柔軟性を向上させるための運動療法である．この相互作用によって筋の伸張時の抵抗が低下し、効果的な軟部組織の伸張が実現する．

PNFを利用したストレッチングは、軟部組織の柔軟性向上に関して、大きな効果があり、スタティックストレッチングよりもその効果は高い．PNFの原理を用いた代表的な方法を、以下に3つあげる．

（1）ホールドリラックス（図3）

筋が最大収縮を行った直後には弛緩するという作用を利用し、緊張している筋をいったん最大収縮させ、その後弛緩させることで、筋の緊張を低下させる方法である．筋のスパズム性の柔軟性の低下があるものに対し、特に有効な方法である．さらに、目的とする筋を伸張位で最大収縮させることで、筋腱移行部、腱組織が伸張される．

【方法】
①スタティックストレッチングを5〜10秒間実施する．
②伸張したい筋を3〜5秒間、痛みが出現しない範囲内で最大等尺性収縮をさせる．
③筋を弛緩させた後、スタティックストレッチングを5〜10秒間実施する．
　①〜③を徐々に可動域を広げた位置で3〜5セット繰り返す．

ホールドリラックスは、大きなストレッチ効果が得られ、単一関節、単一筋だけでなく、複合関節への適合が可能である．ただし、十分な効果を得るためには、PNF技術をもったパートナーが必要であり、技術の選択を誤ると、主動作筋に抑制がかかってしまう．

（2）コントラクションリラックス（図4）

伸張したい筋の拮抗筋を等張性収縮させることで、伸張したい筋を相反神経抑制に

MEMO
IDストレッチング（individual muscle stretching）
目的とした筋のストレッチングを効果的に行うことを目的に、単一の筋の起始と停止を引き離し、スタティックストレッチングを実施する．運動方向が複雑であるため、正確な解剖学的知識のもとで行われなければ、効果が得られない．

MEMO
バリスティックストレッチング
他動的にもしくは自動的に反動をつけて行うストレッチングである．筋が急激に伸ばされると逆に収縮しようとする伸張反射の原理を用いる方法で、柔軟性だけでなく反射や反応を高める効果がある．
ダイナミックストレッチング
伸張したい筋の拮抗筋の等張性収縮を反復し、筋の収縮と伸張を繰り返すことで、目的とする筋の緊張を抑制するという脊髄反射の一つである相反神経抑制を利用して弛緩させる方法である．目的とする筋の拮抗筋の収縮速度を徐々に増していくと効果的である．

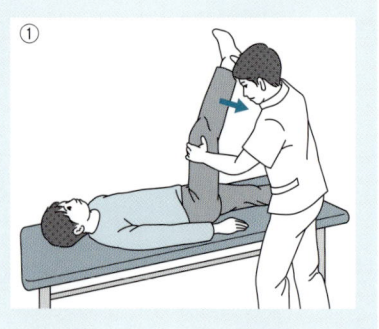

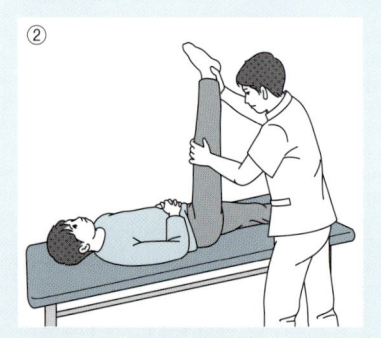

図3 ホールドリラックス
①ハムストリングスの等尺性収縮を3〜5秒間行う．
②対象者は脱力し，スタティックストレッチングを5〜10秒間行う．

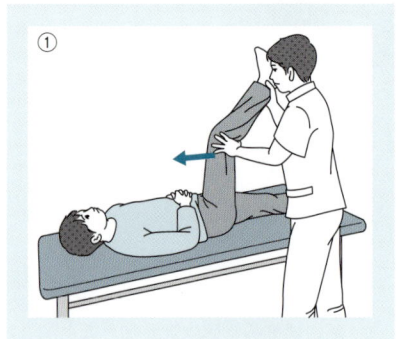

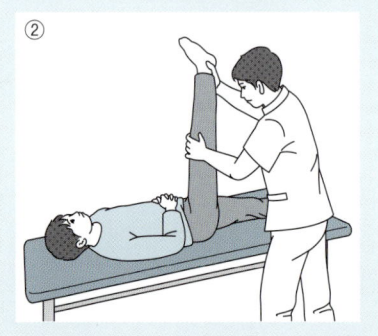

図4 コントラクションリラックス
①伸張させたいハムストリングスの拮抗筋である股関節屈筋を収縮させる．それと同時に理学療法士は，収縮に合わせて股関節屈曲方向に関節を動かし，4〜6秒間ハムストリングスをストレッチする．
②対象者は脱力し，スタティックストレッチングを5〜10秒間行う．

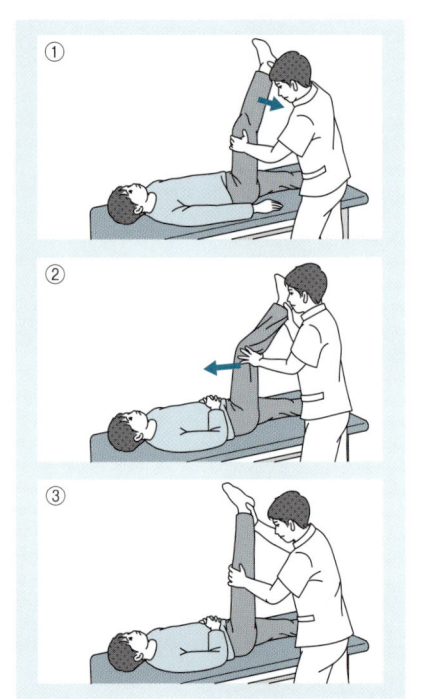

図5 スローリバーサルホールドリラックス
①ハムストリングスの等尺性収縮を3〜5秒間行う．
②伸張させたいハムストリングスの拮抗筋である股関節屈筋を収縮させる．それと同時に理学療法士は，収縮に合わせて股関節屈曲方向に関節を動かし，4〜6秒間ハムストリングスをストレッチする．
③対象者は脱力し，スタティックストレッチングを5〜10秒間行う．

より弛緩させる方法である．原理はダイナミックストレッチングと同様である．

【方法】
①伸張したい筋のスタティックストレッチングを5〜10秒間行う．
②伸張したい筋の拮抗筋を等張性収縮させ，理学療法士はその収縮に合わせて，伸張したい筋を4〜6秒間ストレッチする．
③再度スタティックストレッチングを5〜10秒間実施する．
①〜③を3〜5セット繰り返す．

コントラクションリラックスは，大きなストレッチ効果が得られ，単一関節，単一筋だけでなく，複合関節への適合が可能である．ただし，十分な効果を得るためには，PNF技術をもったパートナーが必要であり，技術の選択を誤ると，主動作筋に抑制がかかってしまう．

(3) スローリバーサルホールドリラックス（図5）

ホールドリラックスとコントラクションリラックスを組み合わせた方法である．

【方法】
①伸張したい筋のスタティックストレッチングを5〜10秒間行う．
②伸張したい筋を3〜5秒間，痛みが出現しない範囲内で最大等尺性収縮をさせる．
③直後に4〜6秒間拮抗筋を収縮させ，伸張したい筋がストレッチされるように他動的に関節を動かす．
④伸張したい筋のスタティックストレッチングを5〜10秒間行う．
①〜④を3〜5セット繰り返しながら，徐々に可動域を増していく．

表1　緊張のゆるんだ位置としまりの位置

関節	緊張のゆるんだ位置	しまりの位置
肩甲上腕関節	55°外転，30°水平内転	外転・外旋位
腕尺関節	70°屈曲，10°回外	伸展位
腕橈関節	完全伸展，完全回外	肘90°屈曲，前腕5°回外
近位橈尺関節	70°屈曲，35°回外	5°回外
遠位橈尺関節	10°回外	5°回外
橈骨手根関節	中間位で軽度尺屈	橈屈位で伸展
手根中手関節	外転と内転の中間位，屈曲と伸展の中間位	完全背屈位
中手指節間関節	軽度屈曲位	完全屈曲位
指節間関節	軽度屈曲位	完全伸展位
股関節	30°屈曲，30°外転，軽度外旋	完全伸展・内旋位
膝関節	25°屈曲	完全伸展位，脛骨外旋
距腿関節	10°回外背屈，内反と外反の中間位	最大背屈位
距骨下関節	中間位	回外位
横足根間関節	中間位	回外位
足根中足関節	中間位	回外位
中足趾節関節	中間位	完全伸展位
趾節間関節	軽度屈曲位	完全伸展位

緊張のゆるんだ位置（loose-packed position：LPP）
しまりの位置（close-packed position：CPP）

3）モビライゼーション

　ROM制限の責任病巣の中心は，不動約1か月を境に骨格筋から関節構成体に変化すると推測されている．さらに，組織は不動が長期になるほど可逆的なものから不可逆的なものへと変化していく．そのため，早期にアプローチすることが重要である．

　関節包内運動には適度な関節の遊びが必要であり，関節面を他動的に，正常な滑り，離開，回旋などが生じる方向に動かすことにより，評価・治療することができる．関節の遊びは関節包，靱帯などの緊張のゆるんだ位置で起こり，逆にしまりの位置では起こらない．主な関節における緊張のゆるんだ位置としまりの位置を**表1**に示す．

　正常な関節包内運動がない状態で骨運動を行うと，関節内に異常な運動を伝え，関節軟骨に対する異常圧迫力により，軟骨の損傷を引き起こすことがある．関節モビライゼーションの基本手技としては，離開法，滑り法，構成運動誘導法があり，各関節の緊張のゆるんだ位置で行う．

（1）離開法

　関節面を引き離すことを目的とし，関節面に垂直方向に骨を牽引し，離開する．
　膝関節（脛骨大腿関節）の離開法の例を**図6**に示す．

（2）滑り法

　関節の滑り運動を引き出す目的で，関節面を互いに反対方向に平行移動させるために，関節面に対して平行に骨を滑らせる．
　膝関節（脛骨大腿関節）の滑り法の例を**図7**に示す．

（3）構成運動誘導法

　関節の骨運動に伴って起こる関節包内運動の滑り，転がり，軸回旋を誘導しながら，骨の運動を行う．各関節，各可動域における関節面の位置の評価が重要である．
　膝関節屈曲90°以下の屈曲構成運動誘導法の例を**図8**に，膝関節屈曲90°以上の屈曲構成運動誘導法の例を**図9**に示す．

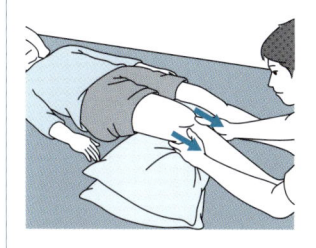

図6　脛骨大腿関節の離開法
①背臥位にて膝関節軽度屈曲位で膝後面にクッションを置く．
②理学療法士が両手で下腿近位部を後面まで包み込むように把持し，大腿骨から引き離すように牽引する．

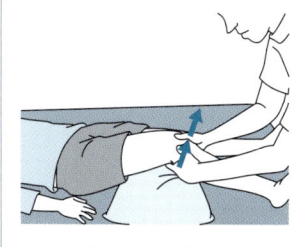

図7　脛骨大腿関節の滑り法
①背臥位にて膝関節軽度屈曲位で膝後面にクッションを置く．
②理学療法士は両手を下腿近位部で膝関節の関節面に沿わせるようにおく．両母指は膝蓋腱に位置させる．
③腹側へ滑らせる場合，脛骨後面を第2～4指で腹側に引き出す．
④背側へ滑らせる場合，両母指で脛骨前面を背側へ押し込む．

5. 関節可動域制限に対する運動療法の実際

症例の病態，制限の原因を考慮して適切な運動療法の種類を選択する．

1）痛みが関節可動域制限の原因となっている場合

関節部位に何らかの痛みを訴える場合，大半はROMが制限される．そのため，特に慢性的な痛みによるROM制限は，患者の疼痛回避反応が持続しているために生じていることが多い．したがって，痛みを再現させうる運動や，痛みが発生する因子を見つけ，疼痛出現を可能なかぎり回避した運動を提供することが重要になる．

具体的な方法としては，まず物理療法による疼痛緩和とリラクセーションを図る．運動療法は対象となる四肢の自重を用いたり（図10），自動介助運動から開始したりする．スリングを用いて，重力の影響を取り除いた条件から運動することも効果的である．また，低負荷での持続的他動運動も有効である．

2）腫脹・浮腫が関節可動域制限の原因となっている場合

治療の第一選択としては，腫脹・浮腫を取り除くことである．腫脹に対しては寒冷療法や患部挙上を，浮腫に対しては弾性包帯による圧迫や対象部位のパンピング（筋収縮）を行う．腫れを軽減しながらストレッチングを行い，ROMを拡大していく．

3）皮膚の癒着・瘢痕が関節可動域制限の原因となっている場合

出血，発赤などが治まり次第，アプローチを始める．創部周辺の皮膚の癒着を指で押し，癒着を剥がし，伸張性をよくする．関節をまたいだストレッチングよりも，直接皮膚を伸張させることが有効である．

4）筋・腱の短縮が関節可動域制限の原因となっている場合

ROM制限の原因のなかで最も多いものであるが，スタティックストレッチングやホールドリラックスが最も有効である．

5）筋緊張亢進が関節可動域制限の原因となっている場合

PNFを応用したストレッチングが効果的であるが，筋緊張を亢進させている原因，たとえば痛みや姿勢異常などを改善させないと，効果は一時的なものとなる．

6）関節包の癒着・短縮が関節可動域制限の原因となっている場合

関節を取り巻く骨格筋などの柔軟性，筋緊張を改善させた後，低負荷で長時間のスタティックストレッチングを行うことが有効である．

7）関節包内運動の障害が関節可動域制限の原因となっている場合

関節を取り巻く骨格筋などの柔軟性，筋緊張を改善させた後，関節包を十分にストレッチし，その後，モビライゼーションを行う．

■引用文献
1) 大道裕介ほか．痛みの病態生理学．理学療法 2006；23：13-22．
2) 川人　明ほか．基礎医学の知識．別冊ナーシング・トゥデイ2．東京：日本看護協会出版会；1998．pp102-107．
3) 川村博文ほか．関節可動域制限の予防・治療を目的とした物理療法．理学療法 2012；29（1）：36-42．

■参考文献
1) 永田　晟．バイオキネティックス．東京：杏林書院；1991．
2) 市橋則明．関節可動域制限に対する運動療法．市橋則明（編）．運動療法学　障害別アプローチの理論と実際．東京：文光堂；2008．pp147-171．
3) 浅井友船ほか．関節可動域制限に対するストレッチングのエビデンス．理学療法 2003；20（6）：634-641．
4) 山口太一ほか．続報　運動前のストレッチングがパフォーマンスに及ぼす影響について．CREATIVE STRETCHING 2010；14：1-10．

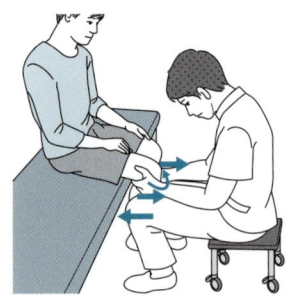

図8　膝関節屈曲90°以下の屈曲構成運動誘導法
①ベッド端座位で下肢を下垂させ，脱力させる．
②理学療法士は両手で下腿後面から脛骨を把持し，下腿を内旋しながら脛骨を前方に引き出す．
③可動域を拡大していくには，理学療法士は把持した手で脛骨を前方に引き出しながら，下腿遠位部もしくは足部を理学療法士の両下肢ではさんで膝関節を屈曲させる．

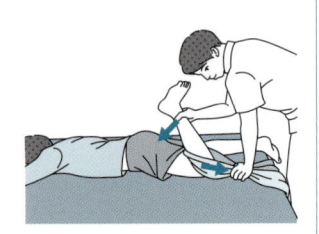

図9　膝関節屈曲90°以上の屈曲構成運動誘導法
①腹臥位にて膝窩部にタオルを挟み，力を抜き，理学療法士は患者の膝関節を屈曲させる．
②理学療法士は膝関節の屈曲運動に伴う脛骨の後方落ち込みを防ぐために，脛骨を前方に引き出す方向にタオルを引っ張りながら患者の膝関節を屈曲させる．

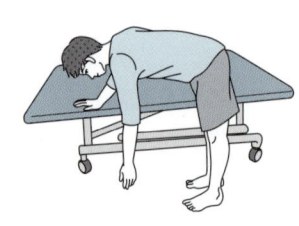

図10　自重を用いた肩ROM運動

持続的他動運動（continuous passive motion：CPM）

Step up

1. セルフストレッチング

特に慢性化した軟部組織の柔軟性低下や，アライメント異常が原因のROM制限に関しては，一時的な治療では改善させることが難しく，効果の持続性も乏しいため，継続的かつ頻回に運動療法を繰り返すことが重要である．そのため，患者に問題点を理解させ，必要なセルフエクササイズを指導し，継続させることも大切である．主なセルフストレッチングの方法を図1に示す（すべて左側のストレッチングとして記す）．

2. ストレッチングがパフォーマンスに与える影響

ストレッチングは前述の通り，軟部組織の柔軟性を改善させるための手段として広く用いられている．また，運動前のストレッチングには，柔軟性の改善，血流の改善などのストレッチング本来の効果に基づくパフォーマンスの向上効果や傷害予防効果があると考えられている．しかし近年，運動前に実施するスタティックストレッチング

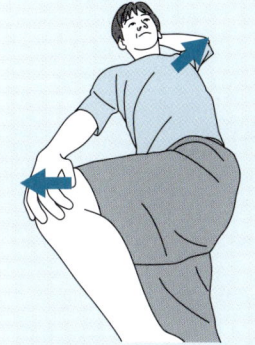

a：大胸筋
背臥位で左手を頭の後ろに持っていく．
体幹および下肢を右方向に回旋させ，右手で左膝を外側から引っ張る．

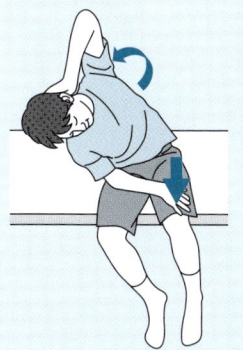

b：広背筋
左手を側頭部に置き，腋を開く．肘を天井に向かって突き出しながら，右前方へ上体を側屈させる．このとき，左の骨盤が浮いてくるのを右手で上から固定する．

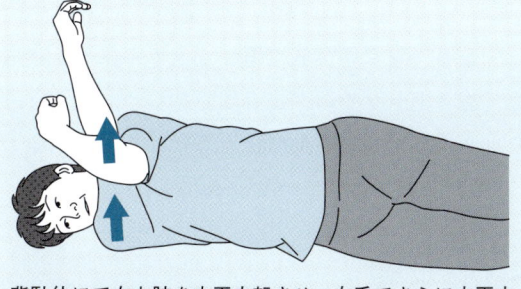

c：肩関節後方線維
背臥位にて右上肢を水平内転させ，左手でさらに水平内転方向へストレッチする．
右側臥位に体位変換することで，床で肩甲骨を固定し，さらに伸張させる．

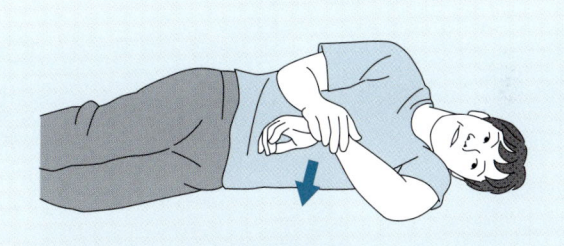

d：棘下筋・小円筋
左側臥位にて左肩甲上腕関節屈曲90°，肘関節屈曲90°の肢位をとり，右手で左手関節を把持する．
床で肩甲骨を固定しながら，右手で左肩甲上腕関節を内旋方向にストレッチする．

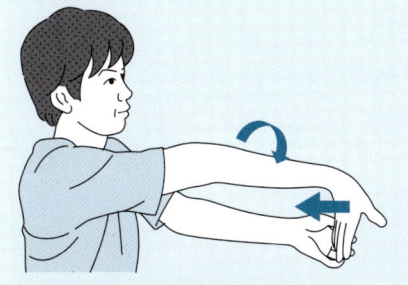

e：前腕屈筋群
右前腕回外位で肘を伸展させる．
左手で右手関節を背屈方向へストレッチする．

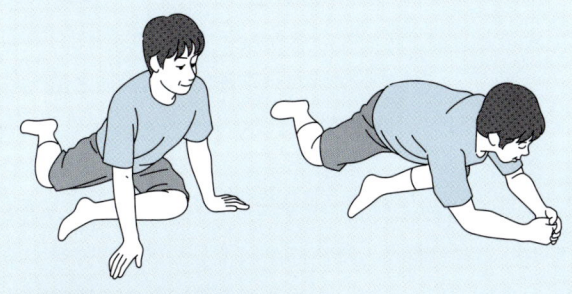

f：大殿筋
左股関節であぐら姿勢をとる．
右股関節は伸展させる．
腰椎を伸展，骨盤を前傾させながら上体を前方に倒す．

図1　セルフストレッチング

g：ハムストリングス

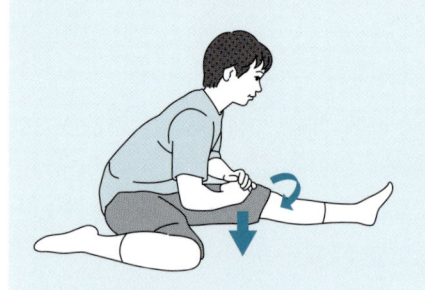

左下肢を前方に投げ出し，右下肢はやや開脚し，股関節を伸展内旋させる．
骨盤を前傾させながら，左の膝部を上から押し，上体を前に倒す．

h：腸腰筋

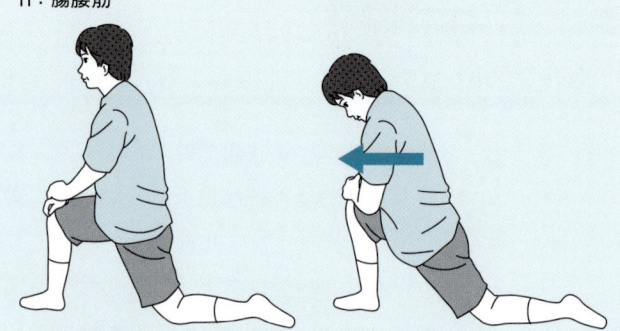

右下肢を屈曲し，1歩前へ踏み出す．
左下肢は伸展し，膝立ち位となる．
骨盤をなるべく中間位で保ちながら，重心を前方へ移動させる．

i：大腿四頭筋

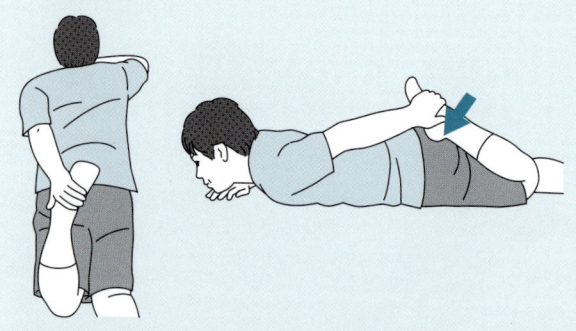

腹臥位にて左手で左足部を把持し，膝関節屈曲方向に足部を引っ張り，踵を殿部に近づける．
このとき，股関節が屈曲し，殿部が浮いてこないように気をつける．

j：腓腹筋

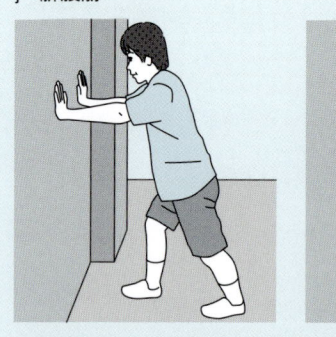

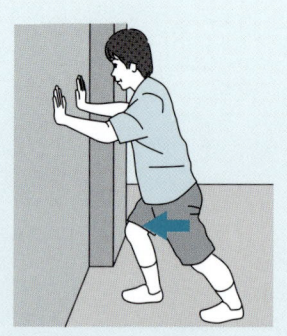

右下肢を前方に踏み出し，左下肢は伸展させ，両側とも踵を地面につけたままにする．
踵が浮かないように注意し，骨盤を中間位に保ったまま，前に出した右下肢に体重を移動させる．

図1（つづき）

について，その効果を否定する研究結果が発表され，運動前のストレッチングの実施に関して，さまざまな議論がされている．具体的な例を以下に示す．必ずしもどのような場面でもストレッチングが有効であるとは限らないことを念頭において，障害の原因，実施目的をしっかりと判断したうえで，正しい運動療法を選択して実施する．

・30秒未満のスタティックストレッチングは，運動パフォーマンスを低下させないが，30秒以上の実施は，パフォーマンスを低下させる．
・スタティックストレッチングの実施によって，動的バランス能力が改善する．
・ダイナミックストレッチングは，筋出力パワー，跳躍高，スプリント走の速度など，パフォーマンスの向上をもたらす．
・ダイナミックストレッチングは，筋力を向上させるという報告もあれば，向上させないという報告もある．
・PNFテクニックを応用したストレッチングは，スタティックストレッチングよりも大きな自原性抑制を引き起こし，パフォーマンスを低下させる危険性がある．
・ウォーミングアップにおける運動可動域拡大について，柔軟性の向上，軟部組織のコンディショニングを行う際，15秒間の伸張時間でも効果がある．
・瞬発的なパフォーマンス発揮が必要とされる運動前は，ダイナミックストレッチングを原則とし，その前後に15秒程度のスタティックストレッチングを組み合わせることが効果的である．

なお，自原性抑制とは，筋が収縮した直後に弛緩するようにはたらく抑制のことで，大きな力で収縮した後ほど大きな抑制がはたらいて弛緩の程度も大きくなるという現象である．腱にかかる張力が大きくなると，腱器官が刺激されてインパルスが発生し，感覚ニューロンを伝わり脊髄に送られる．脊髄では，感覚ニューロンは同じ筋の運動ニューロンの活動を，抑制性の介在ニューロンを介して抑制する．そのため運動ニューロンのインパルスが弱くなる．その結果，その腱を有する筋が弛緩して腱にかかる張力が小さくなる．

筋機能障害に対する運動療法

到達目標

- 骨格筋の機能を理解する.
- 筋機能障害の原因を理解する.
- 筋機能障害に対する運動療法に必要な知識を理解する.
- 筋機能障害に対する運動療法の方法について理解する.
- 筋機能障害に対する各種運動療法の意味を理解し,適切に実施できる.

この講義を理解するために

　この講義では,まず筋機能の構成要素について学びます.そして,それら構成要素のなかの何が機能障害を起こしているのかを評価し,治療するために,筋機能障害の原因について学びます.そして,その原因に応じた運動療法を選択することになります.臨床上よく用いられる運動療法の内容と意義を理解し,適切に実施できるように学習します.

　筋機能障害に対する運動療法を学ぶにあたり,以下の項目をあらかじめ学習しておきましょう.

- □ 筋の生理学を復習しておく.
- □ 筋力発揮のメカニズムを復習しておく.
- □ 全身の機能解剖を復習しておく.
- □ 各関節における筋のはたらきを復習しておく.

講義を終えて確認すること

- □ 筋機能障害の病態を理解できた.
- □ 筋機能障害に対する種々の運動療法の意義と内容を理解できた.
- □ 各運動療法を実施する技術を身につけられた.
- □ 患者の筋機能障害の原因を評価し,適切な運動療法を選択し,実施できた.

講義

ここがポイント！

紡錘筋
- 羽状筋よりも筋線維長が長く収縮速度が高く，また，より大きな距離にわたって短縮することが可能である．
- 筋束はその大部分が筋の長軸方向に対して平行に配列している．
- 代表的な筋：上腕二頭筋，広背筋，僧帽筋，ハムストリングス

羽状筋
- 筋束がある角度をもって斜めに配列している．羽状筋内部では腱と連続して薄い腱膜が伸び，その両側に筋束が並んでいる．
- 筋線維長を短くして筋線維数を増やし，生理学的断面積を大きくすることができる．
- 解剖学的断面積に対する生理学的断面積が大きくなる結果，強い収縮力を発揮できる．
- 収縮中の筋厚はほとんど変わらない．
- より高い筋力を発揮する．
- 代表的な筋：大腿四頭筋，ヒラメ筋

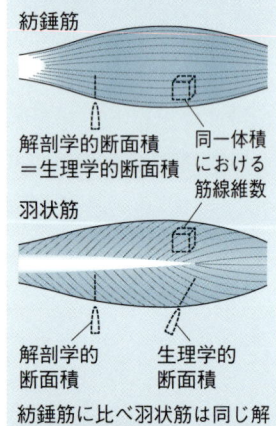

紡錘筋に比べ羽状筋は同じ解剖学的断面積であっても，生理学的断面積が大きい．また同一体積における筋線維数も多い．

1. 骨格筋の機能

骨格筋の機能としては，①化学的エネルギーから力学的エネルギーを産出するという動力源，②骨と連動して関節運動を生み出す運動や収縮によって熱を放出し体温を保持するための熱源，③外力による衝撃を吸収することでの骨・関節・内臓器官の保護，④静脈還流を促進するためのポンプ，⑤ATPの再合成に代表されるような糖質・脂質の代謝作用とそれらの貯蔵，などがあげられる．リハビリテーション分野における骨格筋機能障害とは，動力源としてのはたらき，運動作用の低下，つまりは筋力低下を指すことがほとんどであるため，この講義では筋力低下に関する基礎とそれに対する運動療法の実際を学習する．

2. 筋力を規定する因子

筋収縮によって発揮される筋出力は，形態的要因と神経性要因，そして筋線維組成によって規定される．これら3つの要因が変化することによって，関節周りに発生するトルクが変化するため，トレーニング効果を得るためには，これらの3つの要因を理解し，運動療法を選択する必要がある．

1）筋力を規定する形態的要因

(1) 筋断面積

筋力と筋断面積は，高い相関関係を示す．筋断面積が大きいほど筋力は大きい．骨格筋の形態は，筋線維の走向に基づいて，大きく2種類に分類される．筋断面積に関しては，紡錘筋の場合，筋の長軸に対して直角に切断した場合の解剖学的断面積と，筋線維の走向に対して直角に切断した場合の生理学的断面積は等しい．一方，羽状筋では，解剖学的断面積よりも生理学的断面積が大きくなる．したがって，解剖学的断面積が同じでも，羽状筋と紡錘筋では，生理学的断面積は羽状筋のほうが大きくなり，羽状筋のほうが高い筋収縮力を発揮できる．

(2) 筋線維長

筋の収縮速度は，筋線維長に比例して速くなる．羽状筋よりも紡錘筋のほうが筋線維長が長いため，紡錘筋のほうが羽状筋よりも筋収縮速度に優れた構造をもっているといえる．

2）筋力を規定する神経性要因

発揮筋力を規定する神経性要因としては，動員する運動単位の種類と総数，α運動ニューロンの発火頻度，運動単位の活動時相の3つがあげられる．たとえ大きな断面積をもった筋でも，神経系の機能が低下すれば大きな筋力を発揮することはできない．

(1) 動員する運動単位の種類と総数

1つの運動ニューロンが支配する筋のグループを運動単位と呼ぶ．動員される運動単位の種類とは，筋力発揮の際に動員される運動単位の順番を指し，随意運動では，サイズの原理に従って，遅筋（TypeⅠ）線維を支配するS型の運動単位から動員され，順次，FR型，FF型の運動単位が動員されていく．また，動員する運動単位の総数を増すことによって大きな力を発揮し，逆に弱い力を発揮する際には動員する運動単位が少なくなる．つまり，筋の張力の変化は，動員される運動単位活動の総和にほかならない．

(2) α運動ニューロンの発火頻度

α運動ニューロンの発火頻度によって，発揮される筋力は規定される．α運動ニュ

ーロンが単位時間あたりにどのくらい発火するかということにより，収縮力が加算される．

(3) 運動単位の活動時相

個別の運動単位をどのようなタイミングで機能させるかで，発揮される筋力は調節される．弱い収縮を実現する際には，活動させる運動単位のタイミングをずらし，安定した一定の張力を発揮させるが，強い収縮を実現する際には，動員する運動単位の活動を同期させ，一気に強い張力を発揮する．そのかわり，タイミングを同期させた場合は持続性に欠ける．

3）筋力を規定する筋線維組成

筋線維はその特性から，遅筋（TypeⅠ）線維と速筋（TypeⅡ）線維に大別され，さらに速筋（TypeⅡ）線維はTypeⅡa線維とTypeⅡb線維に分類され，結果，3つに分類される．骨格筋にはこれら3つのタイプの筋線維が混在しており，その割合は筋によっても異なり，また同じ筋でも個人差も大きい．TypeⅡ線維が多いほど高いパワーを発揮し，速い動きが可能であり，TypeⅠ線維が多いほど弱いが一定のパワーを発揮し続けることができる．

(1) TypeⅠ線維：ST線維

収縮速度は遅いが，持久性に優れている．

(2) TypeⅡa線維：FOG線維

FG線維とST線維の両方の性質を有し，収縮速度も速く，酸化能力，持久性も高い．

(3) TypeⅡb線維：FG線維

収縮速度が速く，発揮する張力も大きいが，持久性に乏しい．

3. 筋機能障害の原因

骨格筋機能が障害される原因としては，①廃用による筋機能低下，②加齢による筋機能低下，③筋自体の損傷による筋機能低下，④中枢神経障害による筋機能低下，⑤末梢神経障害による筋機能低下，があげられる．

それぞれの原因によって現れる機能障害が異なるので，原因と現象を理解し，アプローチすることが重要である．特に高齢者においては，加齢的変化，病的変化に廃用性の変化が混在していることが多く，十分な評価が必要である．一般的に加齢による変化としては，TypeⅡ線維の選択的な萎縮が特徴的である．また，高齢者ほど運動単位数が減少しており，さらにα運動ニューロンの発火様式の変化により筋収縮が拙劣となるなど，高齢者においては神経因性の筋機能障害が示唆されている．

4. 筋収縮の様式

筋は収縮の際の長さの変化によって，等尺性収縮，求心性（短縮性）収縮，遠心性（伸張性）収縮，等速性収縮に分類され（**図1**），各収縮様式によって発揮される筋力が異なるため，これらをトレーニングに適応した場合も効果が異なる．さらに，求心性および遠心性収縮において発生する張力が一定の場合，等張性収縮というが，地球上では常に重力の影響を受けているため，関節運動で発生するモーメントを一定にすることは難しい．したがって，純粋な等張性収縮を実現することは難しい．

1）等尺性収縮

筋の起始停止が固定された状態で，関節角度，筋の長さを変化させずに収縮させる様式である．筋力測定の際，条件を規定しやすく，強い筋出力が得られるため，最大筋力の評価に適した収縮様式である．

等尺性収縮は，筋出力が高いうえ，関節角度が一定であるために条件が規定しや

MEMO
サイズの原理
随意的に筋収縮を増強していった場合，弱い張力の段階では小さい運動単位であるS型運動単位が動員され，遅筋線維が活動する．徐々に張力を増していくにつれ，大きい運動単位のFR型，FF型が動員され，速筋線維が活動する．運動ニューロンのサイズが細いタイプのものから動員されていく性質をもつ．ただし，遠心性収縮，急激な動き，電気刺激による筋収縮ではこの限りではない．

MEMO
運動単位は支配している筋線維の特性により，S（slow and fatigue-resistant）型，FR（fast and fatigue-resistant）型，FF（fast and fatigable）型に大別される．

ST（slow-twitch）線維またはSO（slow-twitch oxidative）線維

FOG（fast-twitch oxidative glycolytic）線維

FG（fast-twitch glycolytic）線維

筋収縮（muscle contraction）

MEMO
等尺性収縮
（isometric contraction）の例
重りを持って肘関節を90°屈曲位で数秒間保持する際の上腕二頭筋の収縮（図1a）．

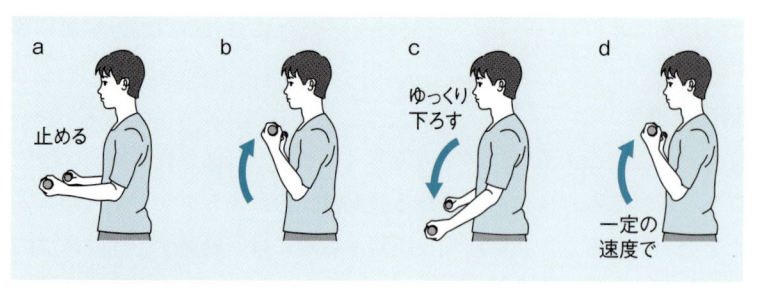

図 1　筋収縮の様式
a：等尺性収縮　b：求心性（短縮性）収縮　c：遠心性（伸張性）収縮　d：等速性収縮

く，筋力測定に適している．ただし，血圧の上昇が起きやすく，トレーニングに用いる際の効果は行った関節角度に限定される．

2）求心性（短縮性）収縮

筋の起始停止が近づき，筋の長さが短縮する収縮様式である．

求心性収縮は，筋にとって最も安全な収縮様式であり，わかりやすい運動様式であるが，トレーニングに用いた際の筋力増強効果は他の収縮様式と比べると低い．

3）遠心性（伸張性）収縮

筋の起始停止が離れ，筋の長さが伸張する収縮様式である．

遠心性収縮は，発揮される筋出力が最も高い．また，トレーニングに用いた際，筋力と筋量の増加率は非常に高く，求心性収縮の1.4倍であるといわれている．ただし，筋痛などの障害をきたしやすく，トレーニングに用いる際には，負荷の設定が難しい．

4）等速性収縮

筋の収縮速度を一定に保ちながら行う収縮様式である．

等速性収縮は，負荷を全関節可動域にわたって最適にコントロールでき，筋力評価の際に用いると関節運動中の各関節角度における筋力を評価できる．ただし，機械がなければ等速性収縮を規定することが難しい．

5. 筋力トレーニングの種類

筋力トレーニングにおいては，負荷の大きさ，反復回数，運動速度，休息のタイプや取り方の4つが重要なパラメータとなる．それらのパラメータを原則としたトレーニング方法に，「最大筋力法」「最大反復法」「動的筋力法」「反動的反射法（プライオメトリックス法）」の4つがある．

1）最大筋力法

最大筋力法は，できるだけ最大に近い負荷量を用いて，高負荷低頻度で行うトレーニング方法である．効果としては，神経系の適応による筋力の増加と，最大筋力を発揮するまでの時間の短縮を目的とし，最大筋力の増大を狙うものである．大脳の興奮水準を可能な限り高めることによって，動員する運動単位，筋線維を100％により近づけることを目標とする．

- 負荷：1〜3RM，最大筋力の90〜100％．
- 反復回数：低頻度1〜3回．
- 速度：規定なし．
- 休息：セット間の休憩を長くとる．2分以上．

2）最大反復法

最大反復法は，最大に近い負荷量を用いて，筋疲労の限界まで反復するトレーニング方法である．効果としては，筋肥大による筋力増強を狙ったものである．神経因性

MEMO

求心性（短縮性）収縮（concentric contraction）の例
重りを持って肘関節を伸展位から屈曲させる際の上腕二頭筋の収縮様式（図1b）．

遠心性（伸張性）収縮（eccentric contraction）の例
肘関節屈曲位で持った重りを肘関節伸展位となるようにゆっくりとおろしていく際の上腕二頭筋の収縮（図1c）．

等速性収縮（isokinetic contraction）の例
重りを持って肘関節を一定の角速度で屈曲する際の上腕二頭筋の収縮様式（図1d）．

MEMO

RM（repetition maximum）
Lecture 1 参照．

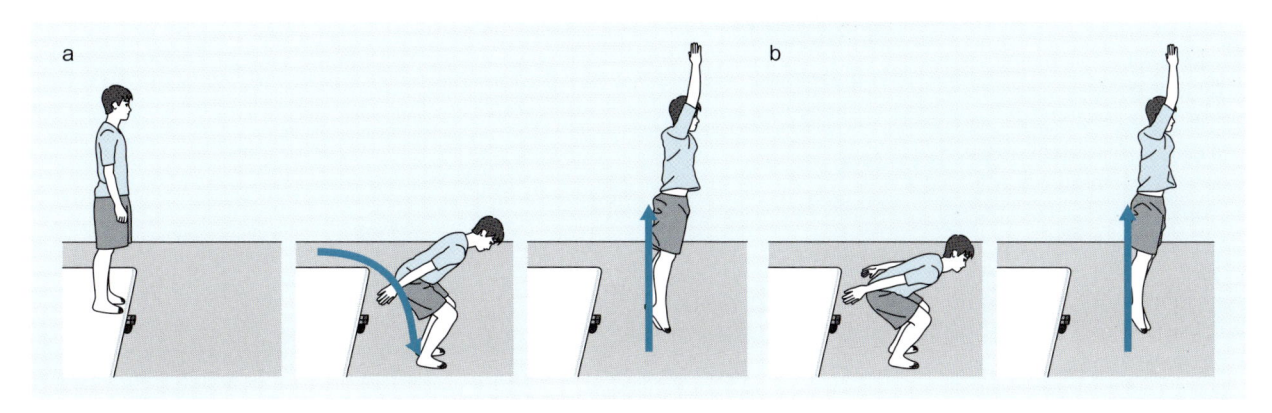

図2 反動的反射法
a：リバウンドタイプ　b：プレスタイプ

の増強効果は少ない．
- 負荷：最大筋力の60〜95%．
- 反復回数：疲労困憊まで．
- 速度：ゆっくりと．
- 休息：セット間の休憩を短くする．約30秒．

3）動的筋力法

動的筋力法は，低〜中等度の負荷量を用いて最大努力で弾性的に少回数行うことで，スポーツ動作などの瞬発的な筋力発揮の機能的改善を目的としたトレーニングである．特異性の原理（Lecture 1参照）を重視し，筋力発揮を必要とする動作になるべく近い形の運動様式を用いてトレーニングを行う．
- 負荷：最大筋力の50%前後．
- 反復回数：少回数．
- 速度：弾性的に行う．
- 休息：規定なし．

4）反動的反射法

反動的反射法（プライオメトリックス法）は，筋の遠心−求心サイクルを用いて，主に神経系の適応を目的としたトレーニングである．求心性と遠心性の両方の様式の交互反復によるトレーニングの方法である．高い所から飛び降りて着地した後に，すぐにジャンプをするというような，主動作筋をいったん急速に伸張させることで伸張反射を誘発して，次にそれを利用しながら，できるだけ速やかに今度は求心性収縮を行うなどの動作を反復することによって筋パワーを高める．筋力発揮の作用時間の長さに応じて，リバウンドタイプとプレスタイプに大別される．
- 負荷：主に自重を用いる．
- 反復回数：規定なし．
- 速度：動作様式に応じた速度．
- 休息：規定なし．
- 例：リバウンドタイプ：台から飛び降りて着地した瞬間にジャンプする（図2a）．プレスタイプ：床から反動をつけてジャンプする（図2b）．

6. 筋力トレーニングの実際

筋力トレーニングを実施する際の具体的な方法として，スタインドラーが定義している開放運動連鎖（OKC）と閉鎖運動連鎖（CKC）という考え方に基づいて実施する．

MEMO
特異性の原理
トレーニングによる生理学的反応はトレーニングの種類によって異なる．したがって，目的に応じたトレーニングの種類・強度・量を選択しなければならない．具体的には，筋の収縮様式，動作様式の特異性を考慮し，トレーニングを処方する必要があるという原理である．

MEMO
筋の遠心−求心サイクル（stretch-shortening cycle）
強く，速く伸張された筋や腱が，その弾性エネルギーと筋内の筋紡錘の伸張反射作用により，直後に強く，速く短縮される機能．

MEMO
伸張反射（stretch reflex）
骨格筋が急速に伸ばされると，Ⅰa, Ⅱ線維からの入力によって筋紡錘が興奮する．そこから発する求心性入力は脊髄に伝わり，同じ筋の運動ニューロンに単シナプス性に興奮を伝えて，その筋のα運動ニューロンは興奮し筋収縮が起こるという現象である．

スタインドラー（Steindler）
開放運動連鎖（open kinetic chain：OKC）
閉鎖運動連鎖（closed kinetic chain：CKC）

MEMO
特異性の原理の逆説

筋力低下や痛みのある患者において OKC トレーニングを行う際,なるべく筋力の発揮しやすい角度,速度,収縮様式でトレーニングを行ったほうが効果的であるという考え方である.たとえば,痛みと大腿四頭筋筋力低下により,歩行立脚時の膝伸展不全がみられる症例を仮定すると,問題となる膝関節伸展相での筋力トレーニングを行うことが特異性の原理に基づくと効果的であるといえるが,膝関節伸展相付近では痛みが強く,筋力が発揮できないため,屈曲 45～90°での等尺性もしくは等張性の筋力トレーニングを行う.これは特異性の原理の逆説に基づいたトレーニングである.特に障害のある患者では,トレーニング初期には OKC トレーニングを特異性の原理の逆説に基づいて実施し,症状に応じて徐々に特異性の原理に基づいたトレーニングに移行していく.

1) 開放運動連鎖

開放運動連鎖は,対象とする筋に関係する関節より遠位部の関節が自由に動くことができる場合の運動である.

(1) 特徴

- 神経的因子の強化よりも筋肥大が得られる.
- 目的の筋をピンポイントで鍛えることができる.
- 荷重制限のある時期にも行える.
- ADL やスポーツ動作など,実際の動作とは異なる筋の使い方でのトレーニングとなるため,特異性の原理に基づかないことがほとんどである(特異性の原理の逆説).

(2) トレーニング例

a. 大殿筋（図 3）

MMT3 以上であれば,原則として腹臥位にて股関節を伸展させる.また,膝関節を屈曲位で股関節を伸展することにより,ハムストリングスの筋活動を排除して大殿筋を選択的にトレーニングすることも効果的である.

MMT2 以下の場合,腹臥位もしくは側臥位で股関節の内外旋運動を行う.

b. 中殿筋（図 4）

MMT3 以上であれば,原則として側臥位で股関節の外転運動を行う.股関節の外転運動時には,股関節の屈曲運動や骨盤の後継運動などの代償が入りやすい.これらの代償運動を抑制するために,股関節の外転に少し伸展も加えることを意識すると,効果的に中殿筋をトレーニングすることができる

MMT2 以下もしくは 3 以上でも骨盤の代償運動が強く認められる場合は,背臥位にて両側股関節を同時に外転させてレジスタンストレーニングを行う.

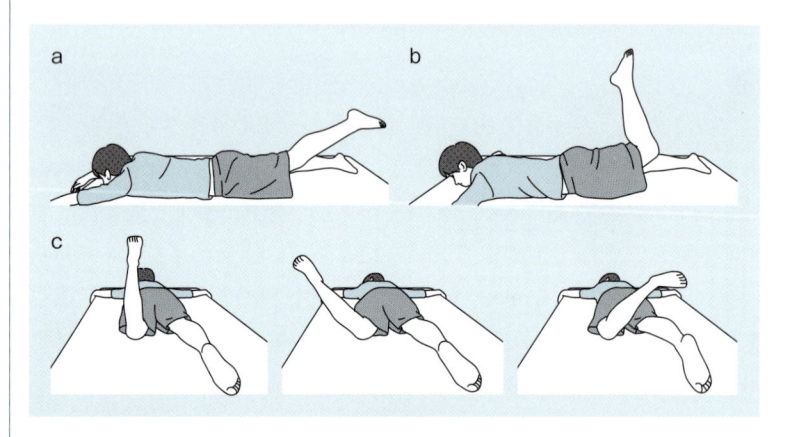

図 3 大殿筋の筋力トレーニング（腹臥位）
a:股関節伸展　b:膝関節屈曲位・股関節伸展　c:股関節内外旋

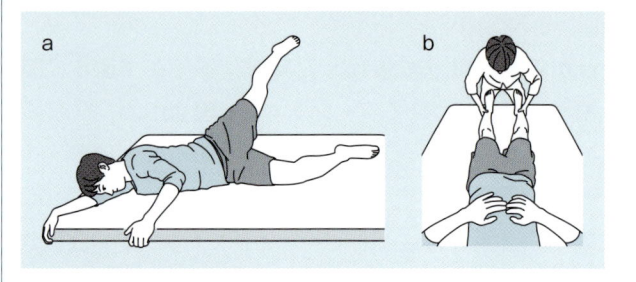

図 4 中殿筋の筋力トレーニング
a:側臥位　b:背臥位・両股関節外転

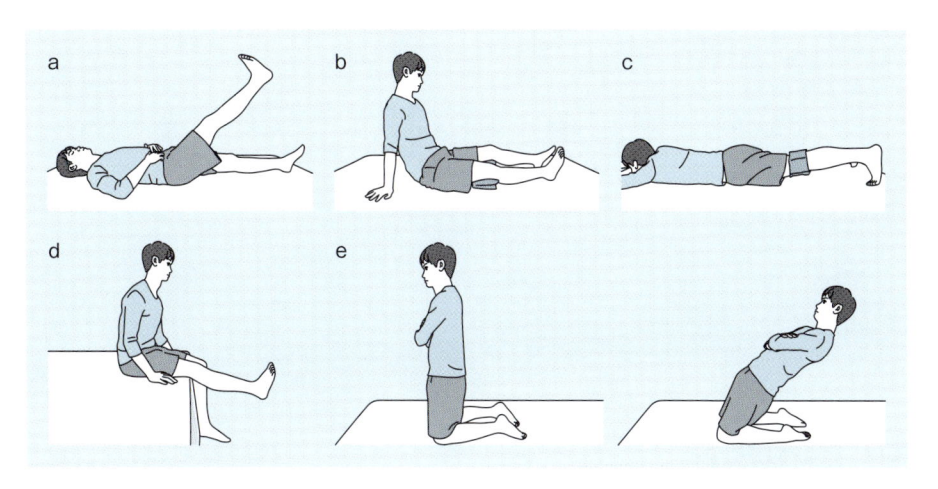

図5 大腿四頭筋の筋力トレーニング
a：SLR　b：パテラセッティング　c：腹臥位パテラセッティング　d：座位膝伸展
e：ニーリングクアドリセプス

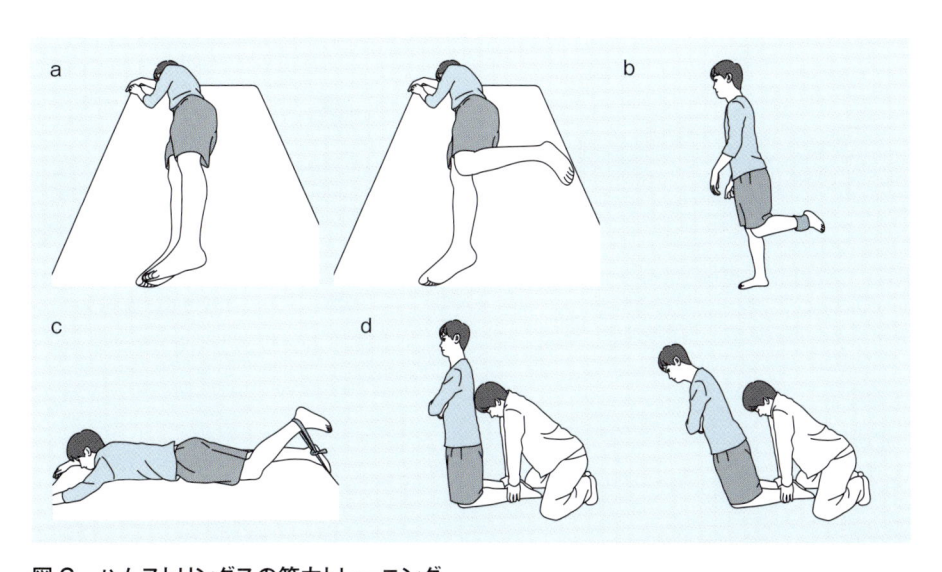

図6 ハムストリングスの筋力トレーニング
a：側臥位　b：立位重錘　c：腹臥位ゴムバンド　d：ニーリングハムストリングス

c. 大腿四頭筋（図5）

多関節筋である大腿直筋と単関節筋である広筋群とに分けて，トレーニングすると効果的である．大腿直筋をトレーニングしたい場合は，下肢伸展挙上（SLR）を行う．広筋群を強化する場合は，パテラセッティングから始め，腹臥位でのパテラセッティング，座位での膝伸展運動でのレジスタンストレーニングへと進める．MMT4～5以上となれば，膝立ち位となり，体幹を後方に傾斜させるニーリングクアドリセプスを行い，遠心性の筋力トレーニングを実施すると効果的である．

d. ハムストリングス（図6）

MMT3以上であれば，腹臥位もしくは立位の抗重力位，MMT2以下であれば側臥位で行う．膝関節屈曲0～30°の浅い屈曲角度では，腓腹筋の筋活動が大きくなるため，30°以上の深い屈曲角度でトレーニングを行う．レジスタンストレーニングにおいて，重錘を負荷として用いる場合，腹臥位では屈曲角度が大きくなるにつれ負荷が小さくなるため，立位で行うことが望ましい．ゴムバンドを負荷として用いれば，腹臥位においても屈曲角度が大きくなるにつれ負荷が大きくなるため効果的である．MMT4～5以上となれば，膝立ち位で足部を固定し，体幹-骨盤を一直線に保ちながら，前方へ傾斜させるニーリングハムストリングスを行い，遠心性の筋力トレーニング

下肢伸展挙上（straight leg raising：SLR）

MEMO
パテラセッティング（patella setting）
長座位にて膝関節軽度屈曲位から膝窩部を床面に押しつけながら膝関節周囲広筋群を収縮させる方法．patellaとは膝蓋骨のことをいう．

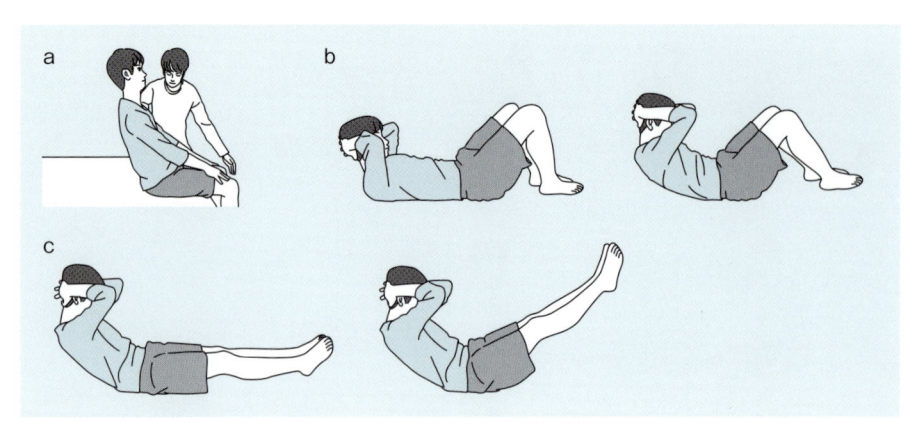

図7 腹直筋の筋力トレーニング
a：MMT2以下・座位体幹後方傾斜（理学療法士介助）　b：MMT3以上・背臥位腹筋，段階的に膝屈曲　c：両膝伸展位下肢挙上

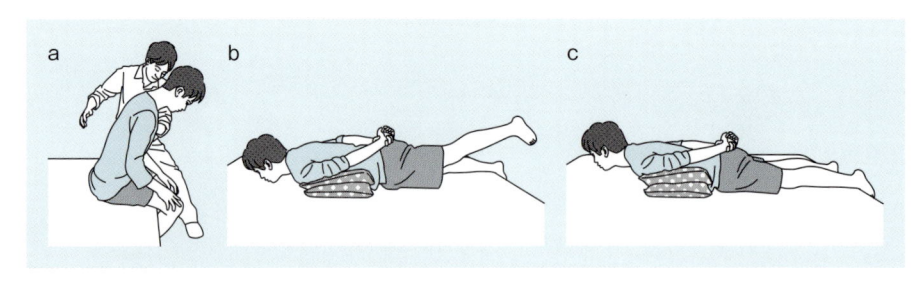

図8 脊柱起立筋の筋力トレーニング
a：MMT2以下・座位体幹前方傾斜（理学療法士介助）　b：MMT3以上・体幹伸展（腹部クッション）　c：MMT3以上・下肢伸展（腹部クッション）

を実施すると効果的である．

e. 腹直筋（図7）

MMT2以下の場合，理学療法士の介助のもと，座位で体幹を後方に傾斜させ，元に戻す練習を行う．

MMT3以上の場合，背臥位にて体幹を屈曲させるが，腰痛の発生を予防するため，腰椎部はベッドに着けた状態で，頸部の屈曲，胸椎部の屈曲を順に行う．また，骨盤の前傾運動による代償動作を防ぐために，股関節屈曲位で行うとよい．さらに，両膝関節伸展位で両下肢を挙上することでもトレーニングできる．

f. 脊柱起立筋（図8）

MMT2以下の場合，理学療法士の介助のもと，座位で体幹を前方に傾斜させ，元に戻す練習を行う．

MMT3以上の場合，腹臥位にて体幹を伸展させる，もしくは下肢を伸展させることによって脊柱起立筋をトレーニングすることができるが，腰椎部に負担がかかる運動となるため，腹部にクッションを挿入して行い，体幹屈曲位から中間位の範囲で運動することが望ましい．

2）閉鎖運動連鎖

閉鎖運動連鎖は，遠位部の関節の自由な動きが，外力により制限（固定）されているような場合の運動である．

(1) 特徴

- 特異性の原理に基づいて行う．
- 実際の動作と近い関節運動となり，筋の協調的運動が必要となる．
- 同時に複数の筋が使われるので，強化したい筋がうまく使われない可能性があり，その場合，目的外の筋が代償的に強化されてしまうという欠点がある．

ここがポイント！
腹筋群のトレーニング
腹筋群の筋力トレーニングを行う際，深層の腹横筋を収縮させながら実施すると，腰部への負担が軽減し，また高いトレーニング効果が得られる．腹横筋を収縮させる方法は，背臥位にて両膝を屈曲し，呼気を行いながら，腹部を凹ませ，腰椎をベッドに押し付ける．この方法はドローイン（draw in）と呼ばれる．

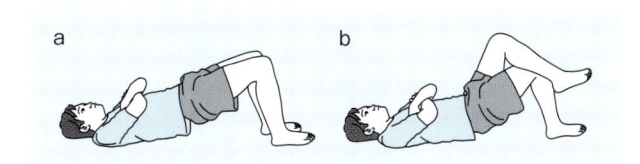

図9　ブリッジ
a：両脚　b：片脚

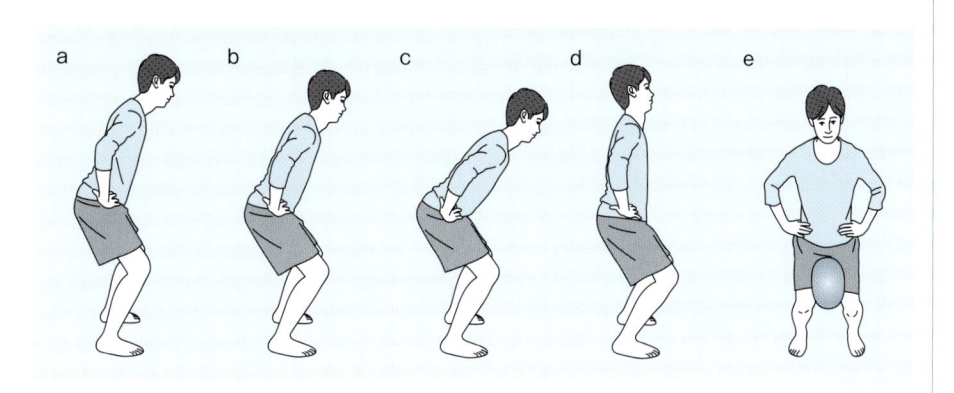

図10　スクワット
a：両脚屈曲30°　b：両脚屈曲60°　c：足圧中心・前方荷重　d：足圧中心・後方荷重　e：膝軽度屈曲ボールはさみ

（2）トレーニング例

a. ブリッジ（図9）

背臥位にて膝関節を屈曲し，足部を床に着けたまま，股関節を伸展することにより殿部を床から離す運動である．主に股関節伸展筋，外転筋，背筋群のトレーニングである．

膝関節の屈曲角度を変化させることによって，大殿筋とハムストリングスの活動比を変化させることができる．屈曲角度を増すと，大殿筋の筋活動量が増加し，ハムストリングスの筋活動量は減少する．反対に屈曲角度を少なくすると，ハムストリングスの筋活動量が増加し，大殿筋の筋活動量が減少する．また，片脚のみでブリッジ動作を行うことにより，支持脚側の大殿筋，中殿筋，ハムストリングスは最大筋力の50％以上の高い筋活動を示す[1,2]．

b. スクワット

立位で膝関節を屈曲，伸展を行う運動で，膝関節および股関節周囲筋をトレーニングする方法である．スクワットを行う際の膝関節の屈曲角度，体幹の前後傾角度，足圧中心の位置などにより，はたらきやすい筋が異なるため，それぞれの筋の活動量が変化する．たとえば体幹中間位で行った場合，膝関節30°屈曲位では，大腿四頭筋の筋活動量は最大筋力の約10％，膝関節60°屈曲位では，最大筋力の約30％まで増大する．ハムストリングスは最大筋力の約5％程度であり，膝関節の屈曲角度の影響をほとんど受けない（図10a，b）．

足圧中心の位置を後方に移動させることで，大腿四頭筋の筋活動量を増大させることができる[3]．内側広筋を例にとると，膝関節屈曲30°の条件では，前方荷重では最大筋力の15％程度であるが，後方荷重なら最大筋力の30％の筋活動量となる（図10c，d）．また，膝関節軽度屈曲位でのスクワットでは，股関節内転の等尺性収縮を同時に行うことで，大腿四頭筋，ハムストリングスの筋活動量が著明に増加することも報告されている[4,5]（図10e）．

スクワット（squat）

ここがポイント！
ノンロックスロースクワット
スクワットトレーニングを行う際，関節を伸展しきらずに（ノンロック），ゆっくりとした速度（スロー）で実施すると，より効果的である．スクワットを行う際，膝関節を完全に伸展してしまうと，大腿四頭筋やハムストリングスの筋収縮はいったん止まってしまうが，完全伸展する前に再度屈曲することを反復することで，筋収縮を持続させ，血流を抑制し，乳酸などの代謝物質を滞留させることができる．さらにこれをゆっくりと時間をかけて反復すれば，それだけ長い時間，血流が抑制され続ける．これにより，膝関節を完全伸展させるスクワットよりも筋への負荷は強くなり，高いトレーニング効果を得ることができる．

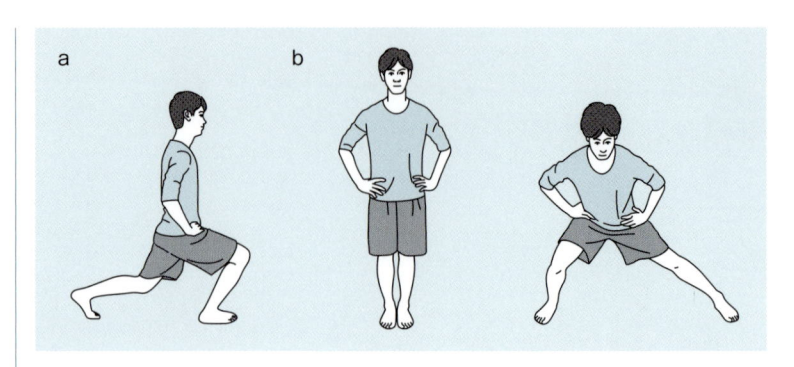

図 11 ランジ
a：フォワードランジ　b：サイドランジ

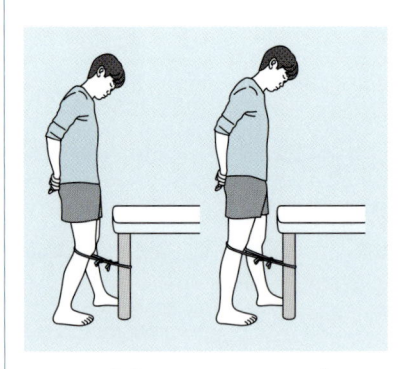

図 12 立位パテラセッティング

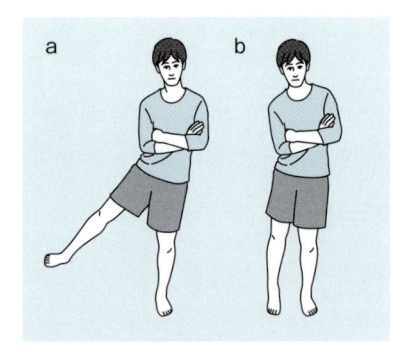

図 13 立位股関節外転エクササイズ
a：立位股関節外転　b：立位骨盤挙上

ランジ（lunge）

c. ランジ

ランジ動作は，トレーニングの対象となる下肢を前方または側方へ出し，ステップした下肢に荷重をかけていくことにより，膝関節，股関節を中心とした下肢の筋力強化や，バランストレーニングを目的に行う運動療法である．前方へ出すものをフォワードランジ（図 11a），側方へ出すものをサイドランジ（図 11b）と呼ぶ．フォワードランジではスクワットと同様，膝関節の屈曲角度，体幹の前傾角度，踏み出した足部の足圧中心の位置などにより，はたらきやすい筋が異なるため，活動量が変化する．

d. 立位パテラセッティング（図 12）

立位でゴムチューブを膝窩部に引っ掛けて，パテラセッティングを行う．荷重位で行うことにより，膝関節伸展機能不全などの症例で，立位や歩行などの実際の動作に近い形で大腿四頭筋をはたらかせると効果的である．

e. 立位股関節外転エクササイズ

対象とする下肢の反対側の下肢を外転することによって，荷重している対象側下肢の外転筋の筋活動を高めることができる（図 13a）．筋力が低下していて反対側下肢の外転が困難な場合や，バランスが保てない場合は，反対側の骨盤を挙上することによっても，対象側下肢の股関節外転筋の筋活動を高めることができる（図 13b）．立位や歩行などにおいて，荷重時に骨盤が下降するデュシェンヌ跛行がみられるような場合には，特に有効なトレーニングである．

f. サイドブリッジ

側臥位で上肢と下肢で身体を支え，体幹側壁でブリッジをつくることにより，体幹筋および股関節外転筋のトレーニングを行う方法である．上肢は前腕で体重を支持し，下肢は膝部もしくは足部で体重を支持する（図 14a，b）．足部で支持するサイド

MEMO
デュシェンヌ（Duchenne）跛行
中殿筋の筋力低下を示すような患者が，歩行などの荷重時に体幹を患側（筋力低下側）に傾けることにより重心線を骨頭に近づけ，少ない筋力で骨盤が支持できる現象を利用する異常歩行．

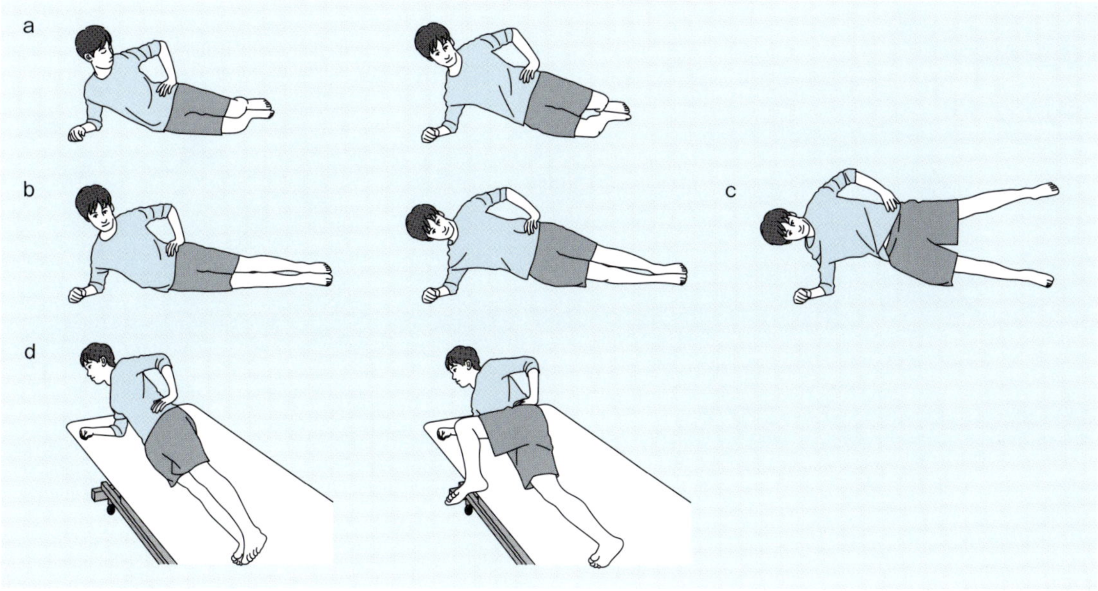

図 14 サイドブリッジ
a：膝屈曲膝部支持　b：足部支持　c：足部支持・対側外転　d：足部支持・対側股関節屈曲，足部支持・対側股関節伸展

ブリッジが安定すれば，反対側の下肢を外転したり（**図 14c**），膝関節屈曲位で股関節を屈曲－伸展する（**図 14d**）ことで，さらに負荷を増加させることができる．

■引用文献

1) 市橋則明ほか．各種ブリッジ動作中の股関節周囲筋の筋活動量—MMT3 との比較—．理学療法科学 1998；13：79-83．
2) 秋本善英ほか．ブリッジ動作の肢位及び膝屈曲角度が体幹と股関節周囲筋の筋活動に及ぼす影響．理学療法京都 2003；32：77-81．
3) 宮坂淳介ほか．体幹前傾角度および足圧中心がスクワット動作時の筋活動に及ぼす影響．体力科学 2006；55：781．
4) 市橋則明ほか．股関節内転動作が膝周囲筋活動に与える影響—Closed Kinetic Chain における内側広筋斜頭の選択的訓練の検討．運動・物理療法 1997；8：70-75．
5) 市橋則明ほか．Closed Kinetic Chain における股関節の外転，内転，伸展運動が内側広筋斜頭と外側広筋の筋活動に与える影響．運動・物理療法 1998；9：296-301．

1. 立ち上がりエクササイズ

　椅子や台などからの立ち座り動作を繰り返すことで、大腿四頭筋の求心性および遠心性のトレーニングが実施できる。両脚では負荷が弱ければ、片脚で行う方法もある（図1）。立ち上がり可能な台の高さと筋力の関係を定量化している報告[1]もあり、この方法はトレーニングだけでなく、筋力評価にも用いることができる（図2）。

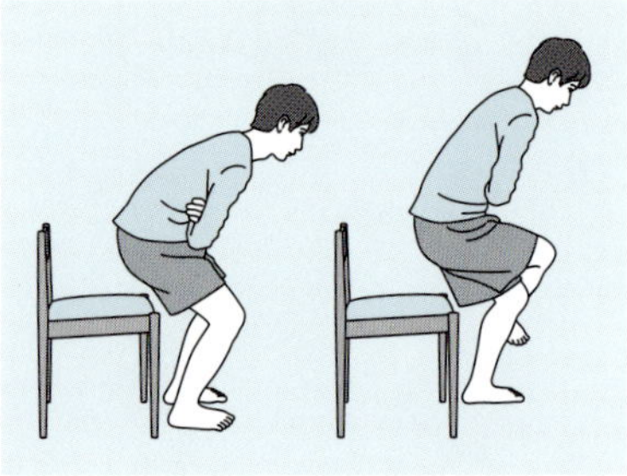

図1　立ち上がりエクササイズ（両脚、片脚）

2. 骨格筋電気刺激による筋力トレーニング

　近年、効果的に筋力を増強、筋を肥大させるとして見直されている方法が、電気刺激を用いた筋力トレーニングである。筆者らは骨格筋電気刺激トレーニングによる膝関節靱帯再建術後、固定期間中の筋萎縮予防効果、筋肥大効果、筋力増強効果を報告している[2]。随意的な筋収縮においては、サイズの原理に従って遅筋（TypeⅠ）線維が動員された後、速筋（TypeⅡ）線維が動員されるが、電気刺激による筋収縮においては、速筋（TypeⅡ）線維が選択的に動員されるという特徴をもつ。したがって、随意運動において、高負荷の筋力トレーニングを実施しなくても、電気刺激によって筋収縮を促すことにより効果的に速筋を強化することができる。

　電気刺激トレーニングにおいては、刺激プロトコルが重要で、筋を肥大させることが目的の場合、パルス幅250μs、周波数20Hzの刺激を5秒on・2秒offのサイクルで実施するというプログラムが有効である。さらに骨格筋電気刺激は、速筋線維を選択的に刺激するという特徴から、糖尿病に対する糖代謝効果も期待でき、その臨床的効果も報告されている[3]。

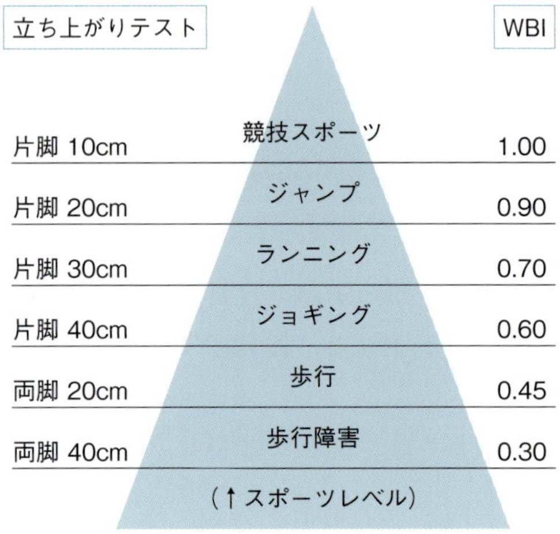

立ち上がりテスト		WBI
片脚 10cm	競技スポーツ	1.00
片脚 20cm	ジャンプ	0.90
片脚 30cm	ランニング	0.70
片脚 40cm	ジョギング	0.60
両脚 20cm	歩行	0.45
両脚 40cm	歩行障害	0.30
	（↑スポーツレベル）	

（山本利春ほか．Sportsmedicine 2002；41：38-40[1]）

図2　立ち上がりの高さと筋力の関係
立ち上がりを片脚もしくは両脚で実施させることでWBI（weight body index；体重支持指数）を知ることにより、筋力の目安を評価できる。また、この指数をもとにトレーニングや競技復帰の進め方を設定する。

3. スロートレーニング

　筋力トレーニングの種類として、「最大筋力法」「最大反復法」「動的筋力法」「反動的反射法（プライオメトリックス法）」を学習したが、そのほか「スロートレーニング法」も筋力増強に効果的であることが報告されている。

　スロートレーニングとは、3〜5秒間かけてゆっくりと筋を求心性収縮させ、3〜5秒間かけてゆっくりと遠心性収縮させるといった動作を行う。スクワットなら完全伸展位まで膝関節を伸展する直前に屈曲に運動方向を切り替えることを10〜20回程度反復して行うことで、継続して筋に負荷を加え続ける。これにより筋内の血流が制限されて低酸素状態になると、筋は生理学的にも大きな負荷がかかっていると判断して、白筋線維出力にシフトし、多量の乳酸を発生させる。この乳酸が成長ホルモンの分泌を促し、低負荷でも高い筋力増強効果をもたらすというメカニズムである。

■引用文献

1) 山本利春ほか．下肢筋力が簡便に推定可能な立ち上がり能力の評価．*Sportsmedicine* 2002；41：38-40.
2) Hasegawa S, et al. Effect of early implementation of electrical muscle stimulation to prevent muscle atrophy and weakness in patients after anterior cruciate ligament reconstruction. *J Electromyogr Kinesiol* 2011；21（4）：622-630.
3) Miyamoto T, et al. Effect of percutaneous electrical muscle stimulation on postprandial hyperglycemia in type 2 diabetes. *Diabetes Res Clin Pract* 2012；96（3）：306-312.

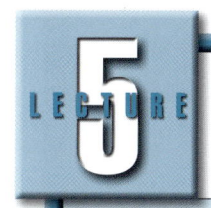

協調運動障害（運動失調とバランス機能障害）に対する運動療法

到達目標

- 協調運動障害に対し効果的な運動療法を実施するために，必要な神経機構を理解する．
- 協調運動障害に対する一般的な運動療法について理解する．
- バランス機能障害のメカニズムを理解する．
- バランス機能障害に対する運動療法について理解し，学生間で演習できる．

この講義を理解するために

　この講義では，協調運動障害のうち運動失調とバランス機能障害に対する運動療法について概説します．協調運動やバランス機能は，日常生活のなかでほぼ無意識に発揮されており，人間にとって必要不可欠なはたらきです．これらは，いくつもの神経機構がはたらいて適切な運動・反応が起こります．そのため，協調運動やバランス機能が障害された場合の運動療法は，神経機構のどこに障害が起きているのかを把握したうえでアプローチを進めていかなければなりません．

　協調運動障害（運動失調とバランス機能障害）に対する運動療法を学ぶにあたって，以下の項目をあらかじめ学習しておきましょう．

- □ 中枢神経および末梢神経を構成している器官と主なはたらきを学習しておく．
- □ 運動失調やバランス機能が障害される疾患について学習しておく．
- □ 運動制御に関する神経機構について学習しておく．
- □ 運動療法に用いる各種機器の特色や適応について学習しておく．

講義を終えて確認すること

- □ 協調運動にかかわる各器官の機能と役割について理解が深まった．
- □ 小脳を中心とした協調運動のコントロールである，フィードバックとフィードフォワードについて理解できた．
- □ 運動失調に対する一般的な運動療法を理解できた．
- □ バランス機能に関与する運動学的要素を理解できた．
- □ バランス機能障害に対する運動療法を理解できた．

講義

1. 協調運動

1) 協調運動の概念とそのしくみ

協調運動とは，「動作に参加する筋群が調和してはたらき，意図した運動が円滑にかつ効率よく調節された運動」である．身体各部の協調した運動が可能になることにより，動作や行為の巧緻性が獲得されるようになる．協調運動は以下の3つの要素から構成される．

協調運動（coordination）

①空間：意図する正確な方向や距離の調整（図1a）

空間（spacing）
時間（timing）
強さ（grading）

②時間：動作の開始および動作中の時間的調整，筋収縮のタイミング（図1b）
③強さ：筋の収縮・活動の程度（図1c, d）

日常生活においてさまざまな動作を行う際に，適切な運動が起こるためには，①情報入力（求心性神経；感覚），②中枢神経系による運動の統合，③運動器への出力（遠心性神経；運動）の3つが必要不可欠である．そのほかにも，知的精神機能，関節の可動性，筋力，協調運動などの要素が必要である．

2) 協調運動にかかわる各器官の機能と役割

協調運動に関与する器官には，運動神経系，感覚神経系，筋・骨関節系の末梢の諸器官と，脊髄，大脳基底核，運動の調節を担う小脳などの中枢神経系がある．

MEMO
運動制御
ある目的に適した運動にコントロールすること．運動制御の一部として協調運動がある（適切な強さ，タイミング）．

(1) 感覚入力

運動制御を行ううえで，入力としての感覚系のはたらきは重要である．運動遂行時に正確な感覚情報が入力されることによって，それらの情報を神経系で処理し運動を調整しているからである．ここでいう感覚系には，①前庭覚，②視覚，③固有感覚があり，これらの情報によって頭部や身体各部の位置や動き，重力の方向を認知することができ，身体における平衡の維持や運動制御に深く関与している．

MEMO
固有感覚
筋・関節包にある機械的受容器で知覚される感覚で，主に関節の角度や筋・腱の張力などを知覚する．深部感覚とも呼ぶ．

(2) 運動出力

運動出力を担っている脳の領域は，前頭葉にある①一次運動野，②運動前野，③補足運動野であり，感覚入力を統合したあと運動指令へ切り替えられ，錐体路を通して効果器である筋へと伝えられる．正常に運動が出力されるには，十分な筋力と関節可動域が必要となることはいうまでもない．

(3) 小脳

ある課題に向けて運動を遂行する場合，運動出力だけでなく運動の調節（協調性）が不可欠となる．運動の調節は，神経系が感覚情報に応じて動員する筋の組み合わせと，それらの出力を適切に制御することによって行われている．この運動の調整には

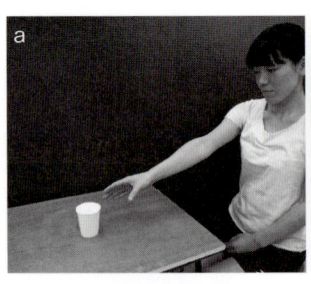

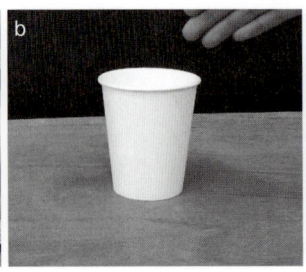

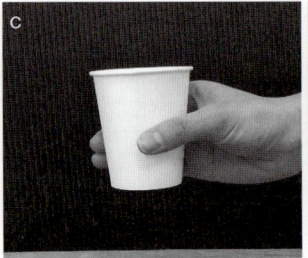

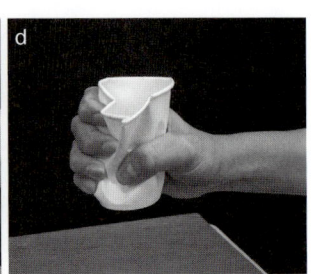

図1 協調運動を構成する3要素
a：水の入った紙コップを取る動作で，紙コップまで手を伸ばす軌道は何通りもあるうち，一番効率のよい軌道を選択する（空間）．
b：紙コップをつかむ前の手を開く動きや紙コップを把持する動きなどのタイミングを調節している（時間）．
c：水がこぼれないようにつかみ持ち上げる際の強さの調節が行われている（強さ）．
d：強さの調節ができないと紙コップをつぶしてしまう（強さ）．

5 協調運動障害（運動失調とバランス機能障害）に対する運動療法

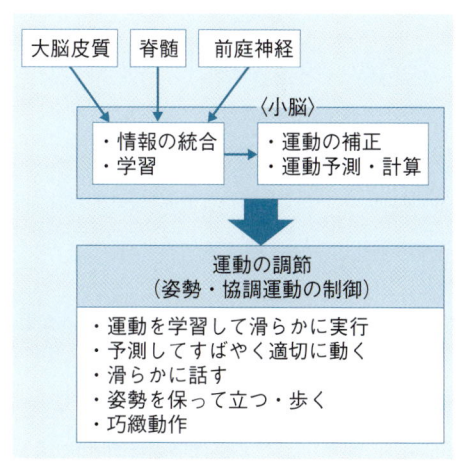

（三井良之．医療情報科学研究所〈編〉．病気がみえる vol.7 脳・神経．メディックメディア：2011．p184[1]）

図2 小脳の役割

たらくのは主に小脳である．小脳は主として大脳皮質，脊髄，前庭神経系の3つの系統から入力を受けている．そして，その情報を統合・処理し，状況に適合した運動プログラムを作成し，大脳からの運動指令の制御を行っている（**図2**）[1]．小脳内では以下のような情報処理が絶え間なく行われている．

a. フィードバック

慣れない運動を行う場合，最初は視覚や固有感覚などの感覚系のフィードバックに依存して運動がぎこちなく行われ，それが最初の内部モデルとして小脳に記憶される．このときにはまだ正確な情報は記憶されていない．その後，さらに運動を繰り返すと，感覚系のフィードバックによって得られた実際の運動との誤差と小脳内に記憶されている最初の内部モデルとを照合し，より正確な情報に内部モデルを修正する．これを「フィードバック誤差学習理論」という．

b. フィードフォワード

構築された内部モデルを用いると，目的とする運動に適切な筋収縮のタイミング，速度，強さに筋活動をあらかじめ調節するため，フィードバック機構のみで運動制御する場合よりも運動の修正量が少なくてすむ．これを繰り返すことでより円滑で効率のよい運動が学習される．この学習された正しい運動パターンによりあらかじめ予想した運動を行うしくみをフィードフォワードという．

2. 協調運動障害

1）協調運動障害の原因

協調運動がうまく行えない状態を協調運動障害といい，具体的には意図した運動に応じて，筋の収縮のタイミング，速度，強さを適切に調節できなくなるために，運動が円滑に行えなくなる．末梢では骨関節や筋，中枢では小脳など，協調運動に関与する器官のいずれかに障害が起きると，協調運動障害が生じる（**表1**）．

2）運動失調

協調運動障害の一徴候である運動失調は，小脳を中心とした運動調節を担う機能の障害で生じる．多くの場合は「立てない」「まっすぐに歩こうとしても偏ってしまう」といった，起立や歩行困難などの症状が出現する．

小脳が障害されると，明らかな麻痺や筋力低下がないにもかかわらず，随意運動や姿勢を保つための協調運動が拙劣となり，動作がスムーズに行えない症状が現れる．運動失調は，障害部位別に以下の4つに分類できる（**表2**）．

フィードバック（feed-back）

MEMO
内部モデル
経験した運動の記憶が小脳に常に更新されながらモデル化される．いわば，「上書き保存」の状態である．

フィードフォワード（feed-forward）

運動失調（ataxia）

表1 協調運動障害が生じる原因部位と特徴

原因部位	特徴
中枢性神経障害・末梢性神経障害	運動麻痺（片麻痺・四肢麻痺） 筋力低下 筋緊張の亢進（痙性・固縮），低下（弛緩） 感覚障害
小脳障害	出入力系の機能不全（いわゆる運動失調） 不随意運動
その他	骨関節系の機能低下（靱帯損傷による関節の緩み・変形性関節症などによる関節の痛みで，筋の収縮による張力が得られなくなる）

表2 運動失調の分類と鑑別

	小脳性	脊髄後索性	前庭迷路性	大脳性
深部感覚障害	－	＋	－	－
ロンベルグ徴候	－	＋	＋～±	－
測定障害	＋	＋	－	＋
振戦	＋（企図振戦）	＋（粗大振戦）	－	＋
眼振	＋	－	＋	＋
深部腱反射	軽度低下	低下	正常	一側亢進・病的出現反射
歩行障害	酩酊歩行	膝を高くパタンパタン	wide-base, slow	動揺性歩行
言語障害	＋	－	－	±（脳局在による）

表3 小脳障害に伴う主な症状

筋緊張の低下
歩行障害（酩酊歩行・よろめき歩行）
測定障害（ジスメトリア）
運動分解（decomposition）
変換運動の障害
振戦（企図振戦）
失調性構音障害
眼振（注視方向性）
平衡障害（バランス障害）
腱反射の軽度低下

調べてみよう
小脳が障害されることによって生じる主症状について，どのように観察できるのかを，各項目ごとに理解しておく．また，失調症の評価方法も確認しておく．

覚えよう！
ロンベルグ（Romberg）徴候
患者は開眼したままつま先をそろえて直立位をとる．このときに動揺もなく立位保持できているか観察する．次に閉眼させ，動揺を観察する．閉眼になると動揺が著明になれば，陽性とする．深部感覚が障害されている場合，開眼時は視覚による代償が可能なため動揺はみられなくとも，閉眼によって視覚情報が遮断されると動揺が出現する．

MEMO
ピック病（前頭側頭型認知症）
初老期（40〜50歳代）に発病する原因不明の変性疾患．大脳皮質前頭葉，側頭葉に限局した萎縮がみられる．人格の変化が最も特徴的で，その他自発性低下，感情鈍麻，異常行動，病識欠如が起こる．

（1）小脳性運動失調
小脳や脳幹の血管性障害，小脳腫瘍，脊髄小脳変性症などの小脳障害に伴う症状で，出力系の障害である．運動失調のなかでも最も頻度が高い．小脳虫部の損傷では，主として体幹性失調をきたし，一般的に姿勢・体位保持が困難となる平衡機能障害が出現する．また，小脳半球性障害では，四肢におけるさまざまな協調運動障害が観察される（**表3**）．

（2）脊髄後索性運動失調
脊髄後索性（感覚性）運動失調は，脊髄後索障害により，位置覚・関節覚・振動覚・圧覚などの深部感覚が鈍麻・脱失することで起こる．脊髄後索障害は入力系の障害であり，ほとんどの求心性線維（感覚情報）が得られなくなるため，フィードバック制御の破綻を生じる．ロンベルグ徴候が陽性となる．

（3）前庭迷路性運動失調
前庭機能障害に由来する入力系の障害である．身体の重力に対する方向や回転運動を含めた身体運動の方向や移動などの情報が不足するため，いわゆる平衡機能障害をきたす．めまいや方向一定性眼振を示す．

（4）大脳性運動失調
脳血管障害，脳萎縮，外傷，脳腫瘍，ピック病などが原因で，大脳皮質（特に前頭葉）障害によって起こる出力系の障害である．病巣と対側の上下肢に，小脳性と同様の症状を呈することが多い．失調性歩行のほか，精神機能の低下が認められる．

3．運動失調に対する運動療法

運動療法によって協調運動の改善を図るためには，運動にかかわる神経機構をよく理解したうえで，治療を進めていかなくてはならない．たとえば，運動失調の原因が

5 協調運動障害（運動失調とバランス機能障害）に対する運動療法

脊髄後索性・前庭迷路性の場合，障害される運動は深部感覚系・前庭系を用いてフィードバック制御を行っていた運動だけで，フィードフォワード制御により行われていた運動は障害されない．残存感覚への入力により，新たなフィードバック制御の学習を行う．一方，原因が小脳障害の場合，小脳における運動の統合と内部モデルが障害されるため，フィードバック制御による運動もフィードフォワード制御による運動も障害される．そのため，新しくフィードバック制御とフィードフォワード制御の学習を行う必要がある．

1) 運動療法の原則（表4）

運動療法を進めるうえでの基本は，力が不要で速度がゆっくりな運動種目を選択することと，正確で円滑に運動させることを意識して運動・動作を反復させることである．また，運動の難易度の容易なものから難易度の高い種目へ，段階的に導入していくことが大切である．運動時の姿勢は安定性の高い背臥位（図3a）から開始し，順次，端座位（図3b）→四つ這い位（図3c）→膝立ち位（図3d）→立位（図3e）と安定性が低く難易度の高い姿勢で，その肢位を保持したり，重心を自動的・能動的に移動させたり，その他の応用動作を行ったりする．

2) 運動失調に対する代表的な運動療法

運動失調による協調運動障害の改善のための運動療法は，①視覚代償，②固有受容器からの入力，③動作の反復による運動学習を利用したものがある．①視覚代償によるトレーニングとしてフレンケル体操，②固有受容器を刺激するトレーニングとして弾性緊縛帯，重錘負荷，固有受容性神経筋促通法（PNF），③運動学習を基盤とするトレーニングとして最小負荷での反復動作がその代表である．

MEMO
姿勢保持や動作の難易度は，支持基底面や重心の位置により左右される．一般的に支持基底面が広くて重心の位置が低く，かつ重心が支持基底面の中心に近ければ，安定しており容易であるとされる．小脳性運動失調では，重心動揺が増加している場合が多く，また重心位置が前後左右へ偏位していることがほとんどである．

表4 運動療法の原則

	原則	注意点
1. 運動のスピード	ゆっくり→徐々に速く	・正確な運動パターンで行う ・注意の集中は必要だが過度に緊張しない ・改善がみられるまで繰り返す ・改善がみられない場合，より単純な動作に変える ・改善がみられれば，少し複雑な動作に進める
2. 運動のパターン	平面的（単純）→立体的（複雑）	
3. 支持基底面	広い→狭い	
4. 運動の方向	単一方向→多方向	
5. 運動の範囲	小さい→大きい	
6. 重心の高さ	低い→高い	

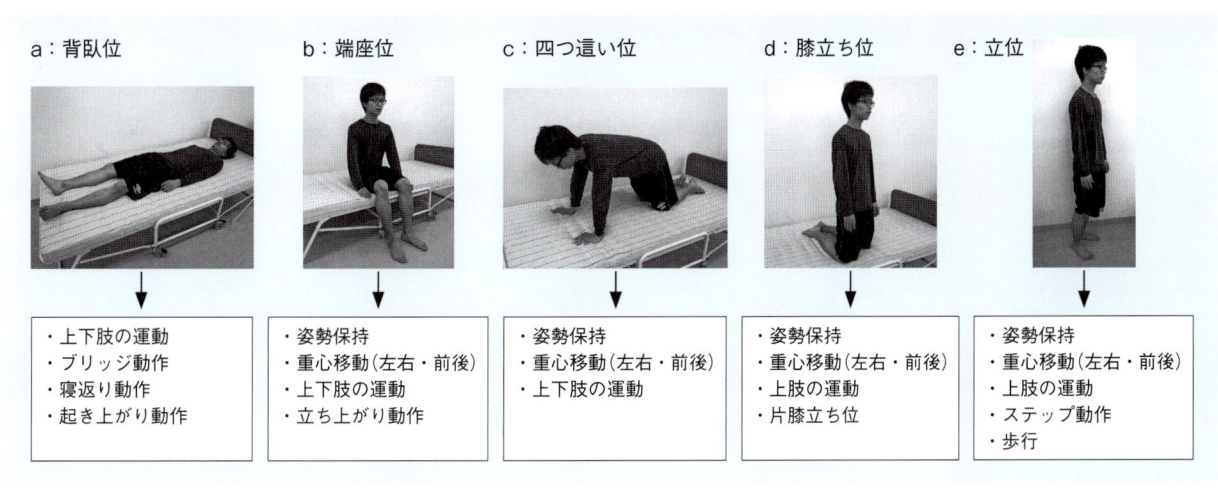

a：背臥位
- 上下肢の運動
- ブリッジ動作
- 寝返り動作
- 起き上がり動作

b：端座位
- 姿勢保持
- 重心移動（左右・前後）
- 上下肢の運動
- 立ち上がり動作

c：四つ這い位
- 姿勢保持
- 重心移動（左右・前後）
- 上下肢の運動

d：膝立ち位
- 姿勢保持
- 重心移動（左右・前後）
- 上肢の運動
- 片膝立ち位

e：立位
- 姿勢保持
- 重心移動（左右・前後）
- 上肢の運動
- ステップ動作
- 歩行

図3 協調運動改善のための運動療法の概要

表5　フレンケル体操（主要な体操）

背臥位：下肢の運動が見えるように，頭を高くし体幹を起こす両下肢伸展位

- 踵を治療台の上を滑らし，股・膝関節を屈伸する
- 膝屈曲位で踵をマットに付けたまま，股関節を内外転する
- 膝伸展位のまま下肢全体を持ち上げ，股関節を屈曲し，元に戻す
- 膝伸展位のまま，股関節を内外転する
- 一側の踵を対側の膝に当て，元に戻す
- 一側の踵を対側の膝に当て，脛骨の上を滑らせ往復する
- 踵をマットに付け，両側ともに股・膝関節を屈伸する
- 一側の下肢を屈曲し，対側の下肢を伸展する

座位

- 数分間，座位姿勢を保つ
- 一側の下肢を他側の大腿部に乗せ，元に戻す
- 前方の肋木を握り，身体を前屈させ，ゆっくり立ち上がる．その後，ゆっくりと座位に戻る
- 肋木を使わず上肢フリーにて，ゆっくりと立ち上がり，座位に戻る
- 床に書かれた番号を足先で順番に指していく．その後，理学療法士が指示した番号に足を置く

立位

- 数分間，立位姿勢を保つ（スタンス広く→徐々に狭くしていく）
- 左右への重心移動をする
- 床に書かれた目印に対して，前後左右へステップを行う
- 2本の平行線のあいだをはみ出さないように歩く

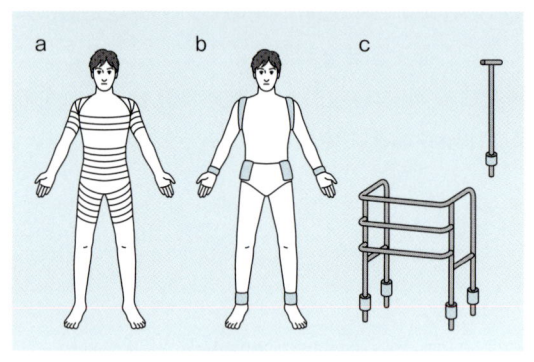

表6　PNFの目的

1. 動筋と拮抗筋の切り換えの円滑化
2. 運動時の安定的筋活動の強化
3. 滑らかな筋収縮の連続的移行の改善
4. 筋力強化および筋不均衡の改善
5. バランス・平衡反応の向上
6. 運動動作パターンの再学習

a：弾性緊縛帯　b：重錘負荷　c：補助具の工夫
図4　固有感覚を刺激する運動療法

（1）フレンケル体操

　脊髄後索性（感覚性）運動失調に対して考案されたもので，脊髄後索障害により固有感覚フィードバックが減少することに対して，視覚による代償を用いてフィードバック機能を高め，協調運動を改善する．方法は，背臥位，座位，立位の3つの体操に分かれ，それぞれの姿勢で定められた運動を視覚代償を用いながら，簡単な運動から複雑な運動へと調整していく．患者は注意を運動に最大限集中し，運動をゆっくりと繰り返し行うことで正常パターンに近づけていく．フレンケル体操の長所として，治療理論の理解が容易で，簡単に適用できることがあげられるが，反復して行った運動以外の動作パターンには改善がみられないことが短所である（表5）．

（2）弾性緊縛帯

　小脳性運動失調の患者の場合，弾性緊縛帯（弾性包帯）を巻くと，運動失調による四肢の動揺が減少する．装着部位は，上肢では肩関節・肘関節，下肢では腰部・股関節・膝関節などの四肢近位関節部で，かつ筋腹上に巻くことが一般的である（図4a）．

（3）重錘負荷

　小脳性運動失調の患者のうち，企図振戦を呈する症例に有効とされ，重錘を装着して，各種動作練習を実施する（図4b）．通常，四肢末梢部に装着するが，歩行器・杖などの歩行補助具などに装着しても効果が期待できる（図4c）．欠点として，重錘を

フレンケル（Frenkel）体操

気をつけよう！
フレンケル体操を進めるうえで，各課題がスムーズで正確にできるまで，次の難易度の高い課題に進んではいけない．また，患者が疲労を訴えたり，正確に行えなくなったり，集中力がなくなった場合は効果が得られにくいので，休息をとらなければならない．

気をつけよう！
緊縛する強さは適度な圧迫感が得られる程度とし，患者ごとに運動や動作を観察しながら適切な強度，部位を決定する．

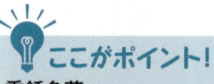

ここがポイント！
重錘負荷
適当な負荷量・装着部位として，上肢では前腕遠位部に200〜400g，下肢では下腿遠位部に300〜600gとされている．しかし，患者によって最適な部位や負荷量はさまざまであるため，個別に判断する必要がある．

5 協調運動障害（運動失調とバランス機能障害）に対する運動療法

外した後の効果の持続が短く，運動そのものの改善には結びつかないという点があげられる．

(4) 固有受容性神経筋促通法

固有受容性神経筋促通法（PNF，Lecture 3 参照）とは，固有受容器（位置・動き・力の感覚の受容器）を刺激することによって，神経筋機構の反応を促通する方法である[3]．治療原理として，PNF の促通パターンを用いて，筋の伸張，圧刺激，抵抗などを加えることで固有感覚受容器を刺激し，神経-筋の活動を最大限に引き出すことを目的としている（表6）．

PNF の治療手技のうち協調運動障害に対して用いるものには，①リズミックスタビリゼーション，②スローリバーサル，③スローリバーサルホールドなどがある．

a. リズミックスタビリゼーション

等尺性収縮を用いながら拮抗する方向に交互性の抵抗を加える手技で，患者にある姿勢を保持させ，一定方向から抵抗を加え，それに抗した等尺性収縮を2～3秒間起こさせる．次に，すばやく反対方向から同様の抵抗を加え，等尺性収縮を行わせる．たとえば，座位姿勢を安定させたい場合，座位をとらせ左右前後方向から交互に抵抗をかけ，姿勢を保持させる．

b. スローリバーサル

PNF における一定の促通パターンを，ゆっくりと往復させる．片道2～3秒のゆっくりとした運動を，往復で数回（3～10往復）行う．

c. スローリバーサルホールド

等張性収縮のスローリバーサルの最中に，2～3秒の等尺性収縮（静止）を加える．

(5) 運動学習を基盤とした反復練習

フィードバック機構による運動学習（フィードバック誤差学習）を繰り返し，フィードフォワード機構の再構築を図ることを目的とする．ある動作においての運動課題を，一連の動作として遂行できない場合，運動をいくつかの動作に分けて行い，最終的に連続した運動として行うようにする．また，運動療法の原則を考慮して段階的に進めていく．たとえば，椅子からの立ち上がりでは，椅子座位より足部を後方に引く，体幹を前傾させる，というように立ち上がりと動作を分節化し，かつ支持基底面を広くし座面の高い椅子を用いて，繰り返し理学療法士の監視のもとで実施していく．そして徐々に段階的に難易度を上げていき，動作の再獲得につなげていく．

(6) 運動療法機器の使用

協調運動障害に対して，トレッドミル歩行や自転車エルゴメーターなどの運動療法機器使用も有効である．これらは，一定のリズム下での歩行や下肢の交互運動が行え，協調運動改善の期待ができる．しかし，協調運動障害や失調症状の著明な患者に対しては，機器使用時の転倒や，誤った運動パターンを助長することになりかねないため，その適応には十分な注意が必要である．

4. バランス機能

重力に抗して静止立位を維持するためには，身体の重心を水平面上に描出される支持基底面内におく必要がある．実際には静止立位でも重心はわずかに移動するため，入力系である感覚（視覚・前庭覚・固有感覚）のはたらきで重心の移動が感知され，統合にはたらく中枢神経系の役割で出力系である姿勢保持にかかわる筋が半自動的に活動することによって，重心の位置が調節されて姿勢が維持される．このはたらきをバランス（機能）と呼ぶ．バランスには，姿勢調節にかかわるさまざまな身体機能のはたらき（図5）が必要である．

リズミックスタビリゼーション（rhythmic stabilization）
スローリバーサル（slow reversal）
スローリバーサルホールド（slow reversal-hold）

👁 覚えよう！
PNF の促通パターン

上肢（肩）	屈曲・内転・外旋
	伸展・外転・内旋
	屈曲・外転・外旋
	伸展・内転・内旋
下肢（股）	屈曲・内転・外旋
	伸展・外転・内旋
	屈曲・外転・外旋
	伸展・内転・内旋

📝 MEMO
支持基底面（base of support：BOS）
重心（center of gravity：COG）

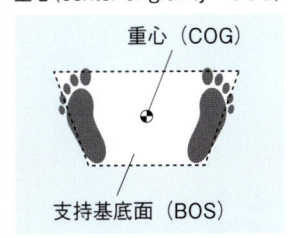

👁 覚えよう！
人体の重心の位置
骨盤内で第2仙骨やや前方，身長の約56%/55%（男/女）の高さ．

図5 バランスに影響する身体機能

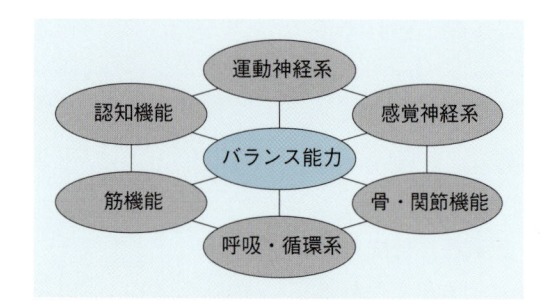

表7 定位に関与する感覚神経系

神経系	役割
前庭系	頭部の回転方向の加速度を三半規管，重力方向の加速度を前庭が感知する
視覚系	身体や頭部が環境に対してどのような位置関係かを認識する
体性感覚系	表在感覚：触・圧覚により主に足底にかかる力を認知する 深部感覚：関節の角度や四肢の位置，筋の張力を認知する

表8 成人で出現する主な姿勢反射・反応

反射・反応	条件	運動
立ち直り反応	座位・立位	一側に身体を傾けたときに頸部・体幹が反対側へ側屈する反応が出現する
外転反応	座位	上記の刺激よりも強いと下肢を反対側へ伸展・外転する反応が出現する
パラシュート反射（保護伸展反射）	座位	一側に身体を傾けたときの重心移動量が多く，立ち直り反応では姿勢保持が困難な場合に，上肢を伸展して身体を支える反応が出現する
背屈反射	立位	検査者が骨盤などを後方へ引き重心を後方へ移動させる（外乱）と足関節が背屈する反応が出現する
ステッピング反応	立位	検査者が骨盤などを前後・左右に操作し重心を移動させたときに，その移動量が多くて姿勢保持が難しい場合に，下肢を踏み出して身体を支える反応が出現する
ホッピング反応	立位	ステッピングの操作より強い外乱を与えたときに，押された方向へジャンプしてバランスを保つ反応が出現する

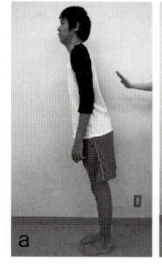

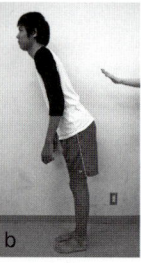

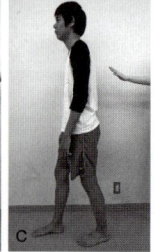

図6 バランス戦略
図は後方からの外力に対する反応である．a：足関節戦略は腰の位置をずらし，足関節のみを動かして重心を保とうとする．b：股関節戦略は腰の位置は変わらず股関節を動かして重心を保とうとする．c：踏み出し戦略は足を踏み出して支持基底面を広くすることで，重心の逸脱を防ぐ．

1）バランスの構成要素

バランスは性質の違いから，静的バランスと動的バランス，姿勢反射の3つに大別される．静的バランスは座位や立位などの静止している際に安定した姿勢を保つ能力で，動的バランスは立ち上がりや歩行など身体を動かす際に姿勢を保つ能力である．また，姿勢反射は電車やバスに乗っているとき，急停止などの予期せぬ外乱に反応して姿勢を保つ能力をいう．

2）バランス保持に必要な感覚入力系

安定したバランスを保持するには定位が大きく関与し，前庭系・視覚系・体性感覚系から入力された情報を，中枢神経系で統合することで身体を定位する（表7）．もし静止立位をしようとしているにもかかわらず，いずれかの方向へバランスが崩れると認知されれば，次の運動出力系のはたらきで姿勢が保持される．

3）姿勢保持に必要な運動出力系

（1）姿勢反射

成熟した成人では，姿勢保持をするためのさまざまな四肢・体幹の反射的な運動が起こる．これを姿勢反射（またはバランス反射・反応）と呼び，姿勢保持には重要な機構である（表8）．

（2）筋活動

座位や立位のような抗重力姿勢では，重力に対して関係する筋が適度な緊張で収縮し，重心の移動に応じて協調的に活動することで，姿勢保持が可能となる．たとえば，立位では，矢状面上で重心線が足関節運動軸の前方を通っているため，足関節を

MEMO
定位とは，空間内での身体の位置や肢節間の位置関係を認知することである．

覚えよう！
抗重力筋
前面：頸部屈筋群，腹筋群，腸腰筋，大腿四頭筋，前脛骨筋
後面：頸部伸筋群，脊柱起立筋，大殿筋，ハムストリングス，下腿三頭筋
このうち，主要姿勢筋は頸部伸筋群，脊柱起立筋，大腿二頭筋，ヒラメ筋の4つ．

中心に身体が前方へ倒れようとするが，下腿三頭筋はこれに抗して活動することでそれを防いでいる．もしその収縮が強すぎて身体が後方へ移動してしまい，重心線も足関節運動軸より後方に移動してしまった場合は，前脛骨筋が活動して同様に後方に倒れるのを防ぐ．

(3) バランス戦略

姿勢を保つためには，基本的に支持基底面内に重心を安定させることが必要であるが，そのための反応は身体運動の観点からバランス戦略（姿勢戦略ともいう）として，足関節戦略（図6a），股関節戦略（図6b），踏み出し戦略（図6c）の3つに大別される．

この戦略は，機能や環境，そして課題に応じて適切に選択される．足関節戦略は小さい外力や支持基底面が安定している，あるいはバランス機能が高い場合に選択されやすく，大きな外力，不安定な支持基底面，バランス機能の低下に伴い，股関節戦略，踏み出し戦略へと反応が変化していく．同じ外力でも高齢者は加齢によるバランス機能の低下に伴い，足関節戦略よりも股関節戦略を選択しやすい．

5. バランス機能障害に対する運動療法

バランス機能改善のための運動療法の基本的な考え方として**表9**がある．バランス戦略の改善を中心に，安全面に配慮し無理のない範囲で実施していく．バランス機能障害に対する運動療法の効果は，用いる課題による特異性が強いため，1つの練習課題による効果はある程度限定される．したがって，バランス機能改善が移乗動作や歩行などの基本的な能力に影響を与えるためには，多角的なアプローチが必要となる[4]．ここでは，全身運動を用いたバランス機能改善のための運動療法を紹介する．

1) 静的バランスの改善

(1) 姿勢鏡・体重計を用いた姿勢矯正

座位姿勢や立位姿勢において左右非対称を認める場合，姿勢鏡や体重計を用いて視覚的なフィードバックを行いながら体軸や重心の偏位を調整する．姿勢鏡は座位・立位の両方で使用することができ，理学療法士の言語的なフィードバックも合わせることで，安定した筋活動の面からも効率のよい姿勢を再獲得させる．矢状面上では骨盤の後傾・腰椎の後彎などにも注意する．体重計は立位の姿勢矯正で用いられ，それぞれの下肢に体重計を設置し，均等に重心がかかるように調節する．

(2) 不安定面を利用したバランストレーニング

座位姿勢，立位姿勢ともに，安定した硬い床面から徐々に柔らかい支持面（不安定板，バランスマット，バランスボール）に環境を変えていき，難易度を上げていくとよい（図7）．床面を不安定なものにすれば，立ち直りなどの反射・反応が促通できる．

表9 バランス機能改善のための運動療法の基本的な考え方

1. 支持基底面のなかでの安定域の拡大
2. 姿勢保持のための反射・反応の促通
3. 反復練習によるフィードフォワードの強化
4. 運動の段階づけ ・スピード　：遅い（重心移動，荷重練習を中心に）→速い（俊敏性・反応性の強化を中心に）課題へ ・重心の高さ：低い→高い課題へ ・支持基底面：広い→狭い課題へ ・課題：単一→複数の課題へ

MEMO
バランス戦略（balance strategy）
足関節戦略（ankle strategy）
股関節戦略（hip strategy）
踏み出し戦略（stepping strategy）

MEMO
バランス能力の評価
動的な重心移動を伴ったバランス能力の評価として，① FRT（functional reach test），② TUGテスト（timed "up & go" test），③ FBS（functional balance scale），④側方への輪入れ（またはボール移し）など，距離や時間を計測することで客観性をもつ指標も有用である（Step up 参照）．

MEMO
姿勢鏡

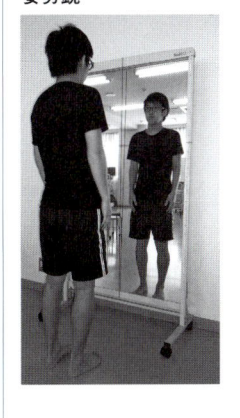

MEMO
不安定面上でのバランストレーニング効果
不安定面上でのバランストレーニングは，視覚依存と前庭覚の強化になる．条件を変更し，閉眼させて不安定面上でのバランストレーニングを行うと，前庭覚と固有感覚系の強化へと練習の効果は変化する．

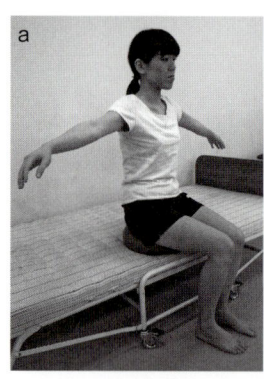

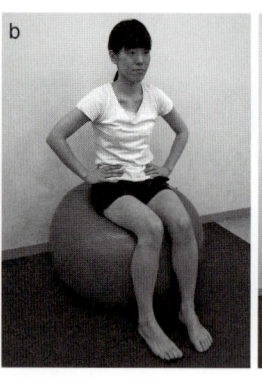

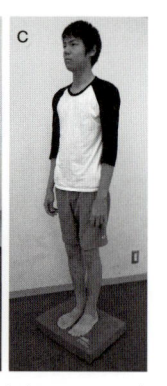

a：座位（不安定板） b：座位（バランスボール） c：立位（バランスマット）

図7 不安定面を利用したバランストレーニング

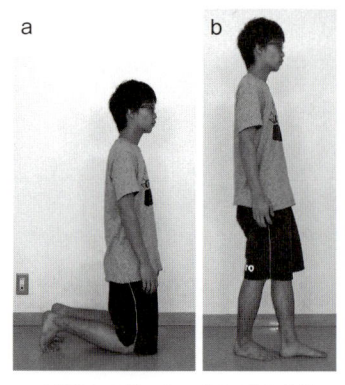

a：両膝立ち位 b：タンデム立位

図8 支持基底面を変えたバランストレーニング

MEMO
バランストレーニングは，広く正方形に近い支持基底面，低い重心の姿勢から始め，少しずつ難易度を上げていくのが原則である．

(3) 支持基底面を変えたバランストレーニング

立位バランス獲得に向けた順序として，足底接地での座位→足底を離した座位→四つ這い位→両膝立ち位（図8a）→片膝立ち位→静的立位へと徐々に支持基底面を狭くしていくとよい．また，足を前後に出し踵とつま先をつけたタンデム立位（図8b）も効果的である．この肢位は通常の立位に比べ支持基底面が狭く，重心移動の制動がより困難となるため難易度が高いトレーニングだが，足関節戦略のはたらきを促しやすい姿勢である．

(4) 重心の高さを変えたバランストレーニング

支持基底面を狭くし難易度を上げていくのと同様に，座位から徐々に重心の位置を高くする順序で各姿勢をとり，安定した姿勢保持ができるよう繰り返し実施する．

2) 動的バランスの改善

(1) 支持基底面内での重心移動

座位，立位姿勢における立ち直り反応や体幹・骨盤の協調運動を促す目的で，支持基底面内での重心移動を行い，再び支持基底面の中心に重心を戻すといった，安定姿勢と不安定姿勢を繰り返す動作を行う．これはバランスをすばやく修復する能力である．まずは理学療法士が誘導しながら重心を前後左右へ移動することから始め，立ち直り反応を誘発する（図9）．その後，対象者自身で支持基底面中央から重心を外すように体を傾けたり，理学療法士が骨盤や肩甲帯へ外乱を加えながら支持基底面内の重心移動を行ったりした後に，姿勢を元の位置に戻す練習へと次第に進めていく．

(2) 各姿勢でのバランス課題

a. 上肢・下肢の運動

日常生活で求められるバランス能力は，何かの動作や作業をしながら姿勢を保つことのできる能力である．座位，四つ這い位，両膝立ち位，立位の順番で支持基底面の広さ，重心位置の難易度を上げながら，上肢の挙上運動や足踏みなどの簡単な運動を併用することで，能力の向上を図っていく．上下肢の運動自体も，上肢交互挙上→下肢交互挙上→対側上下肢挙上のように難易度を変更していくとよい．

b. 頸部・体幹の運動

上下肢の運動と同様に，頸部・体幹の運動も取り入れる．各姿勢での頸部・体幹屈伸や回旋運動，側屈運動を行う．

(3) 股関節戦略・立ち直り反応を使った課題

a. 座位リーチ練習

支持基底面内で最大限の重心移動ができるように，座位姿勢でさまざまな方向へリーチ動作を行う（図10）．これは股関節戦略と立ち直り反応を使った課題となり，支

MEMO
リーチ動作は，ファンクショナルリーチテスト（FRT，Step up 参照）で簡単に評価することができる．

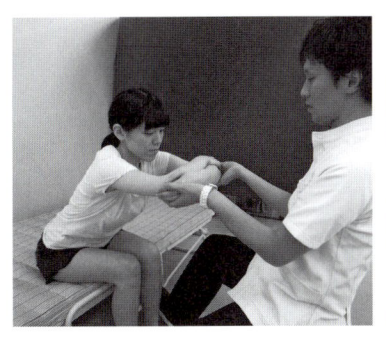

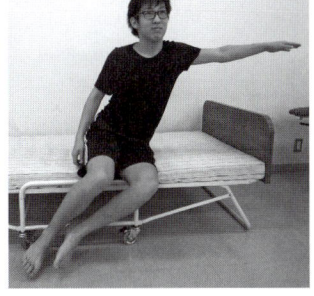

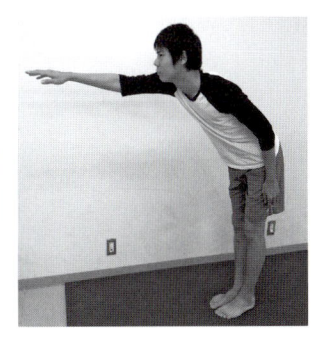

5 協調運動障害（運動失調とバランス機能障害）に対する運動療法

図9　骨盤・体幹の前後傾運動　　図10　座位でのリーチ課題　　図11　立位でのリーチ課題

持基底面内を移動した重心を元の位置に戻す運動を繰り返し，改善を図る．理学療法士が目標を手で示したり，輪入れなどの道具を使用したりするとよい．

b. 両膝立ち位での重心移動練習

座位バランスが安定し立位バランス練習へ移行する前段階として，両膝立ち位での練習は有効である．両膝立ち位は，支持基底面は両下腿で形成され，重心の位置は立位より低いが重心線の落ちる位置が支持基底面の前縁に近いため，不安定な姿勢である．両膝立ち位では，左右方向への重心移動（自動・他動・外乱刺激）や振り返り動作，リーチ動作などを取り入れていく．この際，骨盤前傾や腰椎過伸展が起きたり，または殿部が後方に引けてきたりすることのないように注意する．

両膝立ち位が安定してきたら，片膝立ち位の練習に移行する．片膝立ち位では，重心移動練習に加え，両膝立ち位から両下肢を交互に前方へ踏み出し片膝立ち位となる練習も行う．これは床からの立ち上がりにもつながる動作である．

c. 立位リーチ練習

立位保持が可能な範囲を拡大するために，立位リーチ練習を行う（図11）．座位リーチ練習と同様に理学療法士の手や輪入れを目標とし，対象者はその位置まで手を伸ばすように重心移動を行う．運動の範囲が徐々に広がるように目標となる位置を前後左右や上下方向へ変えていく．リーチ動作のうち，最も難易度の高い練習であるため，転倒には十分に注意する（Step up 参照）．

(4) 足関節戦略・立ち直り反応を使った課題

a. 股関節屈伸を伴わない前後への重心移動

足関節戦略の改善には，リーチ動作を用いず，股関節の屈伸運動を伴わない静止立位から前後への重心移動を行うのがよい．さらに図12のようなバランスボード上でこの動作を行うと，難易度も高くなり効果もあがる．

b. 片脚立位保持

まずは硬い床面上での片脚立位保持を行う．背筋をしっかり伸ばし，挙上する下肢の高さで難易度を調節する．床面での片脚立位を保持することが可能になったら，床面を不安定なマットなどに変更していく．さらに，投げられたボールをキャッチするような応用練習も取り入れる．常に，股関節・膝関節・足関節は一直線上に並ぶように保持し，足部が平らになるように注意する．

(5) 立ち上がり動作練習

はじめは座面の高さが変えられる練習用立ち上がり台を用いて，筋力やバランスに応じて 40〜50 cm の高さの高い座面から開始し，徐々に低い座面（10〜20 cm）へと変化させていく．また，ゆっくりとした動作からすばやい動作へと運動速度を変えて難易度を上げていくのもよい．

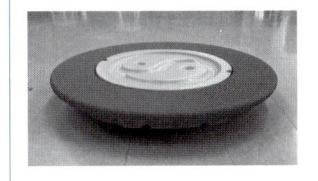

図12　バランスボード

MEMO
低い座面からの立ち上がり動作には，バランス能力のほか下肢筋力も必要である．

表 10 バランス機能障害に対する歩行練習

種類	内容・特徴
1. 片脚立位	安定した床面から不安定なマットなどへ変更していく
2. ステップ練習（前後左右）	一側ずつ，もしくは交互に足を踏み出して行う．前方の場合は 10cm 程度の台に踏み出す方法もある．バランス戦略における踏み出し戦略の改善に有効である（図 13）
3. 方向転換	その場での方向転換から歩行中の方向転換へと変化させていく．また，90°→180°→360°と方向転換量も徐々に増やしていく
4. 障害物またぎ	杖や台などの障害物をまたぐように歩行する．障害物は低いものから始め，徐々に高いものに変更していく（図 14）
5. 応用歩行	横歩き・後ろ歩き・クロス（交差）歩行・タンデム歩行などを床に引いた線上で実施する

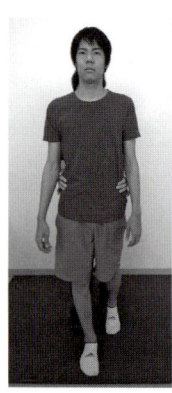

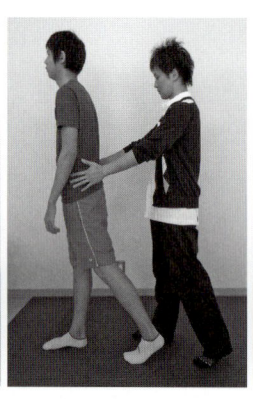

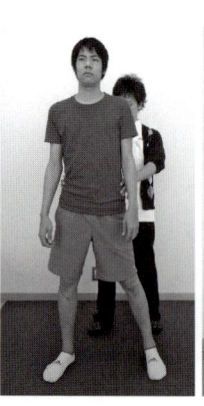

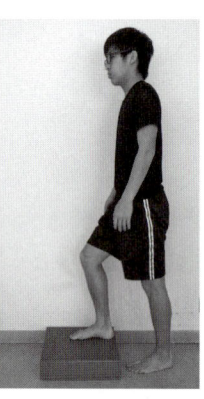

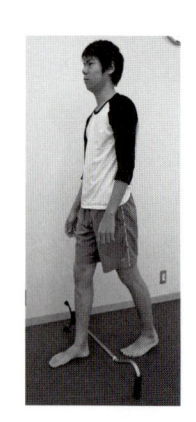

図 13　ステップ練習

図 14　障害物またぎ

（6）環境に合わせた課題

対象者に合わせて，日常生活に必要な環境でのバランス練習も必要である．たとえば，坂道や砂利道，段差などを想定した練習も，屋内環境や実際の屋外環境で実施する．

3) 歩行能力の改善

バランス機能障害が比較的軽度で，歩行を中心とした訓練が可能な場合，実生活での活動性獲得が最終的な目標となるが，そのためには実生活内での安定性，安全性，機能性などが獲得される必要がある．歩行能力の改善に向けた運動療法を**表 10**に示す．

■引用文献

1) 三井良之．運動の調節．医療情報科学研究所（編）．病気がみえる vol.7 脳・神経．東京：メディックメディア；2011．p184．
2) 田崎義昭．小脳機能の診かた．ベッドサイドの神経の診かた，改訂 16 版．東京：南山堂；2004．p156．
3) 柳澤　健ほか（編）．PNF の概要・定義・治療原理．PNF マニュアル，改訂第 2 版．東京：南江堂；2005．pp1-2．
4) 望月　久．バランス．内山　靖（編）．エビデンスに基づく理学療法―活用と臨床思考過程の実際―．東京：医歯薬出版；2008．p481．

5 協調運動障害（運動失調とバランス機能障害）に対する運動療法

Step up

バランス機能障害に関する評価指標

バランスは，静的な姿勢保持と動的な要素に分けて解釈されている．静的バランスは定量的な測定として重心動揺計を用いているのに対し，動的バランスはさまざまな動作を含めたバランス能力の状態をとらえることが多い．ここでは，動的なバランス能力を検査する指標について解説していく．

1) 機能的上肢到達検査

(1) 適用

機能的上肢到達検査（ファンクショナルリーチテスト，FRT：functional reach test）は，特別な機器を用いずに行えるため臨床での活用頻度は高く，脳血管障害・パーキンソン病・虚弱高齢者などのバランス評価に適用される．また，地域在住高齢者の介護予防分野において，転倒予防のための簡易測定法としても適用されている．しかし，検査課題が上肢の到達距離を計測するため，上肢の著しい麻痺など随意運動が低下している場合には適用しにくい．

(2) 方法

前方向への重心移動域を，上肢の到達距離として測定している．具体的には，対象者は自然立位において上肢をできる限り前方へ移動させ，その到達距離を測定するものである（図1）．

計測の臨床的工夫点として，

①経時的変化として個人内で比較する際は，再現性を確保するために開始肢位の統一をしなければならない．支持基底面の範囲を開脚幅で○cmと決めておくとよい．

②最大機能を正確に評価するため，対象者に注意点を正しく理解してもらう．特に，踵の挙上による支持基底面の移動を行わないこと，体幹の回旋は認めるなどのポイントを説明する．

③メジャーの代わりに，キャスター付きの棒や，臨床ではFR測定器という専用の機器を用いて行うこともある．FRTの変法として，座位での計測や立位での左右方向への到達距離の計測を含めて，バランス検査としてはもちろん，運動療法そのものにも取り入れられている．

(3) 基準値

成人の基準値は表1[1]のように示されている．カットオフ値は到達距離15.3cmで，高齢者では15.3cm未満で転倒の危険が高くなる．また，自分が思う「見積もり」と，実際の「実測値」との差を「見積もり誤差」といい，誤差6cm以上の場合はきわめて転倒の危険性が高いとされている．

2) 機能的バランス指標　（『理学療法評価学Ⅱ』p34 参照）

(1) 適用

機能的バランス指標（FBS：functional balance scale）は，高齢者に対する転倒のスクリーニングや，脳血管障害に対する治療方針の決定などに適用できる．

(2) 方法

測定マニュアルに沿って実施していく．評価方法は，課題遂行状況によって0〜4点となり，最高点は56点であ

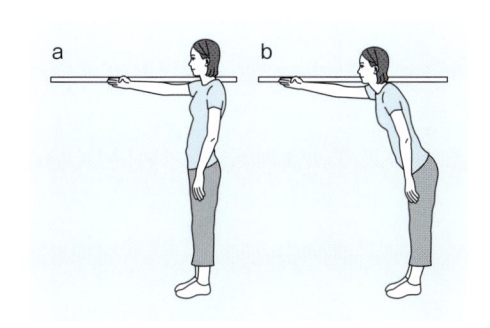

a：開始位　b：終了位

図1　FRTの開始位と終了位

表1　FRTの基準値

年齢	男性	女性
20〜40	42.4 ± 4.8cm（27.4〜47.8）	37.1 ± 5.6cm（26.2〜48.8）
41〜69	37.8 ± 5.6cm（23.6〜49.0）	35.1 ± 5.6cm（21.6〜44.5）
70〜97	33.5 ± 4.1cm（24.9〜39.4）	26.7 ± 8.9cm（4.3〜38.9）

$n = 58$，（　）内は最小値〜最大値を表す．
（内山　靖．内山　靖ほか〈編〉．臨床評価指標入門．協同医書出版社；2003．pp97-102[1])

LECTURE 5

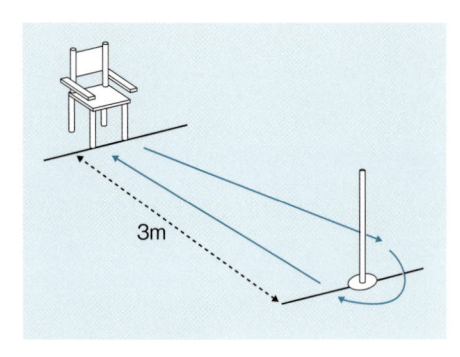

図2 TUG テスト

る．高得点ほど良好なバランス機能を示す．

(3) 基準値

一般的に，①56〜41点は転倒低リスク群，②40〜21点は転倒要注意群，③20〜0点は転倒高リスク群として扱える．高齢者に置き換えた場合，①45点を境界線に転倒リスク保有者の指標，②杖の使用判定のための指標となる（45点以下は転倒率が平均2.7倍）．また，脳血管障害発症から3か月後の患者の居住地ごとに発症後4・6・12週の平均得点を算出すると，在宅復帰可能は45.0〜45.3点，一般病院からリハビリテーション病院へ転院が27.3〜32.9点，一般病院の入院継続が8.1〜19.5点とされており，在宅復帰の予測として利用できる[2]．

3）TUG テスト

(1) 適用

TUG テスト（timed "up & go" test）は，もともとは高齢者のバランス能力の評価として開発されたが，のちに脳血管障害や変形性膝関節症など，さまざまな疾患の動的バランス評価として臨床で使用されている．

(2) 方法

肘掛け付き椅子（背もたれあり）から立ち上がり，3mの直線路を歩行し，方向転換し，再び椅子に着座し背もたれに寄りかかるまでの一連の動作に要する時間を計測する（図2）．

計測の再現性を確保するために，環境や条件を統一することが前提である．

① 歩行速度は原著では快適速度（通常歩行速度）とされているが，対象者によって意味のとらえ方が異なる点などから，最大歩行速度での実施が再現性や転倒予測の精度が高い場合がある．

② 椅子は一般的に肘掛けの付いたものを用いる．座面の高さは44〜47cmが適当である．

(3) 基準値

転倒リスクの予測となるカットオフ値は13.5秒とされている[3]．具体的な基準値として，健常高齢者の場合は10秒以内に可能，20秒以内であれば屋外歩行可能，30秒以上であれば起居動作やADLに介助を要すレベルとされている．

■引用文献

1) 内山　靖．Functional Reach（FR）：機能的上肢到達検査．内山　靖ほか（編）．臨床評価指標入門 適用と解釈のポイント．東京：協同医書出版社；2003．pp97-102．
2) Berg KO, et al. Measuring balance in the eldery：preliminary development of an instrument. *Physiother Can* 1989；41：304-311.
3) Shumway-Cook A, et al. Prediting the probability for falls in community-dwelling older adults using the Timed Up & Go test. *Phy Ther* 2000；80：896-903.

LECTURE 6 基本動作能力・歩行能力再獲得のための運動療法

到達目標

- 患者が行うことが困難な基本的な動作について理解する．
- 臨床で対応の機会の多い疾患（脳血管障害，骨折）を有する患者に，寝返りや起き上がりなどの基本的な動作を再獲得させるための手段について理解する．
- 患者の有する機能・能力に合わせた動作の指導ができる．
- T字杖や松葉杖などの基本的な移動補助具の正しい使い方を説明し指導ができる．

この講義を理解するために

　片麻痺や骨折などでは，日常生活活動（ADL）を行うために必要な基本的な動作，たとえば寝返り動作，起き上がり動作，座位保持，立ち上がり動作，歩行などの能力が阻害されます．それでも多くの患者は，障害された機能の回復や残存機能による代償によって多くの動作を獲得することができます．

　健常者は背臥位から立位になる動作パターンにはいくつかのバリエーションがあるため，これらを環境や状況によって"使い分け"あるいは"偶発的に変化"させることができるのですが，それでも特別な状況でない限り，効率のよい動作パターンであるいわゆる「正常パターン」を選択することが多いのです．一方，機能障害を有する患者は，障害が重ければ重いほどそのバリエーションが限られるため，動作パターンはいくつかに集約（制限）されます．この制約を受けた動作パターンは，麻痺や筋力の弱化に応じた運動効率の優れた動作パターンであればいいのですが，実際は非効率で拙劣なパターンが使われることが一般的です．日常生活動作を安定的に行うためには，まずは安全で効率の良い運動パターンを学習・習得させ，さらにそのバリエーションを増やすことを念頭に置くとよいでしょう．

　基本動作能力・歩行能力再獲得のための運動療法を学ぶにあたり，以下の項目をあらかじめ学習しておきましょう．

- □ 背臥位から立位に姿勢を変えるときにどのような方法があるか考えておく．
- □ 支持基底面と重心の関係について学習しておく．
- □ 平行棒やT字杖などの歩行補助器具の使い方について学習しておく．

講義を終えて確認すること

- □ 生活するうえで必要な基本的な動作を説明できる．
- □ 基本的な動作の習得方法を説明できる．
- □ 動作の介助と指導が行える．

講義

日常生活活動（ADL：activities of daily living）

1. 基本動作

　日常生活活動（ADL）には食事，更衣，トイレ（排泄），移動などがあり，いずれも人間が生活するうえでは必要である．これらのADLには，いくつかの基本的で重要な動作が含まれる．たとえば，トイレでは「立ち上がり動作」が，移動では「立ち上がり動作」「歩行」などがそれにあたる．ADLを行うためには，このような基本的な要素である「寝返り動作」「起き上がり動作」「起立動作」などの動作が必要不可欠であり，このような動作を「基本動作」と呼ぶ．患者が日常生活に復帰するためには，これらの基本動作が再獲得されなければならない．

2. 基本動作指導における運動学的視点

　基本動作を再獲得するには，上肢や下肢の動かし方や「体の使い方」の指導が重要である．したがって，効率よく安全に動作を行うためには，理学療法士は各動作についてよく理解しておかなければならない．

1）重心

　重心とは物体の質量の中心で，起立姿勢であればヒトの重心は第1～2仙椎の高さの骨盤のなかにある（図1a）が，実際の動作では，この起立姿勢と大きく異なる姿勢をとるため，重心は同じ場所に存在しない．たとえば，座位姿勢では股関節より上部の体節でつくられる重心が姿勢保持に影響するため，この重心の空間内の位置は起立に比べ上方へ偏位する（図1b）．

　これらの重心は，機械計測をしていない限り肉眼ではみることができないので，理学療法士は患者の姿勢（体位）や支持基底面と身体の位置関係，あるいは介助している自身の手の感触などから判断することになる．

2）支持基底面

　支持基底面は身体の安定性に直接寄与する重要な概念で，体が地面と接地している部分の外縁で囲まれた範囲をいう．

　支持基底面は広ければ安定性が高く，狭ければ安定性が低いと考えてよい．ただし，単に広さだけではなくその形状も重要である．同じ面積でも，正方形はすべての方向で安定性が高いが（実際は対角線方向が最も安定している），片脚立位のように

MEMO
座位姿勢をとっている身体を1つの剛体としてみると，重心は腹部の前方の外部にあることになる．ただし，この姿勢で完全に剛体のように静止することはできないため，右記のようにとらえる．

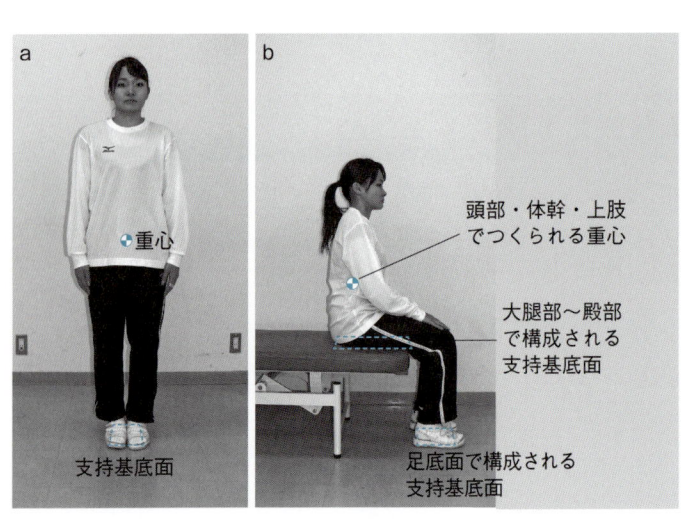

図1　立位・座位の支持基底面と重心の関係

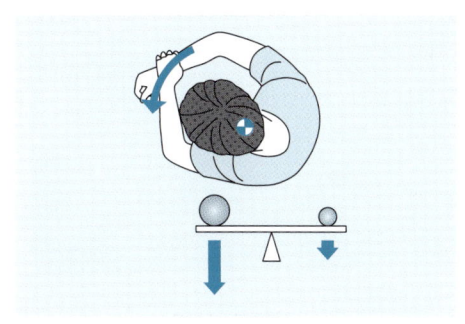

図2 寝返り動作に必要な運動
回転方向への頸部屈曲と側屈，上肢の回転方向への伸展が起これば，回転モーメントが大きくなり効率よく寝返りが行える

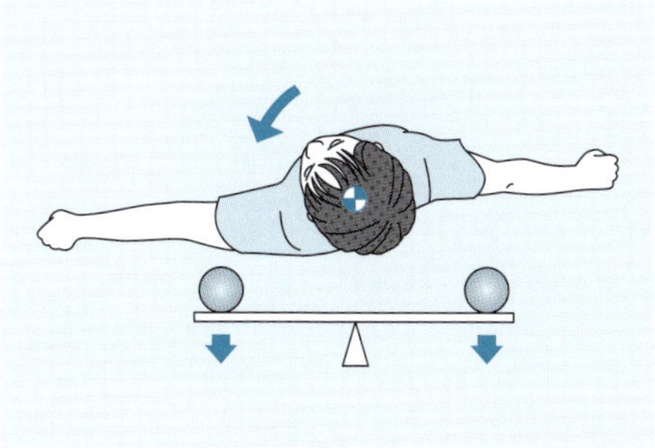

図3 力学的に効率の悪い寝返り
頸部屈曲が起こらず上肢が残ったままだと回転方向と反対のトルクが小さくならないため，回転運動が起こりにくい

左右方向の支持基底面の幅が狭ければ，その方向は著しく安定性が低下する．

3）支持基底面と重心の関係

支持基底面の大きさおよび形状，重心の基底面上の位置，重心の高さは，動作の安定性に大きくかかわり，最も安定性が高いのは背臥位である．背臥位は支持基底面が最大なうえ，重心が最も低いからである．片脚立位は最も支持基底面が小さく，重心も高いため，難易度が高い姿勢である．

4）運動の力源

安定した姿勢のままでは運動は始まらない．安定した姿勢を崩してはじめて運動が開始する．たとえば寝返りでは，手を持ち上げて寝返る方向に倒したり頸部を屈曲および回旋したりすることで，支持基底面から回旋方向に重心が逸脱して回転モーメントによる回旋力が生じる．新しい支持基底面に重心が収まり力学的に安定することで，運動が終了する（図2）．患者に運動を指導する際には，支持基底面の大きさ，形，支持基底面と重心との水平面上での位置，重心の高さ，動作の方向を考慮して，各運動要素を明確に指示・誘導する．

5）動作の効率化

左への寝返りを例にあげる．片麻痺では，麻痺側上肢が後方へ残されたまま健側へ寝返る動作がたびたび観察される（図3）．このような場合，過大な努力が必要だったり，寝返りができなかったりするが，これは運動学的に説明することができる．後方へ残されたままの右上肢の重さが左側の重さと釣り合うことで回転モーメントを打ち消してしまうため，効率よく寝返りができないのである．図2のように，回旋方向に伸ばした上肢・下肢の重さや屈曲回旋した頭部の重さを回転モーメントとして利用すると，効率よく寝返りを行うことができる．

3. 獲得すべき基本動作の指導方法

1）寝返り動作

一般的に寝返り動作は，頸部の屈曲と回旋，肩甲帯・上肢の回旋，骨盤の回旋，下肢の回旋といった頭尾方向への分節性運動の波及で説明されることが多い．しかしながら，その障害や患者がもともともつ動作パターンによって，同様の運動になるとは限らない．そのため代表的な例として片麻痺者のケースを提示する．

①健側上肢で患側上肢を把持して挙上し，健側下肢を患側下肢の下に差し入れて健側下肢で患側を下から持ち上げるか，両下肢を屈曲する．下肢の動作方法は下肢の運動が不良なら前者を，自動的に動かすことが可能であれば後者を指導する（図4a）．

MEMO
片麻痺者では，手すりを健側上肢で強く握った寝返り動作は，患側上下肢が後方に残される好ましくないパターンを学習するため，この方法はあまり望ましくない．

MEMO
特に片麻痺者への指導においては，患側上肢の健側での把持は寝返り後に患側が後方に取り残されることを予防する意味がある．

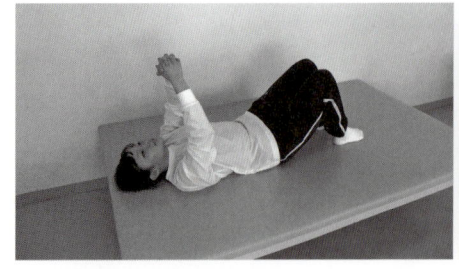

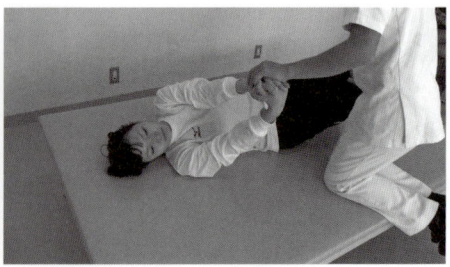

a：上肢の挙上と下肢の屈曲　　　　　　　　b：回旋運動

図4　寝返り動作

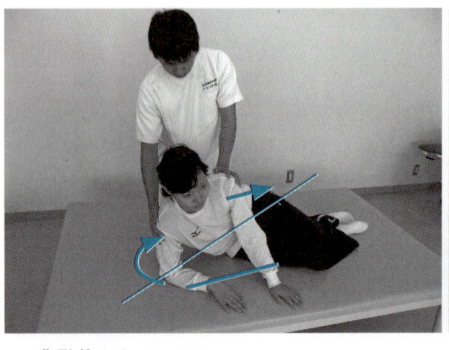

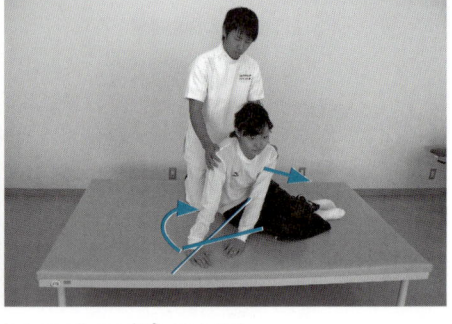

a：背臥位から on elbow　　　　　　　　　b：on elbow から on hand

図5　起き上がり動作

② 頸部を屈曲・回旋と挙上した上肢を回旋させる．さらに下から持ち上げた下肢を回旋方向に移動するか，屈曲した下肢を回旋方向に倒す．この動作によって重心は回旋方向に移動することになる（**図4b**）．

③ 挙上した健側上肢と屈曲した健側下肢が床に接地すると運動が終了する．寝返り方向に開いた上肢と，屈曲した下肢で構成される面が，新しい支持基底面である．

2）起き上がり動作

起き上がり動作には，上部体幹・頭部を持ち上げるための腹筋群や上肢の筋力が必要である．

① 背臥位から起き上がる側の上肢を30°ほど外転させる．脳血管障害後片麻痺の場合は，患側上肢を腹部に置いて準備するとよい．

② 頸部を屈曲，起き上がり方向に回旋，体幹・下肢を屈曲させながら（寝返りをさせながら）片肘支持位（on elbow）となる（**図5a**）．on elbow になるためには，肘関節と骨盤を結んだ線が運動の中心となるように運動を誘導することが重要である．理学療法士は患者の頸部，または肩甲帯を後方より支えながら患者の頸部・体幹の屈曲・回旋を支持したり，介助したりして動作を練習させる．特に on elbow までの動作が困難な場合が少なくないため，この動作のみ反復練習させてもよい．

③ 支持した側の肘関節を伸展し，前腕から手掌に支持を変化させて on hand となる（**図5b**）．このときの運動の中心は，支持した手掌と骨盤を結んだ線である．端座位になる場合は，両下肢を内転位に（くっつけて）おくか，片麻痺の場合は健側下肢で患側下肢を下から持ち上げるようにベッド端から同時に下肢をおろすとよい．

3）下肢引きずり動作

下肢引きずり動作は和式生活では床上移動手段の一つであり，ベッド上でも身体位置の微調整に使われる動作であるため，特に片麻痺者において獲得する意義は高い．

① on elbow か on hand で上半身を支え下肢を屈曲位とした下肢引きずり位をとる（**図6a**）．筋力が弱い場合や片麻痺者の場合は前後（腹側/背側）方向に不安定な

LECTURE 6

ここがポイント！
寝返り指導の留意点
健側への寝返りを指導する．患側への寝返りは，しばしば合併する肩関節の亜脱臼の保護や誤った運動パターンの学習の予防の観点から慎重に行うべきである．

MEMO
長座位保持はハムストリングスが短縮していると困難な場合がある．

MEMO
「いざり」「躄」は足が不自由で立てない人を指す，差別的なニュアンスを含む言葉である．本書では「下肢引きずり動作」「下肢引きずり位」と表現している．

MEMO
下肢引きずり動作
on hand で行う方法と on elbow で行う方法がある．前者は，支持基底面が小さく重心も高いので，バランスが要求されるものの，一度の移動距離が大きく移動速度が速い．後者は，支持基底面が広く重心が低いので，バランスが悪くても可能であるが，移動距離は小さい．

MEMO
下肢引きずり動作は，上側の股関節が脱臼肢位である屈曲内旋内転位になりやすいため，全人工股関節置換術後や人工骨頭置換術後の患者にはあまり向いていない．特に on hand は選択すべきではない．

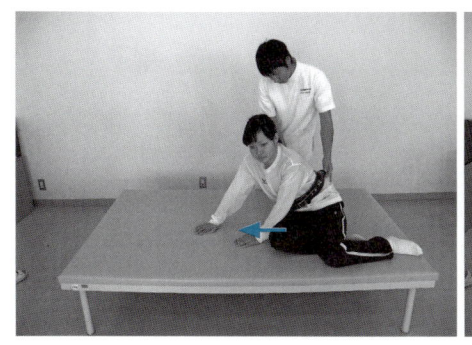

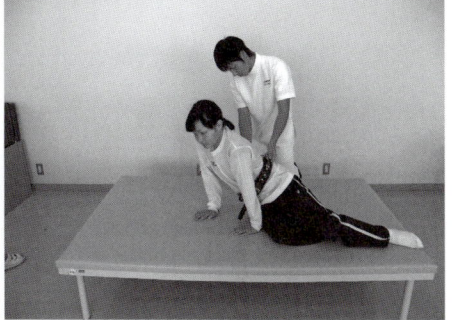

6 基本動作能力・歩行能力再獲得のための運動療法

a：下肢引きずり位　　　　　　　　　　b：下肢引きずり位からの移動
図6　下肢引きずり動作

ので，必要に応じて肩甲帯周囲を把持して，体幹の不用意な回旋を防止する．
②進行方向へ上肢をつかせて支持しながら殿部をわずかに持ち上げ（実際は床との摩擦が軽減すれば十分），下肢を伸展しながら進行方向に殿部を移動させる（**図6b**）．このとき，殿部と床との摩擦が軽減できない場合や運動方向が理解できない場合は，摩擦が軽減するように殿部をわずかに持ち上げるか殿部の水平移動を介助する．

4) 座位保持

起立性低血圧や整形外科的理由などで安静が指示されていない限り，座位保持練習は寝返り動作や起き上がり動作ができない場合でも練習すべき基本的動作である．

①基本姿勢は足底を床面に接地，脊柱を伸展，左右の坐骨で体重を支える座位姿勢（坐骨座り）が望ましい．体幹筋が弱化すると骨盤後傾・脊柱後彎し，体重を後方の仙骨部で支える仙骨座りとなるが，この姿勢は"点"で体重を支えるため安定性が悪い．
②理学療法士は患側から肩甲帯や骨盤を，あるいは後方から骨盤を把持してコントロールする．
③バランス練習の要素をもたせる場合は，"手すり把持"→"床面または膝上に手支持"→"手支持なし"，といったように，上肢の支持を段階的に減らしていくとよい．足底面を床に接地させない端座位は，ベッド面の高さが患者の座位姿勢に適合しない場合やバランス練習の一環としてとられることがあるが，ADL場面では足底が床面に接地して支持基底面の広い椅子座位のほうが望ましい．
④座位保持に関しては，Lecture 2と共通しているのでそちらも参照されたい．

5) 立ち上がり動作

車椅子への移乗動作やトイレ動作，あるいは歩行に至るまでなどの多くのADL動作の要素には立ち上がり動作が含まれているため，立ち上がり動作の再獲得は患者の生活範囲を劇的に変化させうる重要な課題である．対象となる疾患により用いる手段に違いがあるが，片麻痺者や虚弱高齢者を例に解説する．

①患者には立位での新しい支持基底面（両足部）に重心を移動させるために浅く腰をかけてもらったうえで，両下肢を後方へ引いてもらう．手支持が必要な場合は，前方の手すりなどを把持して体幹を前屈させて離殿を行う（**図7**）．
②患者に重心の前方移動を意識させるために，目の前においた台や理学療法士の肩に手を置いて立ち上がってもらってもよい．下肢の筋力やバランス能力に応じて手支持の量を減じていくと，難易度を上げることができる．
③必要に応じて介助ベルトを前上方に引き上げて，離殿を介助して運動方向を学習させる．運動の開始は前上方へ力を加え，立位に近づいてきたら骨盤の上方あ

MEMO
片麻痺などで左右非対称性が顕著な場合は，鏡を用いてフィードバックすると効果的である．

ここがポイント！
片麻痺や著しい下肢筋力低下により膝伸展力が発揮できない場合は，理学療法士が膝部をロックして膝折れと膝伸展を介助する．膝のロッキングには，手で行う方法（上図）と，理学療法士の膝で行う方法（下図）がある．ただし過度な伸展補助は，立位での膝ロッキングを学習してしまうため，立位では屈曲・伸展中間位にコントロールする．

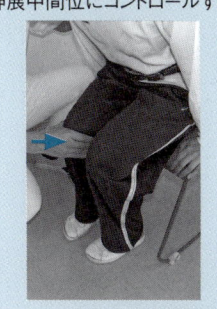

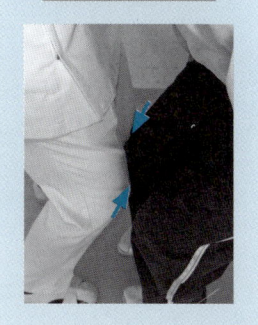

ここがポイント！
立ち上がる際は，平行棒などの支持物を，後方へ引っ張らないように指導する．これは前方への重心移動を再学習するうえで重要である．

a：開始肢位　b：離殿　c：立位

図7　立ち上がり動作練習

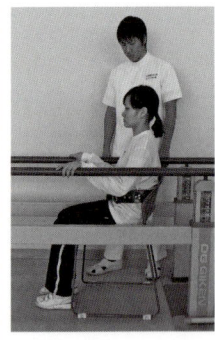

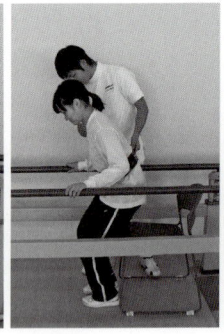

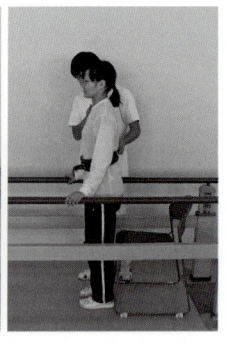

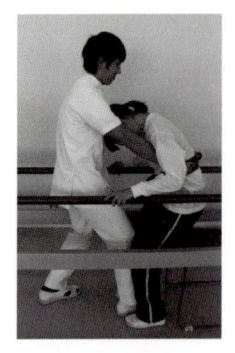

図8　前方介助

いは前方移動量に応じて，垂直・水平方向への介助量を調整する．
④介助量が著しく多い場合は，前方からのアプローチがよい．その際には理学療法士は患者の両下肢のあいだに自身の下肢を入れて，できるだけ患者へ密着する（図8）．

6）立位保持
立ち上がり動作と同様に，ADL動作の要素の一つとして重要な動作である．立位が安定するためには，手支持の有無，歩幅，重心の位置の調整が重要である．
①矢状面から見た重心線が耳垂，肩峰，大転子の後方，膝関節，足関節の前方を通過するように姿勢を調整する．膝関節がロッキングしないように注意をする．
②平行棒などによる両手支持から始め，徐々に片手支持，支持なし立位と難易度を上げる．
③バランスが悪い場合は歩幅を広げるとよい．
④立位保持に関しては，Lecture 2と共通しているのでそちらも参照されたい．

7）歩行
下肢の運動器系疾患や廃用による筋力低下と，脳血管障害や中枢の変性疾患などによる中枢神経系障害とでは，歩行障害の原因が異なるため，歩行獲得のための手段は同じではない．また歩行トレーニングには，下肢の振り出しのための単関節あるいは1歩行周期の一部だけの運動を学習する間接的・部分的な介入法と，歩行そのものを繰り返し練習する直接的・総合的な練習がある．

ここでは，歩行補助具を利用した直接的・総合的な歩行練習を中心に取り上げる．

（1）T字杖，4点支持杖の場合
a. 常時2点支持歩行
T字杖歩行や4点支持杖歩行で用いられる歩行様式である．両下肢と杖をついた姿勢から開始し，杖を前方に振り出す，患側下肢を振り出す，健側下肢を振り出す，を1サイクルとするので3動作杖歩行ともいう（図9）．

健側下肢を振り出す際に患側下肢よりも前方に接地する場合を「前型」，側方に接地する場合を「そろえ型」といい，前者は歩行速度に優れ，後者は安定性に優れている．

b. 2点1点交互支持歩行
両下肢と杖をついた姿勢から開始し，杖と患側下肢を同時に前方に振り出す，次に健側下肢を振り出す，を1サイクルとするので2動作歩行ともいう（図10）．

（2）松葉杖の場合
松葉杖歩行を初めて経験する患者の場合は，平行棒内で完全免荷あるいは部分免荷歩行を練習するとよい．平行棒での手掌で体重を支持して下肢を振り出す歩行は，松

MEMO
片麻痺の場合，膝折れの防止と正しい荷重の再学習のために長下肢装具KAFO（knee anckle foot orthosis）が用いられる．

MEMO
杖の長さは患者の足部から15cmほど外側前方に杖先を置いたときに，肘関節が30°ほど屈曲するか，グリップが大転子の高さになるように長さをそれぞれ調整する．

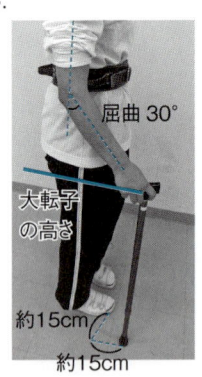

屈曲30°
大転子の高さ
約15cm
約15cm

MEMO
健側下肢の振り出し方
「前型」，「そろえ型」に加え，健側下肢が患側を越えて振り出さない「後ろ型」もあるが，安定性が優れている半面，きわめて歩行効率が悪いため，痙性が強く患側下肢の蹴り出しが困難な症例を除き導入することは少ない．

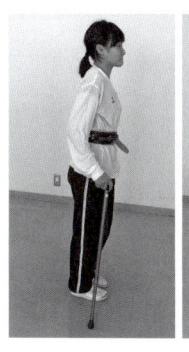

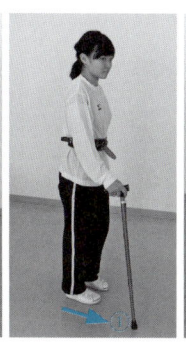

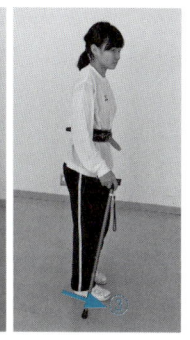

6 基本動作能力・歩行能力再獲得のための運動療法

開始肢位　杖を出す　患側下肢を出す　健側をそろえる

図9　常時2点支持歩行

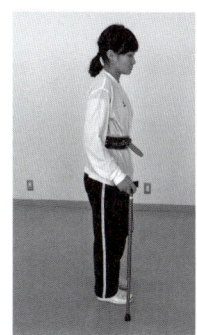

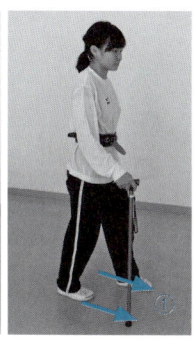

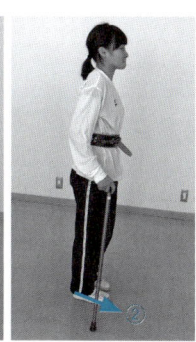

開始肢位　杖と患側下肢を出す　健側をそろえる

図10　2点1点交互支持歩行

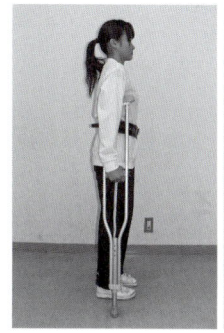

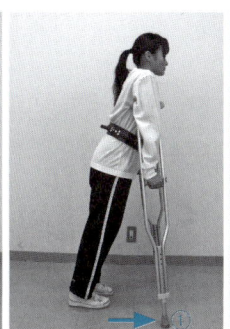

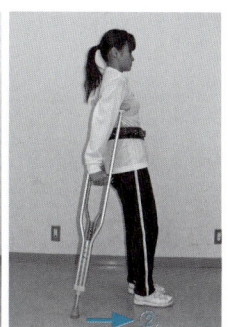

開始肢位　両松葉杖を前方へ出す　両下肢を振り出す

図11　大ぶり歩行

葉杖歩行と基本的には同じ運動であることを患者に説明して練習する．次いで実際の松葉杖で練習をする．

a. 大ぶり歩行・小ぶり歩行

左右の松葉杖を前方につき，次いで両下肢を前方に振り出す方法である．松葉杖を越えて両下肢を振り出す場合を「大ぶり歩行」（**図11**），越えない場合を「小ぶり歩行」という．

b. 3点歩行

患側下肢に荷重が制限されている場合に用いる．整形外科領域では使用する頻度が比較的高い．

患側下肢に荷重が許可されていない場合は，松葉杖を先に前方へつき，次に健側下肢を前方へ振り出す（**図12**）．もし患側下肢が安定しないのであれば，健側下肢に密着させてもよい．部分荷重が許可されている場合は，両松葉杖と患側下肢を同時に振り出し，患側下肢にも荷重する（**図13**）．荷重量は体重計などを利用して確認するとよい（**図14**）．

MEMO
完全免荷にて松葉杖歩行を行う場合，転倒リスク（加齢，バランス能力など）と必要性に関して十分検討する必要がある．

ここがポイント！
腋窩カフの高さの調整
松葉杖は患者の両足部から15cmほど外側前方に杖先を置いたときに，腋あての高さが腋窩より2～3横指（4cm程度）に，グリップが大転子の高さになるように長さをそれぞれ調整する．患者に初めて使用させる場合には，体重支持はグリップを把持した手掌部で行い腋あてには体重を乗せないこと，腋あてが外れないように「脇を締める」ことを指導する．

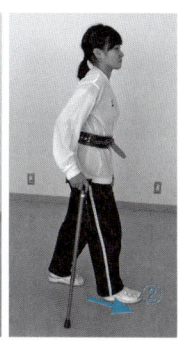

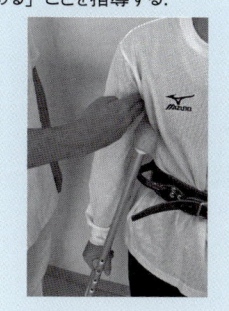

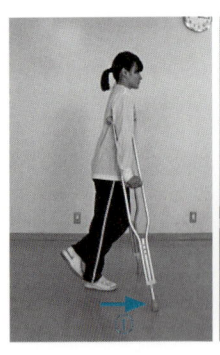

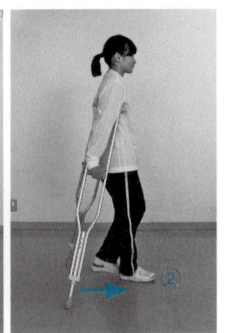

図12　3点歩行 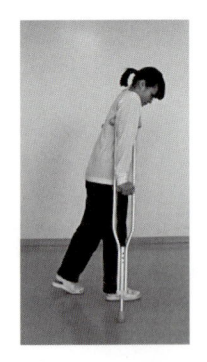　　　　　　　　　　　　　　図13　部分荷重の場合 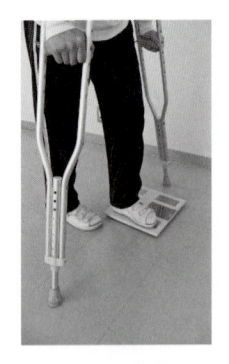　　図14　荷重量の確認

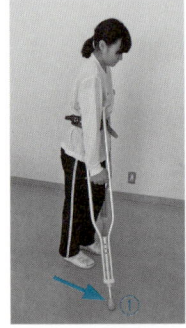

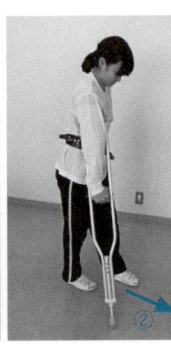

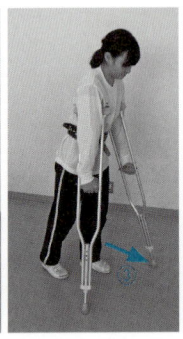

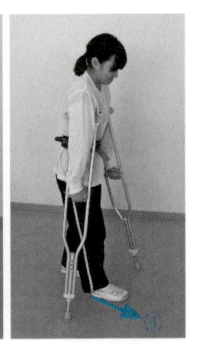

図15　4点歩行 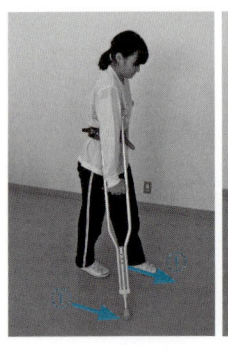 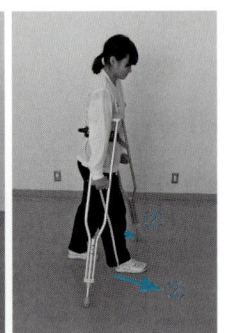　　　　　　　　　　　　　　図16　2点歩行

MEMO
患側が免荷の条件での両松葉杖歩行はバランスをとるのが難しいし，2点・4点歩行は複雑な方法なので高齢者には向いていない．

c. 4点歩行
両下肢とも全荷重負荷が許可されている場合に用いる．安定性に優れているものの，方法が複雑なため高齢者には向いていない．
一側の杖を前方へ出したら反対側の下肢を前に出す．これを交互に繰り返す（図15）．

d. 2点歩行
両下肢とも全荷重負荷が許可されている場合に用いる．4点歩行と異なり，正常歩行のような上肢（松葉杖）と下肢を振り出す方法である（図16）．やはり複雑なため高齢者には向いていない．

8) 段差・階段昇降

段差・階段昇降動作は，屋外や在宅で必ずといっていいほど必要に迫られる動作の一つである．しかしながら，転倒・転落リスクに対する配慮が必要な動作でもある．動作の指導や介助の際の理学療法士の立ち位置は，患者より低い位置，すなわち昇りは後方に，下りは前方（あるいは側方）がよい．これは万一バランスを崩しても患者を安全に支えるためである．

(1) T字杖，4点支持杖の場合

a. 昇るとき（図17）
①杖を上段につき，健側を上段に踏み出す．次いで健側下肢の伸展力で昇り，患側を健側にそろえて安定させる．
②バランスが悪かったり健側下肢の伸展力が弱かったりする場合は，杖を健側手首に下げて患側上肢で手すりを把持し，健側上肢の力も利用して昇ってもよい．

b. 降りるとき（図18）
①杖を下段につき，健側下肢の伸展力で調節をしながら患側からゆっくり下段へ下ろす．
②健側下肢を患側にそろえる．

MEMO
片麻痺で下肢内転筋の痙性が著しい場合は，患側下肢を下ろす際に，はさみ歩行様に内転しやすいため注意する．

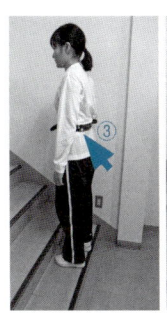

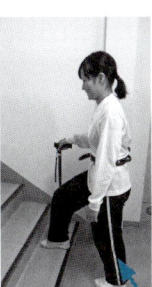

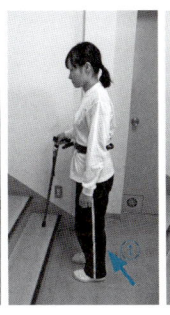

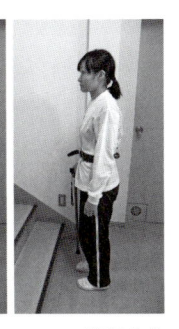

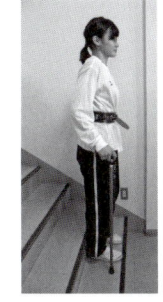

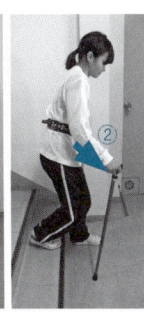

図17 T字杖を用いた階段昇降（昇り）

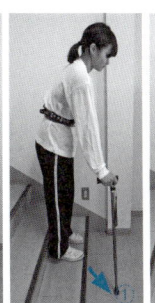

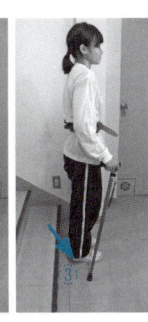

図18 T字杖を用いた階段昇降（降り）

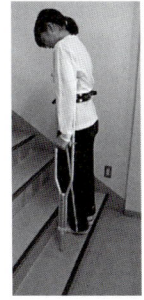

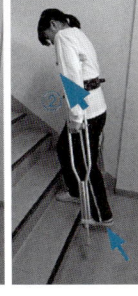

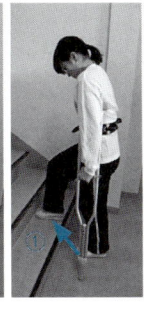

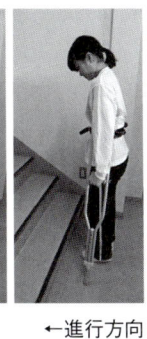

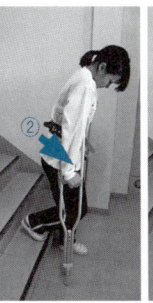

図19 松葉杖を用いた階段昇降（昇り）

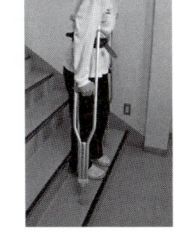

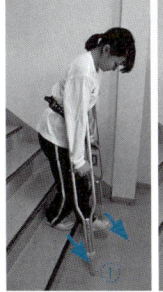

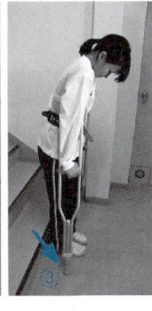

図20 松葉杖を用いた階段昇降（降り）

③下肢の筋力の著しい低下やバランスが悪い場合は，杖よりも手すりを利用したほうがよい．

（2）松葉杖の場合

a. 昇るとき（図19）
①両松葉杖（患側下肢の荷重が許されている場合は患側下肢も）で支えながら健側下肢から上段へ振り出す．
②健側下肢の伸展力で昇る．

b. 降りるとき（図20）
①両松葉杖を先に下段につき，患側下肢を下段へ下ろす．
②健側下肢を患側下肢にそろえる．

ここがポイント！

患者に心理的に余裕がない場合は，腋窩での脇あて固定を忘れがちなので，声かけや上腕部を把持して注意を促すとよい．また，患側下肢の荷重が許可されていない患者の場合は，バランスがとりにくいため転倒・転落への恐怖心が強い．そこで，階段を降りる際には，前方への転倒を防止するために理学療法士は患者の前方（下段）より介助・指導を行う．

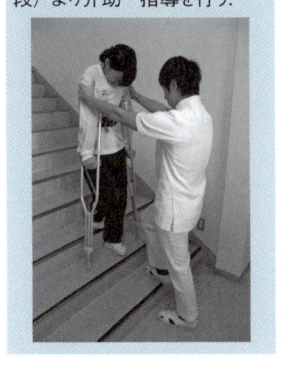

Step up

1. 背臥位から立位までの動作の多様性

背臥位から立位に至る過程はさまざまあり（図1）[1]，若い健常な成人は目的や状況（あるいは気分）で動作を選択する．しかしながら，加齢や障害によって筋力やバランス能力が低下するに従って選択できる動作方法が少なくなる．最後まで残存しやすい，あるいは獲得しやすい移動・動作は，①背臥位，②寝返り，③起き上がり，④端座位，⑤手支持での立ち上がり，⑥立位の順序である．

2. 獲得すべき基本動作の順序

背臥位から立位・歩行に至る回復過程は，乳幼児の運動発達とは若干異なる．図2[2]は脳血管障害後片麻痺における動作獲得の割合を示したものである．たとえば，起き上がりができなくても座位保持は可能なこともあるし，介助がなければ立ち上がりができない場合でも立位保持が可能な場合が少なくない．これらを考慮して動作の指導を行うとよい．

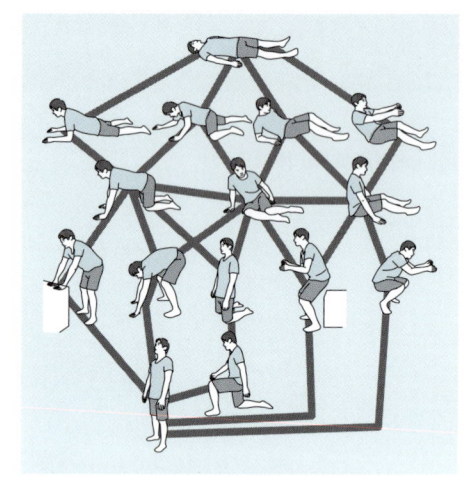

（中村隆一．基礎運動学，第6版．医歯薬出版；2007．p310[1]）

図1 背臥位から立位まで

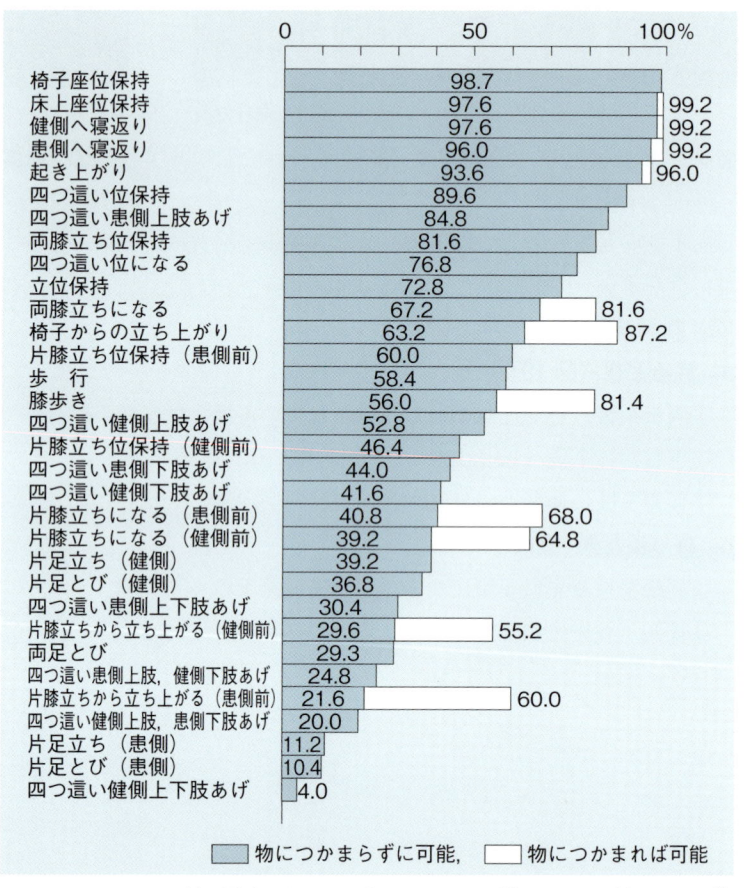

動作	物につかまらずに可能	物につかまれば可能
椅子座位保持	98.7	
床上座位保持	97.6	99.2
健側へ寝返り	97.6	99.2
患側へ寝返り	96.0	99.2
起き上がり	93.6	96.0
四つ這い位保持	89.6	
四つ這い患側上肢あげ	84.8	
両膝立ち位保持	81.6	
四つ這い位になる	76.8	
立位保持	72.8	
両膝立ちになる	67.2	81.6
椅子からの立ち上がり	63.2	87.2
片膝立ち位保持（患側前）	60.0	
歩行	58.4	
膝歩き	56.0	81.4
四つ這い健側上肢あげ	52.8	
片膝立ち位保持（健側前）	46.4	
四つ這い患側下肢あげ	44.0	
四つ這い健側下肢あげ	41.6	
片膝立ちになる（患側前）	40.8	68.0
片膝立ちになる（健側前）	39.2	64.8
片足立ち（健側）	39.2	
片足とび（健側）	36.8	
四つ這い患側上下肢あげ	30.4	
片膝立ちから立ち上がる（健側前）	29.6	55.2
両足とび	29.3	
四つ這い患側上肢，健側下肢あげ	24.8	
片膝立ちから立ち上がる（患側前）	21.6	60.0
四つ這い健側上肢，患側下肢あげ	20.0	
片足立ち（患側）	11.2	
片足とび（患側）	10.4	
四つ這い健側上下肢あげ	4.0	

（大川弥生ほか．リハビリテーション医学1988；25（5）：377-381[2]）

図2 片麻痺全身動作テストの難易度

■引用文献

1) 中村隆一．基礎運動学，第6版．東京：医歯薬出版；2007．p310．
2) 大川弥生ほか．脳卒中後片麻痺における全身動作の回復過程に関する研究：予備的検討．リハビリテーション医学1988；25（5）：377-381．

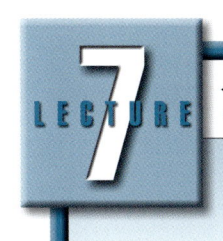

LECTURE 7 全身持久力改善のための運動療法

到達目標

・体力の概念を理解する．
・運動時の呼吸・循環反応について理解する．
・有酸素運動の利点を理解する．
・全身持久力を改善させるための運動処方について理解する．

この講義を理解するために

　循環器系や呼吸器系の疾患ではしばしば持久性体力が低下し，これによって日常生活や社会的活動が制約されます．また脂質代謝異常やいわゆるメタボリックシンドロームなどは，エネルギーの過剰摂取に身体の不活発・運動不足などが加わり引き起こされますが，全身持久力の低下も直接的・間接的に関与します．内部疾患・脂質代謝異常などでは，全身持久力トレーニングにより多くの利益が得られるため，理学療法においてもそれに対する対応が重要となってきます．この講義では，持久性体力にかかわる基礎的な生理学的知識を学んだうえで，全身持久性体力を改善させるための運動処方の基礎について理解していきます．

　全身持久力改善のための運動療法を学ぶにあたり，以下の項目をあらかじめ学習しておきましょう．
　　□最大酸素摂取量や無酸素性作業閾値の概念について復習する．
　　□運動時の呼吸・循環反応について復習する．

講義を終えて確認すること

　　□体力について説明ができる．
　　□運動時の呼吸・循環反応を説明できる．
　　□有酸素運動を推奨する理由が説明できる．
　　□酸素摂取量や心拍数による運動処方が行える．

講義

1. 体力

体力の概念は「できるだけ長く速く走れる（活動できる）」能力だと誤解されがちだが，筋力や瞬発力などの身体を強く速く動かすといった，体育やスポーツ競技におけるパフォーマンスの基礎となる能力だけではなく，病気にならない，暑さ寒さに適応する，精神的ストレスに耐えるといったことも含まれる．いわば，身体・精神を含めた"生命力"といってもよい．

体力には行動体力と防衛体力の要素があり，それぞれさらに細分化されている（図1）[1]．ここでは行動体力のうち全身持久力について，その改善方法を説明する．

2. エネルギー代謝

筋収縮に必要なATPを供給するしくみとしては，大きく分けて無酸素性エネルギー代謝（ATP-CP系，解糖系あるいは乳酸系）と有酸素性エネルギー代謝の2つがある（表1）．

1) ATP-CP系（無酸素性エネルギー代謝）

筋内にあるATP分子はそれほど多くは貯蔵されておらず，最大収縮を行うとわずか数秒（約8秒）で枯渇する．CPがクレアチニンとリン酸に分解されるエネルギーによって，ADPからATPがすばやく再合成される．この反応には酸素が不要なため，ATP-CP系は無酸素性エネルギー代謝の一つである．

2) 解糖系あるいは乳酸系（無酸素性エネルギー代謝）

グルコース（糖）はエネルギーとして重要な栄養素である．グルコースは体内で分解されるとピルビン酸に反応が進む．その過程でATPが合成される．この反応にも酸素が不要であるため，解糖系も無酸素性エネルギー代謝である．後述するTCA回路でのピルビン酸の分解が進まないと乳酸が生成されるため，この経路を乳酸系とも呼ぶ．この過程はエネルギー供給速度は速いが持続時間が短いため（約33秒），ごく短い激しい運動の際に動員される．

3) 有酸素性エネルギー代謝

解糖系で生まれたピルビン酸や脂肪酸は，ミトコンドリアでアセチルCoA（アセ

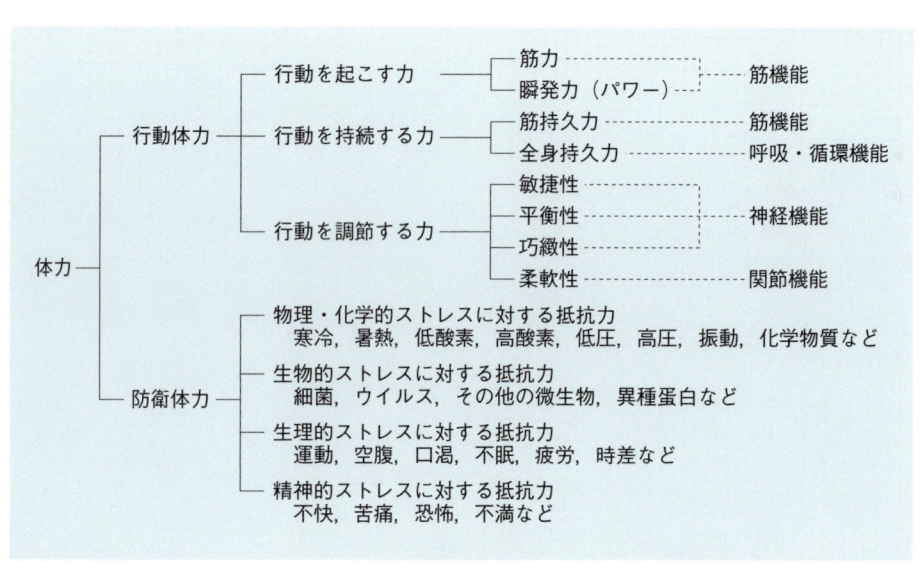

サイドノート:

ATP（アデノシン三リン酸）
ADP（アデノシン二リン酸）

CP（クレアチニンリン酸）

TCA回路（tricarboxylic acid cycle）
＝クエン酸回路
＝トリカルボン酸回路
＝クレブス回路

MEMO
乳酸はよく疲労物質と説明されるが，実際には乳酸によって疲労が起こるという根拠はない．

体力
├─ 行動体力
│   ├─ 行動を起こす力
│   │   ├─ 筋力 ┐
│   │   └─ 瞬発力（パワー）┘ 筋機能
│   ├─ 行動を持続する力
│   │   ├─ 筋持久力 ── 筋機能
│   │   └─ 全身持久力 ── 呼吸・循環機能
│   └─ 行動を調節する力
│   ├─ 敏捷性 ┐
│   ├─ 平衡性 ├─ 神経機能
│   ├─ 巧緻性 ┘
│   └─ 柔軟性 ── 関節機能
└─ 防衛体力
    ├─ 物理・化学的ストレスに対する抵抗力
    │   　寒冷，暑熱，低酸素，高酸素，低圧，高圧，振動，化学物質など
    ├─ 生物的ストレスに対する抵抗力
    │   　細菌，ウイルス，その他の微生物，異種蛋白など
    ├─ 生理的ストレスに対する抵抗力
    │   　運動，空腹，口渇，不眠，疲労，時差など
    └─ 精神的ストレスに対する抵抗力
        　不快，苦痛，恐怖，不満など

（池上晴夫．運動処方—理論と実際．朝倉書店；1990．p13[1]）

図1 体力の分類

7 全身持久力改善のための運動療法

表1 エネルギー代謝の種類と特徴

種類		エネルギー供給速度	容量	運動持続時間（理論値）
無酸素性エネルギー代謝	ATP-CP系	13cal/kg/秒	100cal/kg	8秒
	解糖系（乳酸系）	7cal/kg/秒	230cal/kg	33秒
有酸素性エネルギー代謝	有酸素系	3.6cal/kg/秒	無限大	無限大

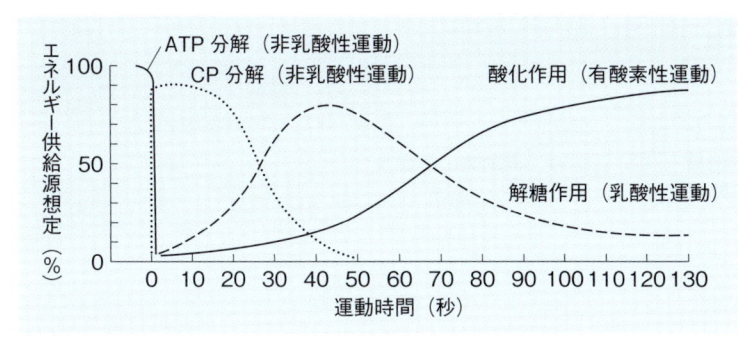

（供給速度が速い／容量が大きい）

図2 運動時のエネルギー代謝の推移
（伊藤 朗．中野昭一〈編〉．図説・運動の仕組みと応用．医歯薬出版；1982．p152[3]）

チル補酵素A）となり，これがTCA回路に入ると最終的に電子伝達系を通じてATPが生成される．解糖系で生成されるATPはグルコース1分子につき2分子にすぎないが，TCA回路では36分子も生成される．またエネルギーとして脂肪酸を利用するため，エネルギー容量はほぼ無限である．しかしながら，解糖系と比べてエネルギー供給速度は遅いため，ゆっくりとした持続的な運動で動員される．

4) 有酸素性運動と無酸素性運動 （図2）[3]

ウォーキングや軽いジョギングのように，有酸素性エネルギー代謝が動員される軽負荷で持続時間の長い運動は，有酸素性運動と呼ばれる．この場合，身体に蓄積された脂肪酸が酸素を使ってエネルギーとして利用されるので，運動が長時間持続できる．一方，全力疾走や競技性が高く激しい運動では，ATP-CP系や解糖系といった無酸素性エネルギー代謝が動員される．この場合，エネルギー供給速度が速いため，速く強い運動ができる半面，その持続時間は短い．これを無酸素性運動と呼ぶ．全身持久力の改善や脂肪燃焼などを目的に運動を行う場合は，前者の有酸素性運動を選択するとよい．

3. 運動時の呼吸・循環反応

運動時には骨格筋が活動をするため，筋へ酸素やエネルギーを運搬するための呼吸数や心拍数の増加が起こる．安静状態から運動の強度を徐々に増加させる漸増運動負荷を行った際の呼吸循環反応は次の通りである．

1) 心拍出量・一回拍出量・心拍数

外的仕事量に応じて骨格筋はエネルギーを需要するため，心臓はそれに応じて心拍出量を増やしてエネルギーを供給しなければならない．心拍出量は次式で求められる．

　　心拍出量CO（mL/分）＝ 一回拍出量SV（mL）× 心拍数HR（回/分）

すなわち，心拍出量を決定するのは一回拍出量と心拍数である．漸増運動時は心拍出量は運動強度に応じて直線的に増大していくが，運動強度が低い場合は，主に一回拍出量の増大により心拍出量の増大がまかなわれる．心拍数が100〜130回/分程度の中等度より強い運動強度では，一回拍出量はほとんど増加しないが，かわりに心拍数の増加により心拍出量が増大する（図3）．

心拍数（heart rate：HR）

MEMO
運動の強度の例には，自転車エルゴメーターの仕事率やトレッドミルの速度などがある．

MEMO
心拍出量（cardio output：CO）は1分間あたりに心臓から拍出される血液量（安静時；約4L/分），一回拍出量（stroke volume：SV）は心臓の1回の収縮で拍出される血液量（安静時；約70mL）である．

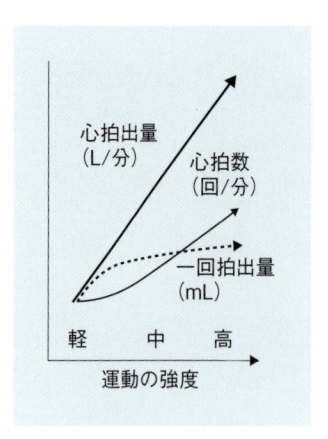

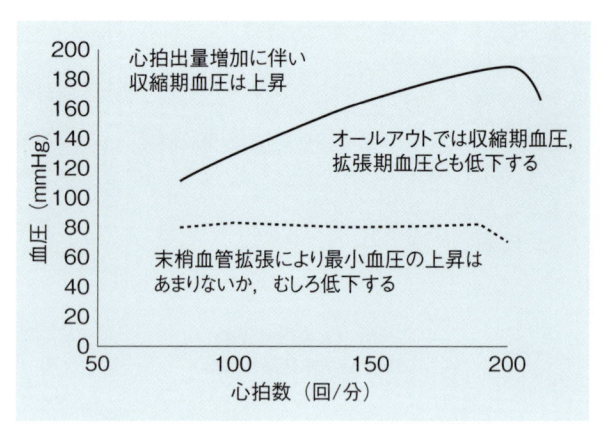

図3　運動時の心拍出量・一回拍出量・心拍数の変化

図4　運動時の昇圧反応

2) 血圧

収縮期血圧（最高血圧）は心収縮力に，拡張期血圧（最低血圧）は末梢血管抵抗に依存する．漸増運動時には，心拍出量を増加させるために増大する心収縮力に応じて収縮期血圧が上昇する．

一方，拡張期血圧は運動強度が増加していっても，その上昇はわずかであるか，むしろ低下する場合がある．これは，運動時には運動に参加する骨格筋の血管が拡張することによって，末梢血管抵抗は安静時に比べてむしろ低下するからである（図4）．しかし，さらに運動強度を増大していった場合，自律神経の失調や心拍出量の低下などにより収縮期血圧，拡張期血圧ともに低下することがある．これはその運動強度が，その個人にとって著しく過負荷である証拠でもある．

3) 血流の再分配

安静時には心拍出量は約4L/分前後であるが，最大運動時には外的仕事量（負荷量）に比例して20〜30L/分まで増大する．しかし各器官への血流は一律に増大するわけではなく，必要な器官の血流は増大し，運動時にはあまり重要ではない器官への血流は減少する．これを血流の再分配という（図5）．

最大運動時に最もダイナミックに血流が変化するのは骨格筋であり，絶対量も相対量も著しく増大する（25%→80%）．冠動脈の血流（冠血流）は心臓の仕事量に比例するが，心臓の仕事量自体が心拍出量と比例するので，冠血流は絶対量が増大するものの相対量は不変である（5%）．脳の血流量は絶対量が不変かわずかに増えるのみなので，相対量は減少する（15%→6%）．一方，内臓系，とりわけ肝臓と腎臓の血流変化は著しく，それぞれ相対量としては5%，3%まで減少してしまう．

4) 分時換気量・一回換気量・呼吸数

運動に対する呼吸の反応も心臓の反応に近く，運動強度が低い場合は一回換気量の増加で分時換気量が増大し，運動強度が高くなると呼吸数の増大で分時換気量の増加が起こる．しかし心拍出量と異なるのは，運動強度に対する分時換気量の増大が直線関係ではなく，二次曲線で近似される点である（図6）．これは後述する無酸素性作業閾値に関係する．

5) 酸素摂取量・二酸化炭素排出量の動態

運動負荷試験中に呼気ガス分析器を用いて，酸素摂取量と二酸化炭素排出量を経時的に測定すると，酸素摂取量は運動強度に比例して増加するが，二酸化炭素排出量の増加は途中でその増加幅が変化し，グラフ上では上方へ屈曲する現象が観察される（図7）．この様子は横軸に酸素摂取量，縦軸に二酸化炭素排出量をおいた散布図に，一呼吸ごとの値あるいは区間ごとの平均値をプロットするとわかりやすい（図8；

ここがポイント！
健常者の場合，エルゴメーターのような律動的な運動であっても，最大運動強度時は収縮期血圧が200mmHgを超える場合が少なくない．

覚えよう！
運動時の血流の再分配について，相対量の変化と絶対量の変化を臓器ごとに説明できるようにしよう．

気をつけよう！
図4のような昇圧反応は等尺性運動のほうが著しく，より低い運動強度でも血圧の上昇が起こりやすい．

MEMO
オールアウト（all out）
運動負荷試験において下肢の疲労や著しい呼吸困難，運動の速度低下・停止などで運動が持続困難となったことをいう．

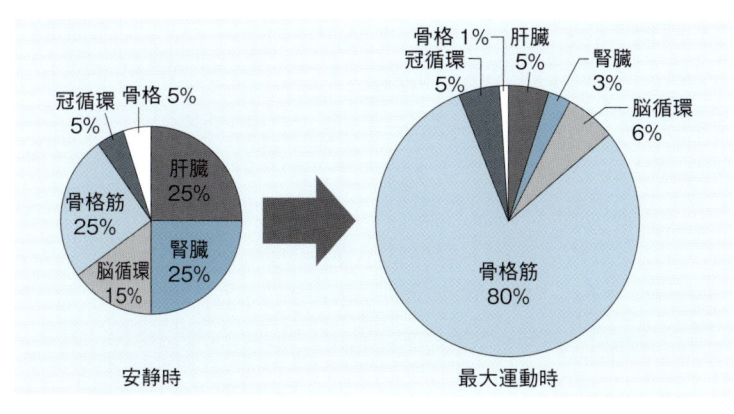

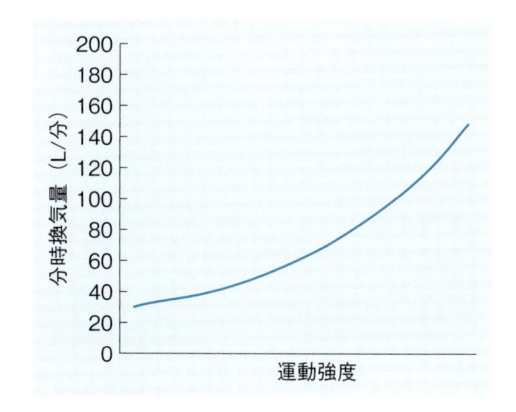

図5 運動時の血流の再分配

図6 運動時の分時換気量の変化

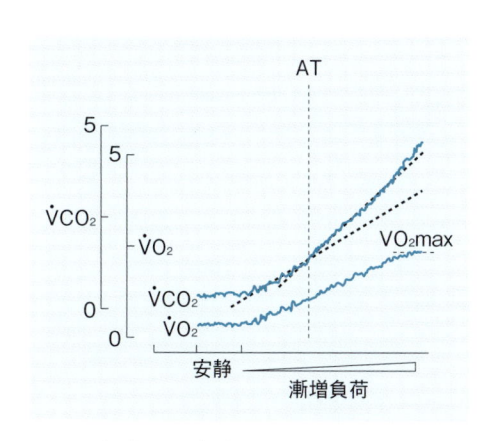

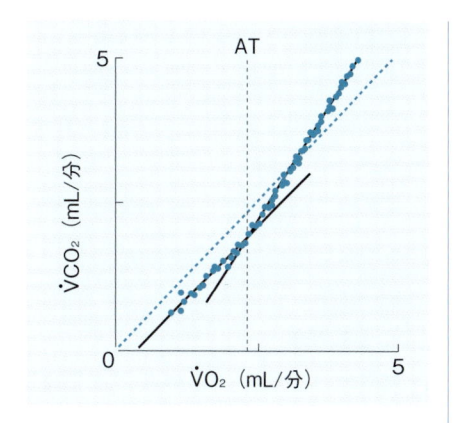

図7 漸増運動負荷試験中の酸素摂取量（$\dot{V}O_2$）と二酸化炭素排出量（$\dot{V}CO_2$）の変化

図8 V-slope法

V-slope法)．この屈曲点が無酸素性作業閾値（AT）である．ATは，運動強度の低い有酸素性運動と，運動強度の高い無酸素性運動の境界値で，運動療法ではこの値を基準に運動強度が設定される．

漸増運動負荷試験を行うと，運動負荷量の増大によりいずれは運動が持続できなくなり，レベリングオフが観測される場合がある．このときに観測された酸素摂取量を最大酸素摂取量（$\dot{V}O_2$max）と呼ぶ．非鍛練者や有病者の場合は，レベリングオフを観測する前に，その他の理由で運動負荷試験を終える場合が多く，この際の酸素摂取量の最大値は最高酸素摂取量（$\dot{V}O_2$peak）として区別する．

酸素摂取量は，心拍数と一回拍出量の積である心拍出量と，動静脈血酸素較差で規定される．これをフィックの式という．

　　酸素摂取量＝心拍数×一回拍出量×動静脈血酸素較差

フィックの式によれば，年齢で規定される最大心拍数（予測最大心拍数＝220－年齢），一回拍出量，肺の酸素化能や組織での酸素利用率で規定される動静脈血酸素較差が大きければ，最大酸素摂取量は高くなる．

4. 全身持久力を規定する因子

最大酸素摂取量も無酸素性作業閾値も，持久性体力のよい指標として，健康・スポーツ領域や呼吸循環系領域でよく用いられる．

5. 運動負荷試験

心肺運動負荷試験（CPX）は，トレッドミルやエルゴメーターを用いて，運動中の酸素摂取量と二酸化炭素排出量を呼気ガス分析で測定する検査である．運動負荷に

無酸素性作業閾値（anaerobic threshold：AT）

MEMO
レベリングオフ
酸素摂取量には循環能力や筋の代謝による限界があり，その限界を超えると酸素摂取量は増加しなくなる．これをレベリングオフと呼ぶ．

酸素摂取量（$\dot{V}O_2$：oxygen consumption）
動静脈血酸素較差（A-V differ：arteriovenous oxygen difference）
フィック（Fick）の式

心肺運動負荷試験（cardio-pulmonary exercise test：CPX）

多段階運動負荷（multistage exercise）

最大運動負荷試験（maximal exercise test）
症候限界性運動負荷試験（symptom limited exercise test）

は，時間経過とともに運動強度を段階的に増加させる多段階運動負荷や，負荷量を直線的に増加させていくランプ負荷を用いる．運動強度を増加させながら運動を行っていくと，いずれは予測最大心拍数に到達し，下肢の疲労，呼吸困難などの理由により運動が持続できなくなる（オールアウト）．これを最大運動負荷試験という．疾病を有する場合は，それより早く不整脈や血圧の過度な上昇などの医学的理由により運動を中止する．このような場合を症候限界性運動負荷試験という．運動負荷試験を実施すると，全身持久性の指標である$\dot{V}O_2max$やATを決定することができ，これを運動処方に利用する．さらに運動時に起こる不整脈や異常な心血管反応が顕在化するので，運動療法のリスク管理にも役に立つ．

6. 運動処方

1）運動処方の基本的な考え方

運動療法の効果を得るためには，トレーニングの原理・原則を意識しなければならない（Lecture 1 参照）．一般的に全身持久性を高めるためには，最大筋力や瞬発力を高めるための運動とは異なり，低強度で長時間の手段・種目を選択する必要がある．

具体的に運動処方を行う際には，FITTの理論に沿ってプログラムを作成するとよい．FITTとはF：frequency（頻度），I：intensity（強度），T：time（時間），T：type（種類）の頭文字をとったものである．

（1）運動頻度

運動療法を実施する場合，運動頻度が多いほど運動療法の効果を得ることができる．一方で，運動頻度が多くなると疲労の回復する時間が減少するため，整形外科的・内科的リスクが高まる．ただしそれらは正比例の関係ではない（図9）．運動頻度が低い場合（たとえば週1回），運動による効果はわずかであるがリスクも最小である．運動頻度が中程度（たとえば週2～4回）では，運動の効果は高いが運動によるリスクはそれほど高くない．しかしながら毎日運動を行うような場合では，運動の効果がそれほど高くならないのにリスクは最大となる．このことから有病者や非鍛錬者の場合は，週2～4回の範囲で運動頻度を設定するのが望ましい．

（2）運動強度

有病者や非鍛錬者の全身持久性向上のために設定する強度は効果が高く，かつ安全でなければならない．その観点から，50～60%$\dot{V}O_2max$のATレベルの運動強度で処方することが一般的である．ATレベルでの運動強度は，運動の持続や安全の面から運動療法に適している．しかしながら体力がより低い場合は，ATレベルでの運動療法の導入でも継続できない場合もあるため，より低強度（たとえば40%$\dot{V}O_2max$程度）から始め，漸進性の原則に従って徐々に運動強度を増強していくとよい．健康な場合，あるいは競技レベルの場合は，より強い強度で運動療法を行わなければ効果は得られない．

（3）運動時間

全身持久力を向上させるためには，特異性の原理に従えば，低負荷・高頻度（長時間）で実施するとよい．おおむね1回につき20～30分程度の運動を行うことが望ましい．ある程度連続した運動時間のほうが効果は高いが，低体力者や導入時には初期から目標時間を連続して行うことは実際には困難である．

このような場合は，運動時間の目標を30分と設定したとすれば，10分間の運動で3回に分けて実施するとよい．このような方法をインターバルトレーニングという（図10，Lecture 15 Step up 参照）．全身持久力の向上を目的とする運動療法には，エネルギー消費による体重減少の効果も期待されるところである．このような目的で

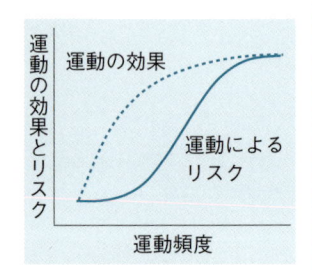

図9 運動頻度と運動の効果およびリスクとの関係

MEMO
ATレベルでの運動療法が勧められる理由
・有酸素運動であるため長時間の運動が可能
・長時間運動ができるため脂質の消費に有利
・過激な運動によるアシドーシスが起こらないため，身体の恒常性が維持される
・異常な心血管系の反応が出現しにくい
・換気亢進が起こりにくいので呼吸困難感が出現しにくい
・運動がそれほど強くないため導入が容易
・運動継続率が高い　など

インターバルトレーニング（interval training）

7 全身持久力改善のための運動療法

図10 インターバルトレーニング　図11 トレッドミルによる歩行　図12 エルゴメーター

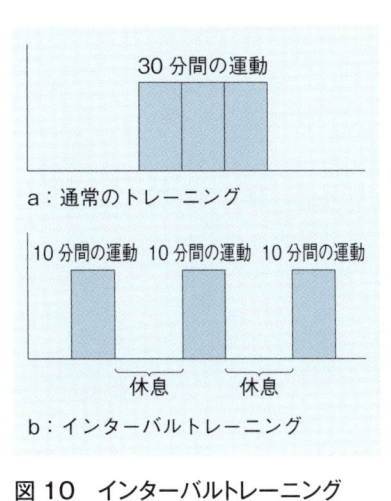

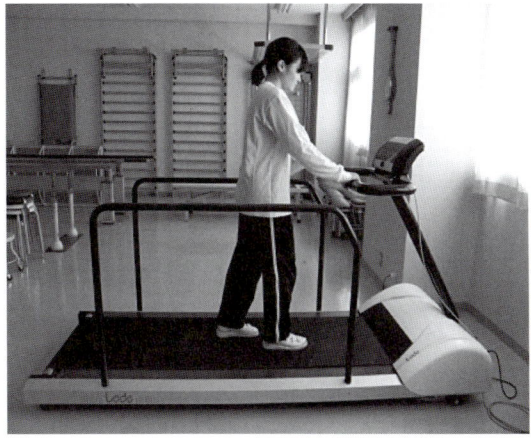

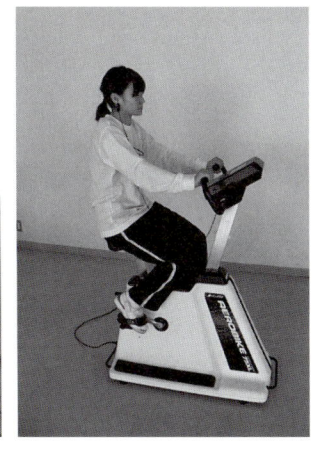

運動療法を行う場合，20分以上運動を持続しなければ脂質が代謝されないと誤解されているが，実際には効果はほぼ同等である．

(4) 運動の種類

全身持久力の改善のために用いられる種目は，歩行やエルゴメーターが多い（図11，12）．これは対象となる高齢者にとって，①整形外科的な問題や転倒，循環系のリスクなどの問題を潜在的に有しているが，それらをコントロールしやすい，②運動強度の調節が行いやすい，③運動が難しくないため自主練習を行いやすいなどの利点があるからである．運動機能が高い場合は，ジョギングやより強度の高い負荷でエルゴメーター運動を行うとよい．

2) 酸素摂取量を用いた運動処方

呼気ガス分析器を用いた漸増運動負荷試験（心肺負荷試験）が実施可能な場合は，$\dot{V}O_2max$ や AT によって運動処方を行う．おおむね50〜60%$\dot{V}O_2max$ の運動強度がよい．AT はこの範囲に入ることが多い．具体的には，目標%$\dot{V}O_2max$ となる歩行速度やエルゴメーター運動時の負荷（W）を設定する．日常生活の活動レベルや運動種目などで指導する場合は，メッツを用いたほうが便利である．

3) 心拍数を用いた運動処方

%直接法やカルボーネン法を用いて目標心拍数を算出し，処方を行う．

①%直接法

　　目標心拍数＝予測最大心拍数×X/100

②カルボーネン法（%HRmax reserve）

　　目標心拍数＝（予測最大心拍数−安静時心拍数）×X/100＋安静時心拍数

なお，予測最大心拍数＝220−年齢，X＝係数（%）である．

%直接法は単純に予測最大心拍数だけで算出するため，計算が簡単で指導が行いやすい．これに対し，カルボーネン法は計算が少し煩雑だが，予測最大心拍数から安静時心拍数を引いた予備心拍数を考慮しているために，安全に運動強度を設定できる．つまり，同じ処方強度でも算出法によって目標心拍数が変わってくる．高齢者の場合，%直接法では最大心拍数が低いうえに安静時心拍数が高いため処方域が小さくなり実際は処方できない（図13）ことがあり，カルボーネン法を用いるほうがよい．

なお，βブロッカーやカルシウム拮抗薬を服用している場合は，心拍数が運動強度に応じて増加しないため注意が必要である．このような場合は，次の自覚的運動強度を用いて運動を処方するほうがよい．

4) 自覚的運動強度を用いた運動処方

下肢の疲労や呼吸困難感を数値で回答してもらう方法を自覚的運動強度（RPE）と

MEMO
メッツ（MET〈s〉）
安静座位での酸素摂取量（3.5mL/kg/分）を1単位として，この何倍かで運動強度を示す方法．

カルボーネン（Karvonen）法

MEMO
%直接法とカルボーネン法を比べると，同じ設定強度に対する実運動強度は後者のほうが少し高くなる傾向がある．

自覚的運動強度（rating of perceived exertion：RPE）

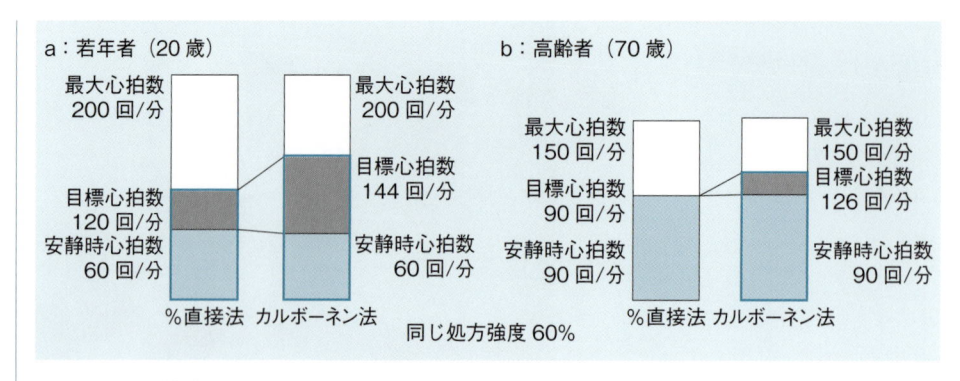

図13 %直接法とカルボーネン法の比較

表2 ボルグスケール

a：ボルグスケール

6	
7	非常に楽である（very, very light）
8	
9	かなり楽である（very light）
10	
11	楽である（fairly light）
12	
13	ややきつい（somewhat hard）
14	
15	きつい（hard）
16	
17	かなりきつい（very hard）
18	
19	非常にきつい（very, very hard）
20	

b：修正ボルグスケール

0	感じない（nothing at all）
0.5	非常に弱い（very very weak）
1	やや弱い（very weak）
2	弱い（weak）
3	
4	多少強い（somewhat strong）
5	強い（strong）
6	
7	とても強い（very strong）
8	
9	
10	非常に強い（very very strong）

(a：Borg G. *Scand J Rehabil Med* 1970；2（2）：92-98[5]，b：Borg G. Borg's Perceived Exertion and Pain Scales. Human Kinetics；1998. p50[6]，COPD〈慢性閉塞性肺疾患〉診断と治療のためのガイドライン，第4版．メディカルレビュー社；2013. p47 より）

表3 身体活動強度の分類

	相対的強度		体力レベル別の絶対的強度の範囲（METs）			
強度	$\dot{V}O_2R$（％） HRR（％）	最大HR（％）	12METs $\dot{V}O_2max$	10METs $\dot{V}O_2max$	8METs $\dot{V}O_2max$	6METs $\dot{V}O_2max$
低	<20	<50	<3.2	<2.8	<2.4	<2.0
軽	20～39	50～63	3.2～5.3	2.8～4.5	2.4～3.7	2.0～3.0
中等度	40～59	64～76	5.4～7.5	4.6～6.3	3.8～5.1	3.1～4.0
高	60～84	77～93	7.6～10.2	6.4～8.6	5.2～6.9	4.1～5.2
非常に高	≧85	≧94	≧10.3	≧8.7	≧7.0	≧5.3
最大	100	100	12	10	8	6

METs：代謝当量単位（1MET＝3.5mL/kg/分），$\dot{V}O_2R$：酸素摂取予備量，HRR：心拍数予備，HR：心拍数

（日本体力医学会体力科学編集委員会〈監訳〉．ACSM〈American College of Sports Medicine〉．運動処方の指針，第8版．南江堂；2011. p5[7]，U.S. Department of Health and Human Services. Physical activity and health：a Report of the Surgeon General. Centers for Disease Control and Prevention；1996[8]，American College of Sports Medicine. *Med Sci Sports Exerc* 1998；30（6）：975-991[9]，Howley ET. *Med Sci Sports Exerc* 2001；33（6 Suppl）：S364-S369[10]）

いう．酸素摂取量や心拍管理による処方が困難な場合は自覚的運動強度を評価するボルグスケールを用いるとよい．6～20のボルグスケール（**表2a**）[5] と0～10の修正ボルグスケール（**表2b**）[6] があるが，前者の場合は11～13（楽である～ややきつい），後者の場合は4～5（多少強い～強い）で設定する．

相対的運動強度と絶対的運動強度との関係を**表3**[7-10]に示す．

ボルグスケール（Borg scale）

修正ボルグスケール（modified Borg scale）

MEMO
グレーディングが6～20のボルグスケール（表2a）は，主に循環器疾患で疲労全般を聴取するのに用いられる．健常者の場合，この数値を10倍にすると心拍数に近くなる．グレーディングが0～10の修正ボルグスケール（表2b）は，呼吸器疾患で用いられることが多い．呼吸困難感を聴取するときには最低点が0点のほうが感覚的には使いやすい．

表4 全身持久力改善のための運動療法の効果

全身持久性	最大酸素摂取量の向上 無酸素性作業閾値の向上 運動耐応能の成績の向上（最大負荷量の増加，最大歩行距離の延長，シャトルウォーキングテストの最終ステージの向上〔時間延長〕）
循環系	安静時一回拍出量の増大・安静時心拍数の減少 末梢血管抵抗の減少・高血圧の是正 同一負荷での心拍数の減少 最大負荷での心拍出量の増大 狭心症における虚血閾値の上昇
呼吸系	肺活量の増大 同一負荷での呼吸数・分時換気量減少 同一負荷での呼吸困難感の減少 最大運動時の換気予備力の開大
骨格筋系	ミトコンドリアの数の増加・サイズの増大 速筋（TypeⅡb）の遅筋化・筋線維組成の遅筋の比率の増加 最大運動強度での動静脈酸素含有量格差の増大（酸素利用率の向上） 毛細血管数と血管床の増加
代謝系	糖代謝の促進・血糖値の減少 インスリン抵抗性の改善 脂質代謝異常の改善（低HDL血症，高LDL血症，高TG血症，高尿酸血症） 脂肪減少・体重減少

シャトルウォーキングテスト▶『内部障害理学療法学 呼吸』p60参照

HDL（high density lipoprotein；高比重リポ蛋白）
LDL（low density lipoprotein；低比重リポ蛋白）
TG（triglyceride；トリグリセリド≒中性脂肪）

7. 全身持久力改善のための運動療法の効果

ウォーキングやジョギングなどの低強度・長時間の介入を行うと，全身持久力が改善する．たとえば，短期的には$\dot{V}O_2max$やATが向上したり，連続歩行距離や走行距離が延びたり，シャトルウォーキングテストや6分間歩行テストなどのステージや距離が延びたりする．これらの改善はADLや余暇活動の拡大につながり，患者のQOLの改善にもつながる．そのほかにも，全身持久力改善のための運動療法により，さまざまな効果が得られる（**表4**）．

■引用文献

1) 池上晴夫．運動処方―理論と実際．東京：朝倉書店；1990．p13.
2) Wasserman K, et al. Principles of Exercise Testing and Interpretation. Philadelphia：Lea & Febiger；1987.
3) 伊藤　朗．運動による体の生化学的変化．中野昭一（編）．図説・運動の仕組みと応用．東京：医歯薬出版；1982．p152.
4) Weber KT, et al. Oxygen utilization and ventilation during exercise in patients with chronic cardiac failure. *Circulation* 1982；65（6）：1213-1223.
5) Borg G．Borg's Perceived Exertion and Pain Scales．Illinois：Human Kinetics；1998．p50.
6) Borg G．Psychophysical bases of perceived exertion．*Med Sci Sports Exerc* 1982；14（5）：377-381.
7) 日本体力医学会体力科学編集委員会（監訳）．ACSM（American College of Sports Medicine）．運動処方の指針，第8版．東京：南江堂；2011．p5.
8) U.S. Department of Health and Human Services. Physical activity and health: a Report of the Surgeon General. Centers for Disease Control and Prevention；1996.
9) American College of Sports Medicine. American College of Sports Medicine Position Stand. The recommended quantity and quality of exercise for developing and maintaining cardiorespiratory and muscular fitness, and flexibility in healthy adults. *Med Sci Sports Exerc* 1998；30（6）：975-991.
10) Howley ET. Type of activity: resistance, aerobic and leisure versus occupational physical activity. *Med Sci Sports Exerc* 2001；33（6 Suppl）：S364-S369.

Step up

運動強度の表し方

　運動負荷試験の結果から運動処方を行うためには，何らかの方法で運動強度を決めなければいけない．この運動強度の表し方としては，運動器具の抵抗の強さや速度で表す物理的運動強度と，運動による生体側の反応の大きさで示す生理的運動強度の2種類がある．

1）物理的運動強度

（1）仕事率

　kgmは1kg重のおもりを重力の反対方向に1m動かすときのエネルギーを指し，地球上なら1kgの重さを1m持ち上げる仕事量である．仕事率は単位時間あたりの仕事量である．たとえば，体重60kgの人が階段を垂直距離にして毎分20m（約120段）昇ったときの運動強度，つまり仕事率（kgm/分）は，60kg×20m=1,200kgm/分となる．

（2）ワット

　自転車エルゴメーターの種類によってはワット（W）で表されているものがある．毎秒1Jの運動強度が1Wで，これは約6.12kgm/分である．計算を簡便にする場合は1W=6kgm/分でも差し障りない．

（3）カロリー

　カロリー（kcal）とは，体内で単位時間内に消費されるエネルギーを表したものである．1Lの酸素消費量は約5kcalのエネルギー発生に相当するので，運動強度や実測の酸素消費量から消費カロリーを求めることができる．

　　エネルギー消費量（kcal）＝酸素摂取量（mL/kg/分）×体重（kg）×運動時間（分）÷1,000*×5kcal

　　　　　　　　　　　　　　　　　　　　　　　　　　　　　　　　　　（*mLをLに単位変換するため）

たとえば，体重50kgの患者が20分間，酸素摂取量で10.5mL/kg/分（3METs；後述）の強度で運動すれば，

　　10.5mL/kg/分×50kg×20分÷1,000×5kcal=52.5kcal

とエネルギー消費量を求めることができる．この酸素摂取量からエネルギー消費量を求める方法は，ダイエットを目的とした運動処方に応用できる．また国家試験でもたびたび出題されるので，計算ができるようにしておこう．

2）生理的運動強度

（1）酸素摂取量

　酸素摂取量とは，1分間に消費した酸素量で運動強度を表す方法である．最大値に対して体全体で消費した運動強度の割合で示す方法と，さらにその値を体重1kgあたりの値に換算した方法とがある．酸素摂取量は個体の大きさに依存するため，後者を用いるのが一般的である．全身持久力を安全に高める目的や脂質代謝異常の改善を目的に実施する場合は，おおむね50〜60%$\dot{V}O_2$max程度またはATと同じ強度で設定することが一般的である．

（2）心拍数

　心拍数は運動強度にほぼ比例するため，これによって運動強度を表すことができる．ただし，心拍数が比較的低いところと高いところでは直線からはずれやすいので注意が必要だが，心拍数が110〜170回/分程度では心拍数と運動強度はほぼ直線になると考えてよい．前記した%直接法やカルボーネン法で求めた目標心拍数を用いる．

（3）メッツ

　運動時の酸素摂取量が安静時の酸素摂取量の何倍かを表したものがメッツ（MET）である．1MET = 3.5mL/kg/分として扱い，運動時の酸素摂取量を3.5mL/kg/分で割ると求められる．

（4）自覚的運動強度

　自覚的運動強度とは，自覚的判断に基づく運動強度であり，運動時の自覚的負担度を数字に置き換えて被検者に答えてもらう方法である．代表的なものがボルグスケール（講義の表2）である．これを運動中に示し，口頭または指で指して回答してもらう．

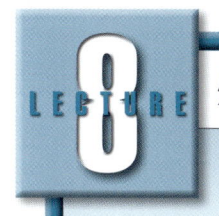

LECTURE 8 感覚障害に対する運動療法

到達目標

- 身体平衡と感覚の関連について理解する．
- 感覚障害に対する理学療法評価を適切に実施できる．
- 感覚障害に対する運動療法の目的とリスク管理について理解する．
- 感覚障害に対して適切な運動療法が実施できる．
- 感覚障害に対する運動・生活指導が適切に実施できる．

この講義を理解するために

　この講義では，感覚障害に対する運動療法について学習します．感覚障害者は身体平衡を損なうことが多く，運動療法を実施するにあたり，転倒などの危険性が伴います．視覚，前庭覚，体性感覚がどのように身体平衡に影響を与えるかを理解することは，運動療法を実施するうえで重要といえます．この講義を通して，身体平衡と感覚の関連を理解したうえで，適切なリスク管理のもと，目的に応じた理学療法評価・運動療法が実施できることを目標としています．

　感覚障害，特に前庭器官障害に対する運動療法を学ぶにあたり，以下の項目をあらかじめ学習しておきましょう．

- □ 視覚，前庭覚，体性感覚の解剖生理について学習しておく．
- □ 一般的な理学療法評価について学習しておく．
- □ 運動療法の種類，方法，負荷強度，頻度について復習しておく．

講義を終えて確認すること

- □ 身体平衡と感覚の関連について理解できた．
- □ 感覚障害に対する理学療法評価の目的を理解し，適切に実施できる技術が身についた．
- □ 感覚障害に対する運動療法の目的や理論について理解し，適切に実践する技術が身についた．

講義

1. 身体平衡と感覚

感覚は身体の平衡に重要な役割を担っており，前庭覚のほか，視覚，体性感覚の複雑な相互作用によって身体の平衡が保たれている．これらの感覚受容器からの情報が，脳幹の前庭神経核，内側縦束，小脳，脳幹網様体などで統合され，感覚情報の変化に基づいて，頭部や体幹の動きを調整したり，注視を反射的に安定化させたりしている（図1）[1]．

1) 前庭覚による身体平衡調節

姿勢や眼球運動の調節は，感覚受容器からの情報をもとに，反射的に行われることが多い．たとえば静止立位では，頭部を地面に対して垂直に静止させることになるが，姿勢が変化し頭部が動くと，バランスが大きく崩れないように，さまざまな部位に姿勢反射・反応が起こる．最も鋭敏に反応するのが前庭器官（Step up 参照）であり，代表的な反射に前庭眼反射，前庭頸反射，前庭脊髄反射がある．

2) 体性感覚・視覚による身体平衡調節

体性感覚と視覚による反射は，前庭覚による反射を補助する．姿勢調節に関与する体性感覚は，頸部，四肢，皮膚の固有受容器であり，特に頸部から起こる反射は，眼球や四肢に対して強い影響がある．一方，体性感覚や特殊感覚からの刺激により，立ち直り反射や踏み直り反応が起こる．また，視覚は，前庭覚や体性感覚と比較すると情報量が多く，処理速度が遅いため，すばやい反射には適さないが，適切な空間情報に基づいた正確な反応のためには重要である．

2. 感覚障害を呈する代表的な疾患

感覚が何らかの疾患によって障害されると，適切な運動が行えないばかりか，身体の平衡を保つことも困難となる．特に平衡感覚が強く障害されると，めまいや悪心が出現し，日常生活がさらに困難となったり，QOLの低下をきたしたりする．

1) 視覚障害を呈する代表的な疾患

視覚障害を呈する代表的な疾患は，糖尿病性網膜症を代表とする網膜疾患，高齢者に多い白内障をはじめ，視神経疾患，脳血管疾患，多発性硬化症などがあげられる．視覚情報は平衡機能に重要な役割を担っているため，これが障害されると平衡機能が低下する．

2) 前庭覚障害を呈する代表的な疾患

半規管は重力や加速度から頭部の位置と運動を検出する．この半規管に何らかの障害が生じ，誤った情報が脳幹に入力されると，反対側の正常な半規管や他の感覚からの正しい情報とのミスマッチが起こり，これによりめまいが引き起こされる．

表1[2]に前庭性めまいが生じる代表的な疾患を示す．前庭器官である半規管が障害されると回転性のめまいがみられるが，特に後半規管の障害が全体の7〜8割を占め，次いで外側半規管による発症が多く，前半規管はまれである[1]．

また，耳石器は身体の傾きや直線運動を感じる器官で，その内側にある膜の表面に付着している耳石は年齢とともに変性し，有毛細胞も減少する．変性した耳石が臥床時に後半規管へ移動すると，内リンパ液の流れが悪化し，有毛細胞への情報が低下することで，めまいが引き起こされることがある（良性発作性頭位めまい）．

前庭神経炎や聴神経腫瘍摘出術など，一側の前庭機能障害で生じるめまいは，反対側の代償によって，ある程度経過すると軽快することが多いが，両側性などの著しい

MEMO
感覚の分類
ヒトの感覚は主に，体性感覚（皮膚や関節の動きにかかわる），内臓感覚，特殊感覚（視覚，聴覚，前庭覚など）に分けられる．

QOL（quality of life）

MEMO
内耳の構造

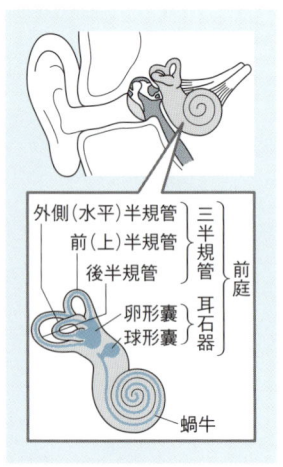

外側（水平）半規管
前（上）半規管 ─ 三半規管
後半規管
卵形嚢 ─ 耳石器 ─ 前庭
球形嚢
蝸牛

良性発作性頭位めまい（BPPV: benign paroxysmal positional vertigo）

8 感覚障害に対する運動療法

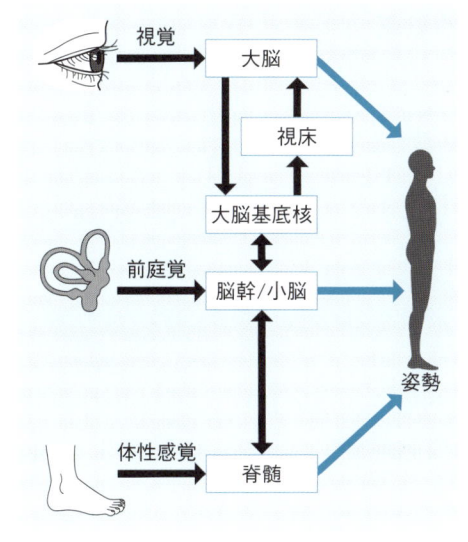

(Lundy-Ekman L. Neuroscience：Fundamentals for Rehabilitation, 3rd ed. Saunders；2007. p267[1])

図1 姿勢制御と感覚情報の統合

表1 前庭性めまいをきたす疾患

部位	末梢前庭系		中枢前庭系			
	内耳	前庭神経	小脳橋角部	脳幹	小脳	皮質投射野
炎症	内耳炎	前庭神経炎（ウイルス性，細菌性）	頭蓋底髄膜炎			
血管性	迷路梗塞	椎骨脳底動脈拡張症 神経灌流血管閉塞	脳血管障害（梗塞，出血）椎骨脳底動脈血流不全（動脈硬化，動脈解離，変性頸椎による圧迫など）			
腫瘍	転移性腫瘍 真珠腫	聴神経腫瘍，髄膜腫 転移性腫瘍など	脳腫瘍（グリオーマ，髄芽腫など）			
外傷	迷路振盪 側頭骨骨折	前庭神経損傷	頭頸部外傷後遺症			
中毒	アミノグリコシド アルコール アスピリン フェニトイン	ストレプトマイシン カナマイシン	有機水銀，アルコール			
その他	BPPV メニエール病 突発性難聴		脊髄小脳変性症 多発性硬化症	てんかん 多発性硬化症		

BPPV：良性発作性頭位めまい

（山本纊子．現代医学 2011；59（2）：199-205[2]）

表2 めまいを呈する疾患のうち運動療法が適応となるもの

治癒可能な障害（一時的障害）	前庭神経炎，良性発作性頭位めまい（BPPV）
障害が横ばいなもの（永久障害）	内耳炎，中毒性耳障害，内耳挫傷，前庭神経炎，脳血管障害，頭頸部外傷後遺症，聴神経腫瘍術後，先天性内耳発育障害
進行性の障害	めまい・平衡障害が持続するメニエール病，同側高度迷路障害

（時田 喬．*Equilibrium Res* 1990；49：159-167[2]）より筆者作成）

平衡機能障害のように症状が強く長い場合は，運動療法の対象となる．

3) 体性感覚障害を呈する代表的な疾患

体性感覚障害を呈する疾患は，脳血管疾患，末梢神経疾患，脊髄損傷などがあげられる．たとえば，脳血管障害による深部感覚も含む著しい感覚障害は，一側障害でも立位バランスや歩行能力に大きな影響を与え，脊髄癆や脊髄腫瘍などによる脊髄後索の障害では，一側または両側下肢の深部感覚の障害が起こり，姿勢保持には視覚による代償が必要となる．また，糖尿病性末梢神経障害により手袋靴下型の感覚解離が生じると，足底からの感覚入力が減少し，バランス機能が低下する．このように，体性感覚が障害されると，支持基底面を基準とした身体の位置関係を正しく把握することが困難となる．

3. 感覚障害に対する運動療法の目的

感覚障害によって平衡機能が低下した患者では，代償の促進，障害されていない入力系の代用を行うことが目的となる．障害の部位，程度，時期を考慮して，適切な刺激を視覚系，前庭覚系，体性感覚系へ反復して加える．日本めまい平衡医学会が示す運動療法の対象となるめまいを呈する疾患は**表2**[3]の通りである．また，起き上がりや振り向きなどの体位変化によるめまいの症状が強い場合，臥床時間が長くなったり，活動性が低下したりして，デコンディショニング（Lecture 2参照）の状態に陥りやすい．このような患者については，平衡機能障害に対してだけでなく，筋力や全身持久力の低下の予防・改善のための運動療法も必要となる．

> **MEMO**
> **手袋靴下型**（glove and stocking type）
> 左右対称性，遠位部優位の感覚障害で，正常部との境界は不明瞭である．

4. 感覚障害に対する運動療法時のリスク管理

1) 前庭覚障害を呈する患者の場合

　前庭覚障害を呈する患者では，わずかな体動でも悪心を誘発することが少なくない．このような場合は，体動に対する恐怖心が強く，無理な運動療法の実施によって生じるめまいのためにその恐怖心が増強してしまう．そのため，患者の心理面を考慮した対応が必要となる．

　めまいを呈する患者への運動療法の実施は，転倒の危険性が非常に高いため，めまい症状の出現時間帯，出現体位，持続時間，発生頻度などを事前に聴取しておき，急なめまい症状の出現に対しては，すぐに座ったり，臥床したりできる場所で実施するなど，迅速に対応できる体制のもとで運動療法を実施する．また，めまいによる悪心のために食欲や食事摂取量も低下していることが多く，運動療法実施にあたって，エネルギーバランスも検討する．

2) 視覚・体性感覚障害を呈する患者の場合

　視覚・体性感覚障害を呈する患者では，視覚情報や身体位置情報の減少により障害物に身体をぶつけることがあり，身体損傷の危険性が高い．さらに，脊髄損傷や末梢神経障害による感覚障害では触・痛覚が重度に障害されていることが多く，損傷した場合でも痛みを感じにくいため，注意が必要である．視覚障害を伴っている場合は，障害物につまずいたり，視覚情報の減少からバランス能力が低下していたりして，転倒しやすく恐怖心が非常に強いため，心理的な配慮も重要である．

5. 感覚障害に対する理学療法評価

1) 問診

　日常生活で困っていることを聴取する．また，痛みの感じ方やしびれなどの異常感覚，身体を触ったときの感じ方や，入浴時の温度の感じ方を問診する．めまいを伴っている場合は，めまいの出現時間帯，出現体位，持続時間，発生頻度だけでなく，回転性や浮遊感などのめまいの感じ方も聴取しておく．

2) 体性感覚の評価

　脳血管障害や脊髄後索障害のように，大脳の感覚領域や感覚神経の伝導路が障害された場合，触覚，振動覚，深部感覚，温度覚，痛覚の評価を行う．

3) 視覚の評価

　視力，視野の広さや欠損の状態，眼球運動，眼振の状態を評価する．

4) 前庭機能の評価

(1) ディックスホールパイクテスト

　前庭器に急速な動的刺激を加え，そのあと出現する眼振を観察する．長座位で頭部を45°回旋させ（図2a），その後，頭が水平面よりやや下の位置で最大60秒間維持するようにする（図2b）．これにより，回旋側の後半規管と対側の前半規管が強く刺激される．その際の眼振の状態，頻度，持続時間を評価する．

(2) ロールテスト

　外側半規管の機能を評価する検査法である．背臥位にて頭部を20°屈曲させ（図3a），頭部をすばやく一側ずつ回旋させ（図3b，c），その際の眼振の状態，頻度，持続時間を評価する．

5) バランス能力の評価

　感覚障害によるバランス能力の低下だけでなく，デコンディショニングによる筋力低下や平衡反応の弱化に伴うバランス能力低下の影響も考慮する．

MEMO
めまいには，回転性（グルグル），動揺性（ふわふわ），立ちくらみ（眼前暗黒感）がある．半規管が障害されると自分の身体が回転するようなめまい，耳石器が障害されるとふわふわするようなめまい，前庭神経が障害されると回転するめまい，視床や大脳皮質が障害されるとふわふわするようなめまいを感じることが多い．

ディックスホールパイク（Dix-Hallpike）テスト

気をつけよう！
誘発されためまいによって被検者がベッドから転落する可能性があるため，十分に注意する．

ロールテスト（roll test）

8 感覚障害に対する運動療法

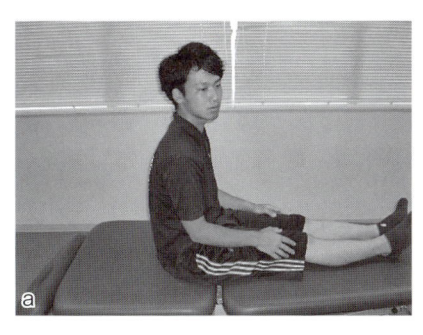

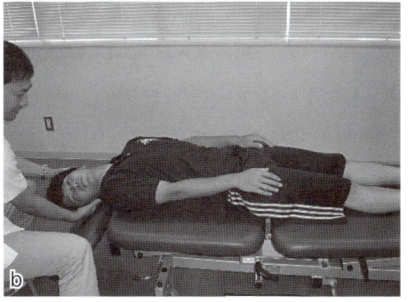

図2　ディックスホールパイクテスト

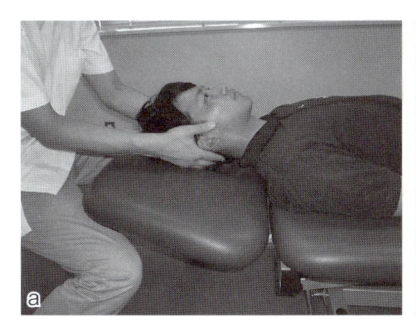

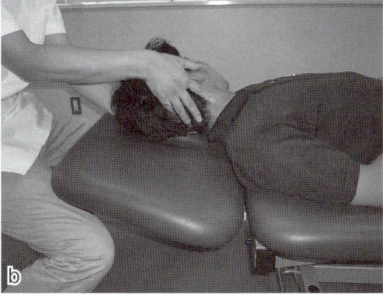

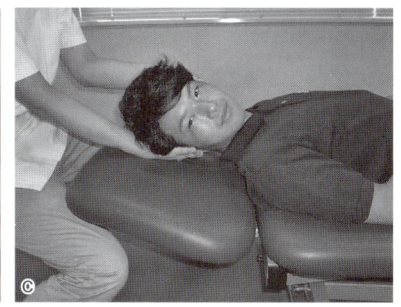

図3　ロールテスト

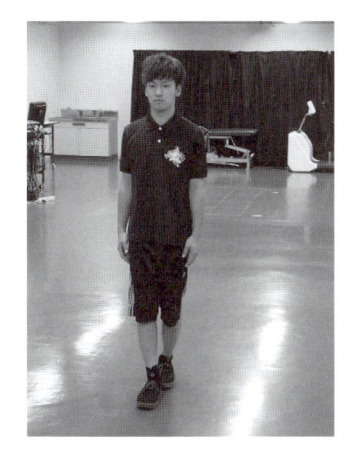

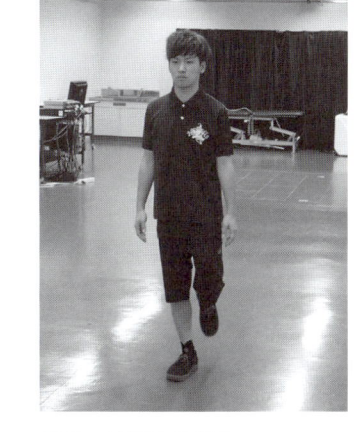

図4　マン検査　　　図5　片脚立位検査

(1) 両脚起立検査（ロンベルグテスト）
　開眼で両足をそろえ，正面注視で60秒間観察した後，閉眼60秒間の観察を行う．身体動揺の有無，方向，程度を観察する．開眼時と比較して閉眼時の動揺が著しければ，ロンベルグ徴候陽性と判断する．

(2) マン検査
　前足の踵と後足のつま先をつけて，両足を縦一直線上で起立させる（図4）．開眼，閉眼とも30秒間観察する．前後に置く足を変えて検査を行い，倒れそうになるかどうかをみるようにする．

(3) 片脚立位検査
　片脚で直立させて（図5），30秒間観察する．開眼で30秒以内，閉眼で15秒以内に挙上脚が接床するものを異常とする．

(4) 足踏み試験
　閉眼にて両上肢を前方に伸ばし，大腿を水平位まで上げるように50歩または100歩足踏みさせる（図6）．終了時の回転角，移行距離によって判定する．50歩時は45°以上，100歩時は90°以上の回転角を異常とする．また，100歩時で移行距離が1m以上の場合も異常とする．過度の動揺も異常と判定してもよい．

ロンベルグテスト（Romberg test）

MEMO
小脳性のバランス障害の場合，両足をそろえた時点でバランスを崩す．脊髄後索障害による深部感覚障害の場合は，閉眼して視覚情報を遮断するとバランスを崩す．

ここがポイント！
閉眼時に注視点をイメージさせることによって身体動揺は軽減する．

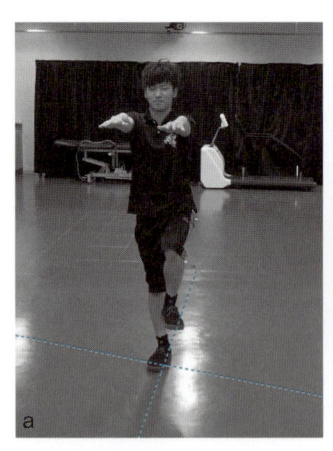

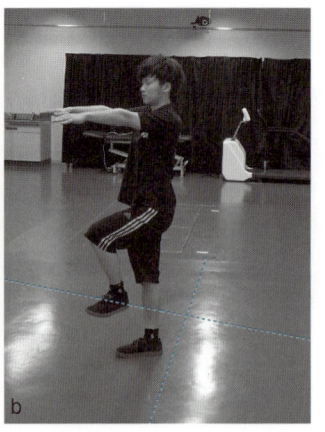

図6 足踏み試験
aの開始位置からbの終了位置の変位を評価する．

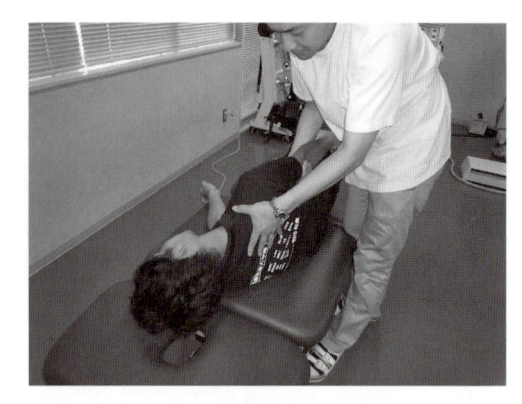

図7 頸部・肩甲骨周囲筋・脊柱筋のリラクセーション

6) 筋力の評価
慢性的なめまいは活動量が低下することが多いため，筋力低下をきたしていないかを評価する．

7) 日常生活動作
転倒に対する恐怖心や体動によるめまいで日常生活動作が困難となる場合が多いため，バーセルインデックスやFIMなどを用いて，日常生活動作を評価しておく．

6. 感覚障害に対する運動療法の実際

1) リラクセーション
半規管などの内耳は椎骨動脈により栄養されており，僧帽筋や傍脊柱筋の過緊張によって椎骨動脈の血流が悪くなると，浮遊感を伴うめまいを生じることがある．このような患者に対しては，頸部，脊柱，肩甲骨周囲筋にリラクセーションを実施するとよい（図7）．

2) 前庭系に対する運動療法
(1) 耳石排出法
遊離した耳石により半規管のリンパ液の流れが障害されることで，めまいが発生している患者が対象である．リンパ液の流れの障害の多くは後半規管，外側半規管に起こるため，半規管の構造を考慮した頭位変換による耳石排出法を行う．

a. 後半規管に対する方法（エプリー法）
左後半規管の耳石を排出する場合は，長座位にて頭部を左へ45°回旋させ（図8a），背臥位に倒す（図8b）．その後，頭部を右へ回旋させ（図8c），右側臥位を経由して（図8d）長座位となり（図8e），頭部を正中位に戻す（図8f）．

b. 外側半規管に対する方法（浮遊耳石置換法）
右外側半規管の耳石を排出する場合は，まず，背臥位で頭部を右に回旋し耳石を中間部に移動させる（図9a）．次に頭部を正中位とし（図9b），頭部を左回旋した後（図9c），腹臥位を経由して（図9d）背臥位に戻り，最後に頭部を右回旋する（図9e）．

(2) 前庭性-視性眼運動に対する方法
外眼筋の運動は，半規管からの情報からも調整を受けている．したがって，半規管が障害されると前庭眼反射が低下し，視性補正が困難となりめまいが誘発される．図10[4]に示す方法により，前庭刺激や視運動刺激を与えて眼運動の固視や追視機能を向上させる．

バーセルインデックス（Barthel index：BI）
FIM（functional independence measure）

気をつけよう！
耳石排出法では頭位変換によるめまいを誘発するため，めまいが治まるまで静止が必要となる．

ここがポイント！
めまい発作を繰り返している場合，運動に対する恐怖感が強い患者もいるが，めまいの症状は運動による刺激で改善することが可能であることを理解してもらう必要がある．

エプリー法（Epley maneuver）

浮遊耳石置換法（canalith repositioning treatment）

MEMO
耳石排出法は，後半規管や外側半規管に遊離した耳石について，重力を利用して排出する．図8，図9の左上の図は，耳石の位置と移動方向を示した．

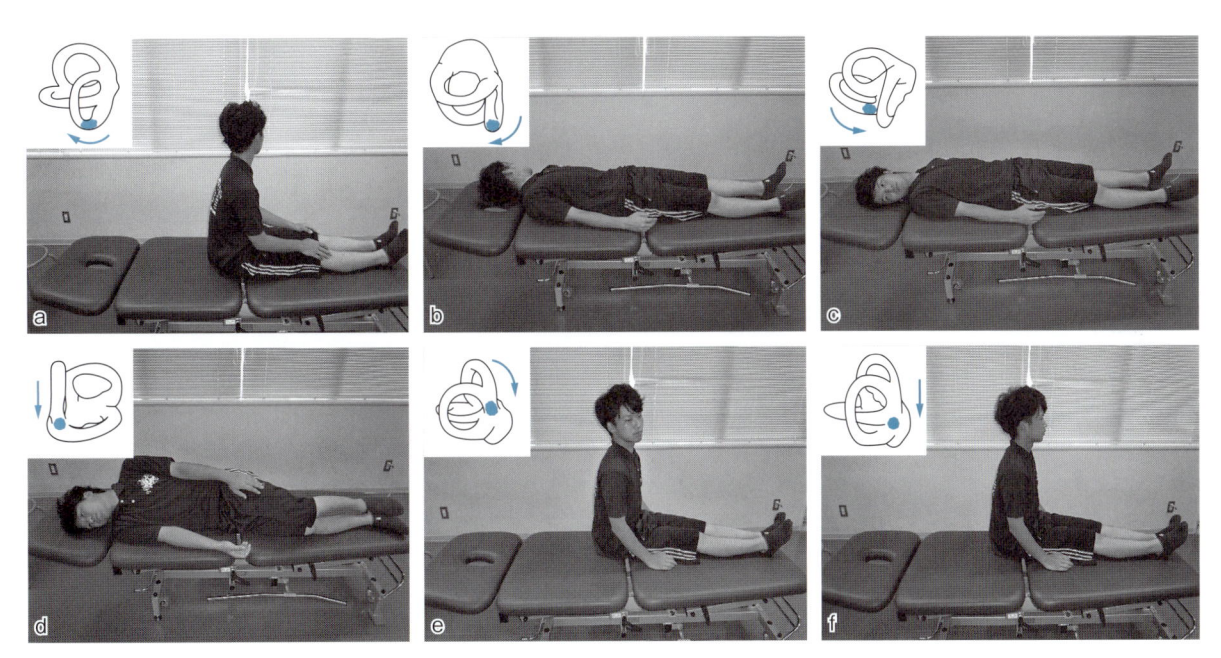

図8 エプリー法
体位変化・頭部回旋による左後半規管内の浮遊耳石の移動を示す．

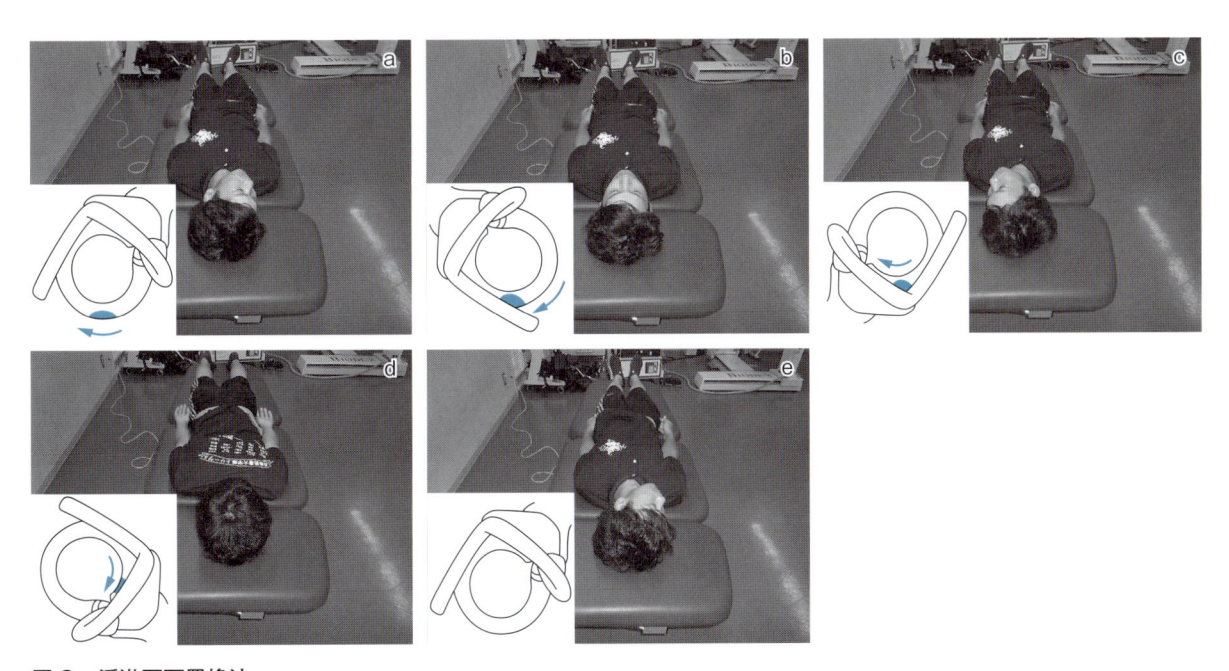

図9 浮遊耳石置換法
頭部の回旋による右外側半規管内の浮遊耳石の移動を示す．

3）バランストレーニング

視覚，前庭覚，体性感覚への情報を統合したり，平常より不安定な環境を設定したりすることにより，脳幹，小脳を含めた平衡機能を動員させて機能を改善させる目的で，バランストレーニングを実施する．

（1）片脚立位練習
バランスが悪い場合は平行棒内で実施する．初めは平行棒を両手で把持しながら片脚で立ち，上達してきたら片手または両手を離して行う．

（2）継ぎ足歩行練習
一直線上を一側のつま先に，反対側の踵を交互に接触させて歩行する（タンデム歩行）．

MEMO
継ぎ足歩行練習（タンデム歩行）

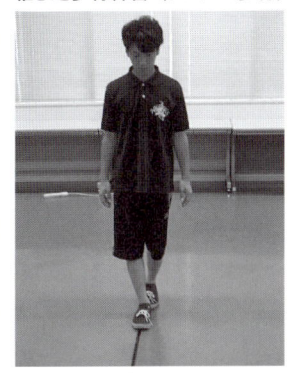

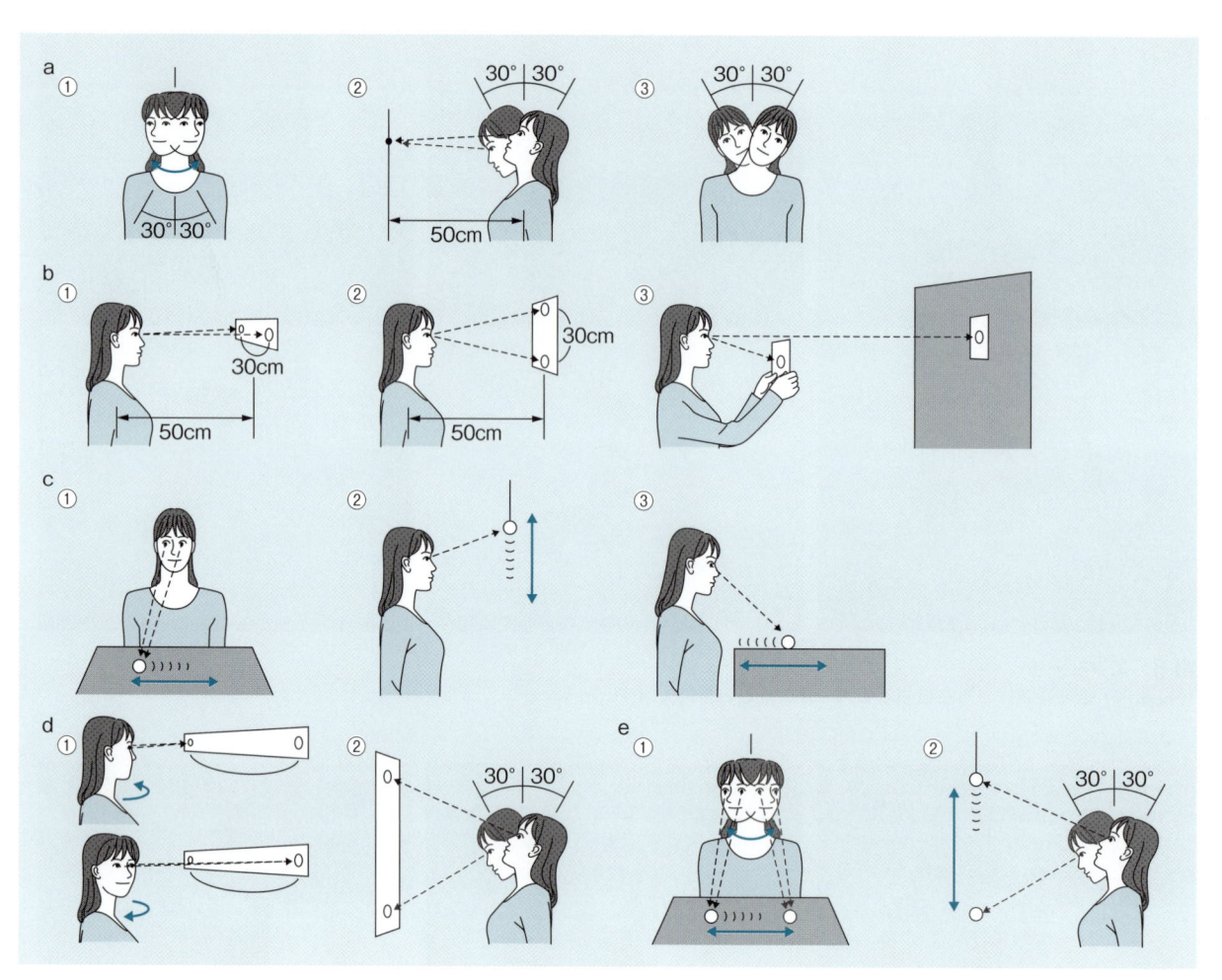

（山中敏彰．*Equilibrium Res* 2012；71（2）：120-135[4]）

図 10 前庭性‐視性眼運動練習
a：固視・頭位変換運動；50cm の指標を固視して頭を左右に 30°回転（①），前後に 30°屈曲・伸展（②），頭を左右に 30°傾斜（③）．
b：眼球を速く動かす運動；左右（①），上下（②），前後（③）．
c：眼球をゆっくりと動かす運動；左右（①），上下（②），前後（③）の点を眼で追う．
d：頭と眼を速く動かす運動；指標を見てから遅れて左右（①），上下（②）へ動かす．
e：頭と眼球をゆっくりと動かす運動；動く指標を追跡しながら頭部を左右（①），上下（②）に回旋．

（3）外乱バランス練習

不安定板などの上でバランスを保つようにする．立位（**図 11a**）で不可能な場合は，座位練習（**図 11b**）を実施する．

（4）視覚的外乱バランス練習

視覚からの感覚入力を遮断して，前庭覚，体性感覚でのバランストレーニングを実施する（**図 12**）．支持基底面が広いほうが難度は低いので，まずは両脚を少し開いて行う．上達してきたら，閉脚立位，片脚立位と難度を上げていく．

（5）立ち上がり動作練習

立ち上がり動作練習は頭位を変化させるため，前庭覚に刺激が入力される．椅子の高さを低くすると難度が高くなる．

4）筋力増強トレーニング

平衡機能低下によって転倒の危険性を自覚すると，外出の機会が減少したり日常生活での活動性が低下したり，重症の場合は臥床時間が長くなったりする．このような場合は，デコンディショニングによる筋力低下の予防・改善を目的として，筋力増強トレーニングを実施する．体動によりめまいが誘発される場合は，運動の実施肢位や強度に十分な注意が必要である．

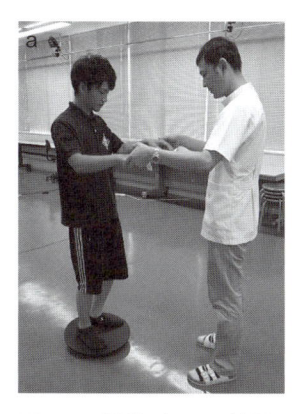

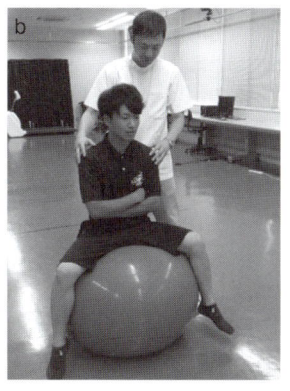

図11 外乱バランス練習
a：立位外乱バランス練習　b：座位外乱バランス練習

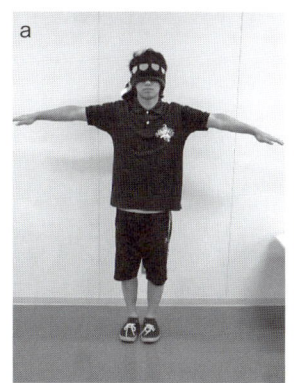

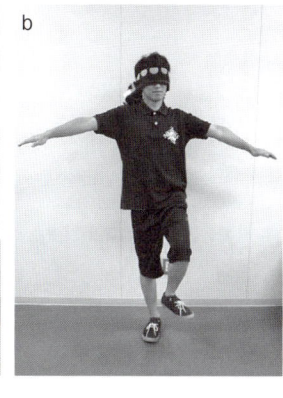

図12 視覚的外乱バランス練習

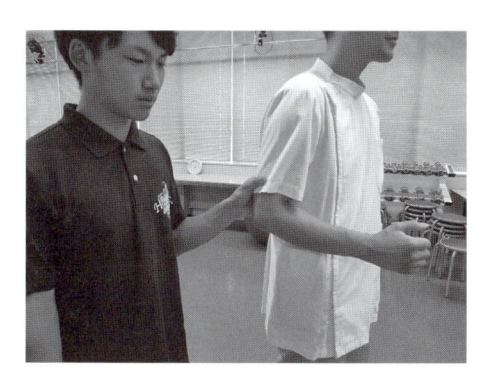

図13 視覚障害者に対する歩行誘導

5) 持久力向上トレーニング

活動量低下による体力の改善には有酸素運動が推奨される．有酸素運動にはトレッドミルや自転車エルゴメーターが用いられるが，めまいの発生や転倒の可能性を考慮すると後者が望ましい．有酸素運動は身体的効果以外にも，運動による爽快感が得られる，運動に対する自信がつく，などの精神・心理的な効果も期待できる．

6) 日常生活動作練習

転倒への恐怖心やめまいの出現を自覚すると日常生活の活動量が低下するため，動ける範囲での日常生活動作練習を実施するとよい．たとえば，歩行によってめまいが生じていても，立ち上がり動作ではめまいが生じないときは，立ち上がり動作の練習を行うことによって活動量や筋力の低下を極力防ぐようにする．

7. 感覚障害に対する運動・生活指導

1) 視覚障害に対する運動・生活指導
安全に移動するための基本誘導方法

図13のように，誘導者は視覚障害者の斜め半歩前に立ち，肘を体側につけて，誘導者の肘のすぐ上を握ってもらうようにする．誘導者の動きが視覚障害者に伝わりやすくなるように，握られた腕は自然に下におろし，歩くときは前後に振ったり，脇から離したりしないように注意する．

歩く速さは，視覚障害者に合わせるように注意し，視覚障害者が強く握ったり，後ろに引っ張ったりするような場合は，不安を感じていたり，速すぎたりすることがあるため，速度を緩めるように配慮する．慣れていないときなど恐怖心が強い場合は，まずは視覚障害者の恐怖心を取り除いて歩行する．また必要に応じて，家族に誘導方法の指導を行うとよい．

気をつけよう！
視覚障害者の誘導の際は，歩行能力が低下した対象者の介助のように後方につくことは避ける．

気をつけよう！
前方から視覚障害者の両手を引いて誘導すると，恐怖心を助長してしまう可能性があるため，注意を要する．

MEMO
慢性疾患で症状が出たり消えたりしている場合，症状が治まっている期間を間欠期と呼ぶ．

気をつけよう！
めまいの悪化を招くことがあるため，試すような行為は行わないように指導する．

ここがポイント！
内耳を栄養する椎骨動脈の血流が悪くならないよう，頸部・肩甲骨周囲筋への負担を考慮する．

2) 前庭覚障害に対する運動・生活指導

急性期，慢性期，間欠期に合わせて生活指導を実施し，また，予防のための運動・生活指導を行う．

(1) 運動指導

a. めまい急性期の指導

めまいの急性期では，ゆっくりとではあるが動くことが可能な場合と，めまいや悪心によりまったく動くことが不可能な場合があるため，状態に合わせて動くように指導する．身体を動かすことができる場合は，少しでも平衡機能の回復を促進するため，立位練習や歩行などの日常生活動作程度の運動から始めるとよい．身体を動かすことはおろか姿勢変換も困難な場合は，めまい症状の鎮静化を待つことが基本となり，可能な範囲での上下肢の筋力維持トレーニングを中心に行う．

b. めまい慢性期・間欠期の指導

めまいがある程度落ち着いている慢性期や，めまいのない間欠期では，生活のリズム，食事，睡眠，運動や心にゆとりをもつなど生活を見直すことが，症状の改善や予防に有効である．片脚立位，継ぎ足歩行などの簡単なバランス練習や，自転車エルゴメーター運動などの有酸素運動を，日常生活に取り入れるように指導する．

(2) 生活指導

ヘッドホンなどで大音量を聞き続けると，聴覚器官である蝸牛ばかりか，近接する前庭器官も影響を受ける可能性がある．大音量でのリスニングや大きな音のする場所に長時間いることは避けるように指導する．また，重たいものを持たない，頸部を締め付けない衣服を選ぶ，枕の高さを調整するなどの配慮が必要になる．

近年のめまい患者の増加は，ストレスの増加に加えて，不規則な生活習慣などの睡眠覚醒リズムを含めた生活のリズムの乱れがかかわっている．食事・睡眠・労働・休養・運動など，毎日の生活リズムを整えて，正常の体内時計を含めた生体リズムを保つことが重要である．

3) 体性感覚障害に対する運動・生活指導

脊髄損傷や重度片麻痺で感覚障害が重度であると，四肢の位置関係の認識ができず四肢をぶつけたり，触・痛覚が脱失しているために引っかけたりしていても，気づかないことがある．脊髄損傷ではプッシュアップで移動する際に殿部に傷をつくったり，片麻痺では車椅子のキャスターに麻痺側上肢を巻き込んだり，といった身体損傷の恐れがあるため，必ず，視覚での確認を行うように指導する．

■引用文献
1) Lundy-Ekman L. Neuroscience: Fundamentals for Rehabilitation, 3rd ed. Philadelphia：Saunders；2007. p267.
2) 山本纊子．めまい　内科・神経内科の立場から．現代医学 2011；59（2）：199-205.
3) 時田　喬．平衡訓練の基準．*Equilibrium Res* 1990；49：159-167.
4) 山中敏彰．平衡のニューロリハビリテーション―慢性平衡障害への対応―．*Equilibrium Res* 2012；71（2）：120-135.

■参考文献
1) 水田啓介．めまい外来に占める BPPV の実態．ENTONI 2006；60（3）：1-5.

Step up

1. 前庭器官の解剖と機能

前庭器官は半規管と耳石器で構成され，いずれも固有受容器に属する．側頭骨内の骨迷路内には，腹迷路が内包されており，リンパ液で満たされている．回転加速度を感知する半規管と，重力・直線加速度を感知する耳石器はめまいに深く関与する．

1) 半規管

前，後，外側の 3 つの半環状の構造物が互いに垂直に交差し，一端に膨大部を有する (図 1)．膨大部には有毛細胞があり，感覚毛がクプラの内部に入っている．頭部の回転でリンパの変動が起きると，クプラが偏位し，感覚毛を傾斜させることによって回転を感知する (図 2)[1]．

2) 耳石器

卵形嚢，球形嚢からなり，内部には平衡斑と呼ばれる感覚上皮部があり，前庭神経終末が分布する．卵形嚢，球形嚢はそれぞれ，水平，垂直に位置しており，それぞれ水平，垂直の加速度を感知する．

3) 前庭の神経

求心線維は上前庭神経，下前庭神経に分けられる．上前庭神経は前・外側半規管と卵形嚢，球形嚢の一部に分布し，下前庭神経は後半規管および球形嚢に分布する．大部分が前庭神経核に終わり，前庭神経核からの遠心線維のうち，前庭脊髄系，前庭動眼系はそれぞれ骨格筋，外眼筋に対して出力する．

2. 重心動揺検査

重心動揺計を用いると，平衡機能を定量的に解析することができる．閉眼時の姿勢維持機能を開眼時と比較することにより，前庭器および深部感覚の機能を推測することが可能となる．

重心動揺計は足圧中心の動きを測定するものであり，身体の重心を水平面上に投影することができる．静止に近い状態では，足圧中心の動きは重心動揺とほぼ一致するが，大きく動いている場合は慣性力の影響を受けるため，2 つは完全には一致しない．

1) 検査方法

検査肢位は，上肢は自然に体側に垂らした直立姿勢とし，開眼，閉眼で 60 秒保持する (図 3)．検査は静かな環境で行い，開眼時は 2〜3m 先の注視点を見るようにするとよい．

2) 測定項目

経時的に圧中心を XY グラフ上に描出したものが図 4 である．閉眼により，圧中心移動が大きくなっていることがわかる．このグラフからさまざまなパラメータが得られる．

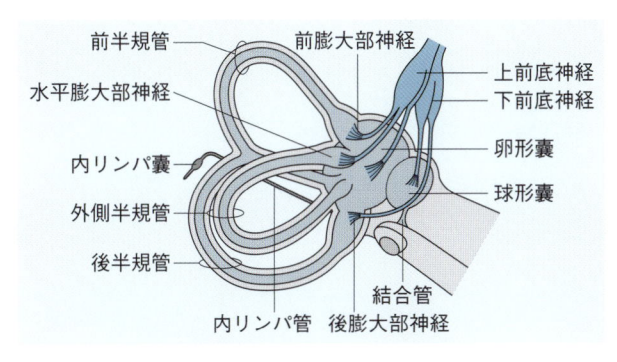

図 1 前庭器の解剖

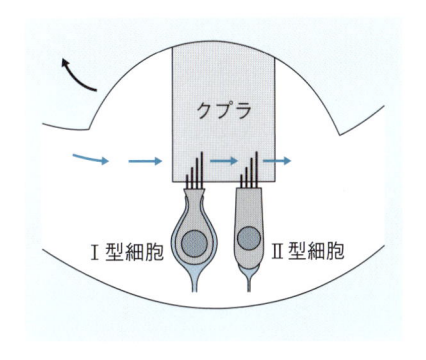

(中山明峰．理学療法 2011；28 (4)：537-542[1])

図 2 クプラと感覚毛
頭部が時計回りに回転すると (黒矢印)，慣性により，リンパ液が反時計回りに動き，クプラが傾く．これにより感覚毛が刺激されて回転を感知する．

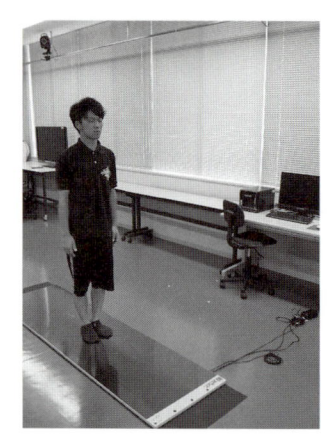

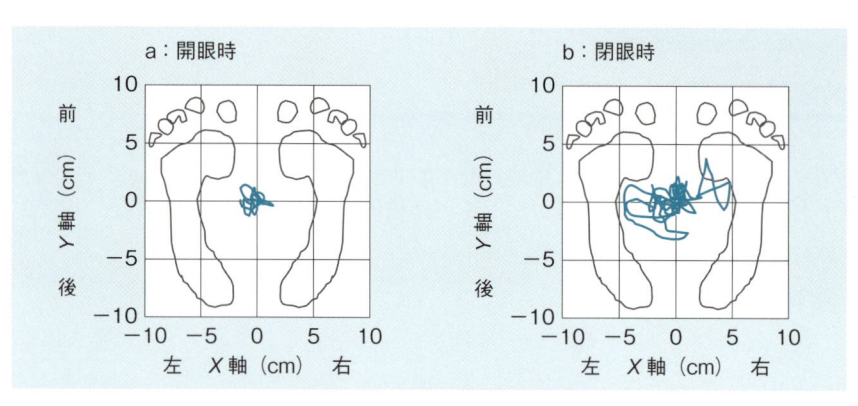

図3 重心動揺計による評価　　図4 開眼時の足圧中心軌跡（a）と閉眼時の足圧中心軌跡（b）

（1）動揺面積
　動揺面積の大きさから，平衡機能障害の程度を総合的に把握できる．面積として，外周面積，矩形面積，実効値が用いられるが，外周面積による評価が一般的である．

（2）軌跡長
　動揺の大きさを定量化する最もよいパラメータであり，総軌跡長や単位時間あたりの軌跡長がよく用いられる．単位面積軌跡長は総軌跡長を外周面積で除した値であり，視覚による姿勢制御の影響が少なく，動揺の性質を検査するのに適している．

（3）ロンベルグ率
　重心動揺の面積または軌跡長から開眼閉眼比を求め，視覚代償を評価する．ふつう，閉眼により圧中心の移動量が大きくなる（図4）．閉眼で動揺が顕著に増大する場合は，迷路系か脊髄からの求心路障害が推測される．

3. めまい・平衡機能障害に対する運動療法のエビデンス

　めまい・平衡機能障害に対する運動療法の有効性に関する報告は，1944年から1946年にかけて，Cawthorne[2]とCooksey[3]に始まる．日本では，北里大学方式，岐阜大学方式，信州大学方式など各施設で独自に行われているが，方式間では有意な差を認めず，いずれの方法でも有用であるという結論が得られている[4]．また，近年のCochrane Libraryによるメタ解析[5]によると，27論文において，内服治療のみを行ったもの，あるいは積極的な運動療法を行わなかったものを対照群として，有効性を検討している．介入は，動きによって誘発されるめまいや眼球運動の順応化を高め，バランス練習，歩行・動作練習，感覚による代行，リラクセーションを実施した結果，めまいの改善，平衡機能や視覚，歩行の改善，日常生活の改善におおむね有効であったとしている．

■引用文献
1) 中山明峰．めまいの解剖学的・生理学的理解．理学療法 2011；28（4）：537-542.
2) Cawthorne T. Vestibular injuries. *Proc R Soc Med* 1944；30：106.
3) Cooksey FS. Rehabilitation in vestibular injuries. *Proc R Soc Med* 1946；39：273-275.
4) 肥塚　泉．めまいリハビリテーション．日耳鼻 2013；116：147-153.
5) Hillier SL, et al. Vestibular rehabilitation for unilateral peripheral vestibular dysfunction. The Cochrane Library 2011.

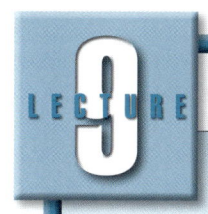

LECTURE 9 がん患者の運動療法（1）
がん総論および周術期

到達目標

- がん治療における基本的な治療展開について理解する．
- がん治療の目的（根治治療，緩和的治療，症状緩和を中心とした治療）について理解する．
- 周術期理学療法の対象と，それぞれの運動療法のポイントを理解する．
- リンパ浮腫の発生機序と複合的治療を理解する．
- 原発性骨腫瘍，転移性骨腫瘍の違いを理解し，それぞれの治療方法，運動療法のポイントを理解する．

この講義を理解するために

　この講義では，がんの理学療法について学びます．がんの理学療法を行う際には，がん治療に関する知識が必要になります．どのような治療がなされたか，気をつけることは何か，スケジュールはどうなっているのかを知らなければ，理学療法をどのように進めていけばよいかがわからないからです．この講義では，周術期の理学療法，リンパ浮腫，転移性骨腫瘍に対する運動療法を中心に解説しますが，がんの理学療法にはそのほか，周術期の呼吸リハビリテーション，装具療法，リスク管理など，多岐にわたる知識が必要です．

　がんやがん治療の知識を身につけ，がんに対する運動療法と周辺知識を理解するために，以下の項目をあらかじめ学習しておきましょう．

- □ がんの疫学について学習しておく．
- □ 5年生存率が高いがん，低いがんについて学習しておく．
- □ 局所治療・全身治療，もしくは根治治療・緩和的治療・症状緩和中心の治療，というがんの治療展開について学習しておく．

講義を終えて確認すること

- □ がんの運動療法を含む理学療法の必要性を理解できた．
- □ 基本的ながん治療の流れが理解できた．
- □ 周術期理学療法の対象と，それぞれの運動療法の概要が理解できた．
- □ 手術療法後の続発性リンパ浮腫の発生機序と，運動療法を含む複合的理学療法の概要が理解できた．
- □ 原発性骨軟部腫瘍の治療の概要が理解できた．

講義

1. がんのリハビリテーション総論

がんは，1981年より日本人の死亡原因の1位となっており，総死亡の約3割を占めている．男性，女性ともに，おおよそ2人に1人が一生のうちにがんと診断される．罹患数は年々増加傾向にあり，2015年にピークをむかえ，2050年まではほぼ横ばいの状況が続くと予測されている．

これまでの各種がん対策の推進により治療成績は改善傾向にあり，現在では半数以上が治るようになっている．罹患数の増加，治療成績の向上に伴いがんと共存する人が増え，年々がんのリハビリテーションの必要性は高まっている．

がんのリハビリテーションは，がんやがん治療の経過のなかで負った制限に対し，身体面，社会面，心理面，そして職業面において最大限の機能を獲得できるよう支援することである[1]．根治治療から維持治療，終末期のどの時期においても，リハビリテーションの対象となりうる．

患者が受ける治療（手術療法・化学療法・放射線療法など）の強度や意味合い（根治目的か延命目的か），治療期間，副作用，説明内容（告知の有無など）を理解したうえで運動療法を行っていくが，適切な運動療法を行うには，治療内容やリスクを知ることが重要である．

2. がん治療

局所に留まっている早期がんでは根治が可能だが，遠隔転移を伴う進行がんでは根治が難しい（図1）．

根治治療は治療が終われば以後経過観察になるのに対し，緩和的治療は延命を目的としているため，化学療法（抗がん剤治療）は可能な限り継続される．積極的な治療が行えなくなった後は，症状緩和を中心とした治療となる．臨床では症状緩和中心の治療をBSCと呼ぶことが多い．

MEMO
最近の報告では年間約36万人ががんで亡くなっている（2012年）．2010年に新たに診断されたがんは約80万例であり，部位別では男性が胃，肺，大腸，前立腺，肝臓，女性が乳房，大腸，胃，肺，子宮，の順となっている．

MEMO
がんと肉腫
一般に，上皮性腫瘍のことを「がん」（carcinoma），非上皮性腫瘍の悪性のものを「肉腫」（sarcoma）と呼ぶ．

覚えよう！
がんの転移の分類
①血行性に遠隔臓器に転移するもの（骨転移，脳転移など）
②リンパ行性に転移するもの（リンパ節転移）
③播種性転移：胸腔や腹腔に直接ばらまかれるもの（がん性胸膜炎，腹膜播種，髄膜播種など）

BSC（best supportive care）

上皮内がん（CIS：carcinoma *in situ*）

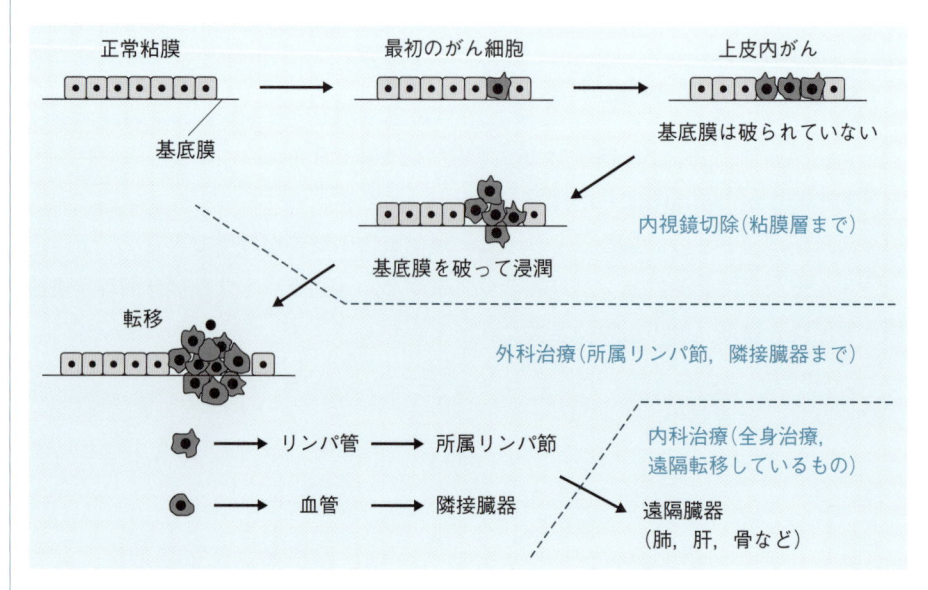

図1 がんの自然史と治療の流れ（固形がん，特に消化器がんの場合）
遠隔転移がある場合は，原発巣およびリンパ節郭清を行ってもがんを完全に取りきることができない．その場合，手術療法の適用とはならず，全身治療（主に化学療法）を行うことになる．治療開始前の評価（どこまでがんが広がっているか）が非常に重要である．

9 がん患者の運動療法（1）がん総論および周術期

現代のがん治療では，主に手術療法・放射線療法・化学療法を単独または組み合わせて行っている．治療期間も，手術後約1週で退院となるものから，骨肉腫のように補助化学療法と手術療法で約1年にもわたるものまでさまざまである．

がんの進行度を表すものとしてTNM分類がある．これは共通の基準で評価を行い，がんの臨床的ならびに病理学的取り扱い方法を標準化するために用いるものである．TNM分類をもとに，がんのステージが決定される．各がんの取り扱い規約によってStage 0～IVの5つに分類され，治療方針，予後の予測などに使われる．

3. 周術期における運動療法を中心とした理学療法

がんに対する手術療法の目的は，すべてのがん細胞を摘出し根治を目指すことであるが，リスクが伴ううえ，切除による何らかの外見上あるいは機能上の障害を残すことが多い．機能障害の程度によっては退院後の生活や復職に影響が生じ，重篤な術後合併症を併発すれば生命を脅かすような状況になることもある．

周術期の理学療法は，術後合併症の予防，速やかなADLの獲得，運動機能障害の改善が主な目的である．具体的な対策を指導・実行することによって，周術期全般にわたる不安の軽減を図り，主体的に周術期に臨めるように支援することも重要な役割である．安全で効果のある理学療法を行うには，各周術期の理学療法の目的，手術内容，理学療法の進め方（スケジュール），リスクを知ることが重要である．

なお，がんに限らないが，ERASプロトコルが欧米を中心に検討されてきた．これは，術前・術中・術後にかけて，回復促進に役立つ各種のケアをエビデンスに基づき導入し，安全性と回復促進効果を強化した，集学的リハビリテーションプログラムである．患者が早く日常生活を取り戻すための活動として，日本でも普及しつつある．

1）肺がんや消化器がん
（1）主な特徴と治療方針

肺がん，食道がん，胃がん，大腸がん，肝・胆・膵がんなどでは，開胸・開腹術が行われる．肺がんや消化器がんは，罹患数・手術件数も多く，がんの理学療法のなかではよく経験する．消化器がんの早期であれば内視鏡治療の適応となるが，内視鏡治療は開胸・開腹術に比べ侵襲が小さいため，理学療法が依頼されることは少ない．手術療法の適応となった場合は，開胸・開腹腫瘍切除に加えて所属リンパ節郭清が標準的な治療である．必要に応じて隣接臓器の切除が行われる．手術侵襲が大きい場合は，合併症の予防や早期離床などを目的に理学療法が依頼される．

近年，手術侵襲の軽減を図るために，胸腔鏡や腹腔鏡下での手術が増加している．また，根治性を高める目的で，補助化学療法が標準治療として行われるようになってきている．補助化学療法とは，腫瘍切除では取りきれない微細ながん細胞に対し，根治性を高めるために術前または術後に行う化学療法のことである．胸部食道がんのみ術前，その他のがんは術後に行う．

（2）運動療法とリスク管理
a．術前

術前は，患者指導（オリエンテーション）と評価が理学療法の中心である．術前から指導を行うと，行わなかった場合に比べ有意に呼吸器合併症の発生率が低下し，入院期間が短縮されたことが報告されている[2]．

患者指導としては，主に呼吸練習，活動性を維持改善するための運動指導を行う．呼吸指導は，①腹式呼吸，②インセンティブスパイロメトリーの使用方法，③自己排痰法（咳嗽，ハフィング）などを中心に行う．通常のフィジカルアセスメント，呼吸機能の評価に加え，社会的役割の聴取も重要である．仕事内容，大まかな復職時期の

MEMO
TNM分類
T（tumor）：原発腫瘍の進展度（0は原発腫瘍なし．1～4は腫瘍径，浸潤の程度により，臓器別に分類）
N（nodes）：リンパ節転移の有無と範囲（0はリンパ節転移なし．1～4はリンパ節転移の程度により，臓器別に分類）
M（metastasis）：遠隔転移の有無（遠隔転移なしを0，ありを1とする）
※腫瘍の種類により詳細に基準が設けられている．

MEMO
ステージ分類
一般的に上皮内がんはStage 0，遠隔転移があればStage IVとして扱われる．

ERAS（enhanced recovery after surgery：術後回復力強化）プロトコル

外科手術▶『内部障害理学療法 呼吸』Lecture 14, p147参照

MEMO
所属リンパ節
リンパ節転移のうち，転移がしやすく，かつ手術で取りきれる範囲のものを指す．胃・大腸・食道など，それぞれの原発巣によって所属リンパ節は異なる．

気をつけよう！
インセンティブスパイロメトリーの留意点
胆管がんや膵がんで閉塞性黄疸に対し経皮経肝胆道ドレナージ（PTBD：percutaneous transhepatic biliary drainage）が挿入されている場合は，深呼吸による肝臓の呼吸性移動が生じドレーンの逸脱が起きる可能性がある．そのため，深呼吸およびインセンティブスパイロメトリーは行わない．

慢性閉塞性肺疾患（COPD：chronic obstructive pulmonary disease）

理解は，術後の運動負荷のかけ方，どこまでフォローを行うかなどの情報として大切である．

術前指導だけでなく，積極的な運動療法を行うことによって，術後合併症発生率の低下，入院期間の短縮，早期離床などの効果が明らかになってきている．特に，高齢者，慢性閉塞性肺疾患（COPD）患者，歩行能力が低下している患者の場合には，通常より早く入院して，運動療法として筋力トレーニング，持久力トレーニングを行い，術耐容能を高める必要性がある．

b. 術後早期離床：病棟内歩行自立まで

早期離床は，筋骨格系の廃用を予防するだけでなく，呼吸器系の機能低下や合併症を予防するためにも必要である．ただし循環動態が落ちつかないうちに離床を行うと，起立性低血圧や不整脈を生じ，結果として離床から得られる利益より不利益のほうが大きくなってしまうため，そのまま離床を進めるか否かの判断が重要となる．

全身状態を把握したうえで，血圧，心電図波形，SpO_2（経皮的動脈血酸素飽和度）などを適宜測定しながら，痛みを増悪させないように座位，立位，歩行へと進めていく．術後はドレーンや点滴が多く挿入されているので，逸脱には注意が必要である．

術後は低酸素血症にならないように適宜酸素が投与されているが，歩行練習などによって低酸素血症を招く恐れがある．あらかじめ許容される値を主治医に確認し，適宜 SpO_2 や心拍数をチェックしながら歩行距離を延ばしていく．

早期離床だけでなく，呼吸合併症を予防するためには，意識的な深呼吸と痰の喀出が重要である．臥床時は，適宜腹式呼吸を指導し，呼気量の増加やゆっくりとした呼吸パターンを促していく．腹部の創部痛のためにうまく腹式呼吸が行えない場合は，胸式呼吸であっても深呼吸を行うよう指導する．

インセンティブスパイロメトリーは，術前に比べてどれだけ吸気量が減少しているか，また経過とともにどれだけ改善しているかを，可視的にフィードバックすることが可能である．ベッド上だけでなく，離床前後の端座位のときに使用を促していくとよい．

c. 病棟内歩行自立から退院まで

病棟内歩行が自立した後は，全身持久力トレーニングを中心に運動療法を行っていく．平地歩行以上の負荷をかけるには，エルゴメーターやトレッドミル，階段昇降が有用であるが，ドレーンや経管栄養が留置されていることも多く，リスク管理面からも臨床ではエルゴメーターを使用することが多い．

最適な運動の強度は明確でないが，初めは修正ボルグスケール 2〜4（弱い〜やや強い）の範囲内でワット数，施行時間を設定し，以後疲労感を考慮しながら負荷量を上げていく．

術後経過のなかで合併症を併発した場合には，必然的に入院期間が長くなるため，安静を必要とする病態でなければ運動療法を継続し，廃用を予防することが重要である．術後合併症は，がん種や術式にもよるが，肺炎，縫合不全，創感染，膿胸，反回神経麻痺などがある．合併症治療中は，運動療法継続の可否，注意点などを確認したうえで，運動療法を継続していくことが望ましい．

2）乳がん

（1）主な特徴と治療方針

乳がんは部位別の罹患数で女性の 1 位であり，手術件数も多い．術後は肩の ROM 制限，更衣や整容などの日常生活動作制限が生じやすい．入院中に個別に生活指導や運動療法として，肩の ROM 練習，上肢の筋力強化練習を行った場合，一般的な指導パンフレットを渡した場合に比べ，患側肩の ROM と上肢機能を有意に改善すること

気をつけよう！
痛みは，早期離床を阻害する因子であり，多くは創部痛である．起居動作，特に起き上がり，座位から臥位へ移る際には，ベッドアップ機能を利用し痛みを増悪させないように注意する．

MEMO
ドレーン
ドレーンとは，体腔内に溜まった水分，血液，リンパ液などを体外に排出する管のことである．以下のような 2 つのドレーンがある．
①インフォメーションドレーン：術後出血や消化液（胆汁や膵液）の漏れなどを早期発見するためや，貯留物を知るための予防および診断を目的に挿入されるドレーン．
②ドレナージドレーン：血液，消化液，膿瘍などを体外に排出するために挿入される治療目的のドレーン．

MEMO
乳がん術後の肩の ROM 制限の原因
1. 術後疼痛による安静
2. 腋窩部の皮膚切開と縫合による引きつれ
3. 術操作による軟部組織の癒着

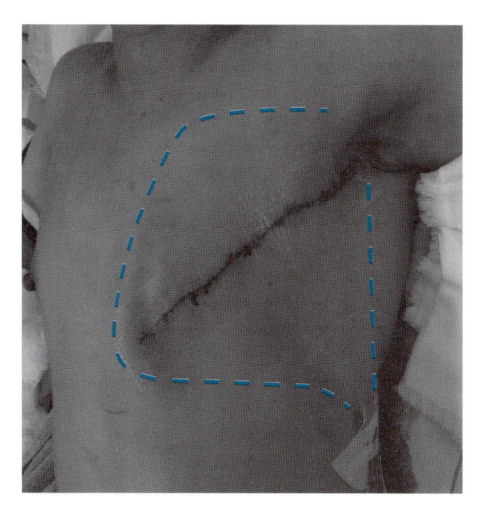

図2 乳がん術後の例
乳房全摘術および腋窩郭清術の後，点線で示すように，1本は胸部皮下，1本は腋窩周囲をドレナージしている．

が報告されている[3]．したがって，積極的な理学療法介入が必要である．

乳がんの治療は，手術療法を中心に，放射線治療，化学療法，ホルモン療法などを組み合わせて行われる．手術療法は乳房とリンパ節それぞれに対する治療計画からなっている．乳房に関しては全摘か部分切除か，リンパ節に関しては腋窩リンパ節郭清かセンチネルリンパ節生検を行う．センチネルリンパ節生検が陰性であれば，腋窩リンパ節郭清は省略される（図2）．

(2) 運動療法とリスク管理
a. 術前
予定術式を理解したうえで，術後に起こりうる機能障害，リハビリテーションの流れを説明し，注意点の理解，不安の軽減に努めることが大切である．術前評価は上肢機能の確認や，浮腫発生リスクの把握のためにも重要である．基本的事項（利き手，術側，肩関節周囲炎などの既往の有無），社会的背景（仕事，家庭内の役割など），肩のROM，上肢筋力，握力，上肢周径を評価しておく．

b. 術後
a) ドレーン挿入中
術後約1週間はドレーンが挿入されている．そのため，肩関節は90°程度の屈曲，外転の自動運動までとし，肘関節以遠の自動運動を中心に行い，筋のミルキングアクションを促し浮腫を予防する．病棟内のADLは過度に上肢の使用を控えないようにし，更衣動作は術側から袖を通し，非術側から脱衣することなどを指導する．

b) ドレーン抜去後
肩の積極的なROM練習を開始する．術創部の状況を常に観察しながら実施することが大切である．棒体操，壁這い運動，両手挙上などの方法で持続伸張を図っていく．創部に炎症がない場合は温熱療法（ホットパック）を併用し，痛みの緩和を図りながら行うとよい．

通常，乳がんは術後7〜10日で退院となるため，退院時に肩関節の運動制限が残存していることもしばしばみられる．肩のROM制限が改善するまでは，外来で継続してフォローすることが望ましい．

3) 皮膚がん
(1) 主な特徴と治療方針
悪性黒色腫，有棘細胞がんなどの皮膚がんは，高齢化や紫外線増加などの理由で近

覚えよう！
センチネルリンパ節生検とは，リンパ流に乗ったがん細胞が最初に到達するリンパ節を生検することである．リンパ節転移の有無を特定し，郭清範囲を決めるために行われる．

気をつけよう！
運動療法中の注意点
①創部離開や再出血の徴候がみられたら，運動を中止する．
②大胸筋合併切除など侵襲が大きな場合は，ROM練習開始について主治医への確認が必要である．
③皮下出血があれば積極的なROM練習は禁忌である．

気をつけよう！
ドレーン挿入中は積極的なROM練習を行わない
ドレーン挿入中の肩のROM練習によって，皮弁壊死や腋窩部の血清成分やリンパ液の貯留が増加する恐れがある．

MEMO
温熱療法の適応
活動性のある悪性腫瘍の直上でなければ，温熱療法は行ってよいとされている．

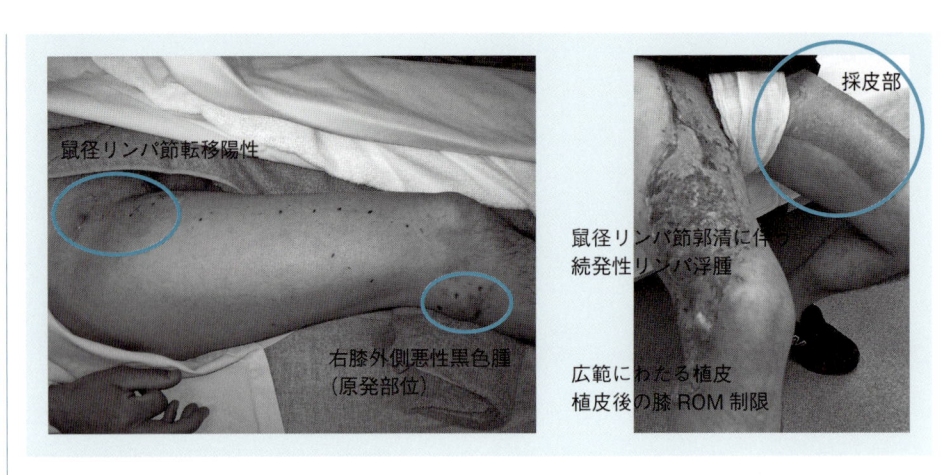

図3 鼠径リンパ節郭清を行った症例

年増加傾向にある．

手術は，皮膚腫瘍切除とセンチネルリンパ節生検を行い，陽性であれば所属リンパ節郭清を行うのが基本的な治療計画である．皮膚腫瘍の浸潤の程度によっては，筋膜，筋，骨まで切除することがあり，この場合は侵襲の大きな手術となる．術後の運動機能障害，ADL障害，続発性リンパ浮腫に対し理学療法が必要となる．

(2) 運動療法とリスク管理

採皮・植皮部位，筋の切除の有無，リンパ節郭清の程度を理解したうえで，安静度に沿ってADLの拡大を図っていく．タイオーバーが除去されるまで植皮部位は安静である．たとえば，植皮部が大腿前面にある場合，タイオーバー中は膝関節を伸展位で固定されていることが多く，これを考慮したうえで早期のADL獲得を目的に移乗練習や歩行練習を行う．タイオーバー除去後は，痛みや植皮部の状況に応じて，膝関節のROM練習，筋力強化運動などを行っていく．

鼠径リンパ節郭清を行った症例で続発性リンパ浮腫を発症した場合は，リンパ浮腫への対応を行うが，アプローチする場所が植皮部位となるため，圧迫療法およびドレナージの開始時期や程度については主治医への確認が必要である（図3）．

4) 骨軟部腫瘍

(1) 主な特徴と治療方針

骨肉腫，軟骨肉腫，ユーイング肉腫，悪性線維性組織球腫などの悪性骨軟部腫瘍は，他の固形がんに比べると罹患率としてはまれな腫瘍である．しかし，腫瘍そのものによる機能障害のほかに，術前・術後の補助化学療法による筋力や体力の低下，手術による運動機能障害が生じやすく，運動療法の必要性が高い対象である．

治療は，組織型・悪性度によって，①手術療法のみ，②術前化学療法と手術療法と術後化学療法，③その他（手術療法に加えて放射線療法か化学療法を行う，術前放射線療法と手術療法を行うなど）に分けられる．手術療法は悪性度に応じて辺縁切除，広範切除が行われる（図4，5）．切除範囲が広いほうが確実に反応層の外側で切除できるが，筋肉や靱帯などの健常組織を合併切除するため機能障害が大きくなる可能性が高くなる．

(2) 運動療法とリスク管理

a. 術前

患者評価と手術準備が術前理学療法の主な目的である．術前化学療法を施行する場合は，手術までに時間があるため（約2～3か月），患肢を含めた筋力の低下・全身体力の低下を予防することが重要である．化学療法中は悪心のためにベッドから動けな

覚えよう！
タイオーバーとは，移植した皮膚を生着させるための手技である．タイオーバー中，移植部位は安静なので，皮膚がずれるようなROM練習や筋力強化運動は行わないようにする．

MEMO
がん治療後の続発性リンパ浮腫はリンパ節郭清以外にも，放射線治療，腫瘍の直接浸潤などでも起こる．

MEMO
かつては骨軟部腫瘍が四肢に発生した場合は切断術が選択されたが，現在では手術療法以外の治療法（放射線療法や化学療法）の進歩もあり，切断は減少し患肢温存術が増えている．

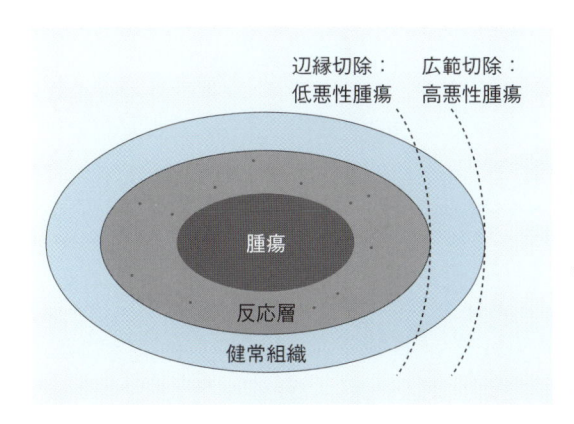

9 がん患者の運動療法（1）がん総論および周術期

図4 骨軟部腫瘍の辺縁切除と広範切除
原発性骨軟部腫瘍の手術は，腫瘍範囲に微細な腫瘍細胞が存在することを想定し，ある程度マージンをつけて切除することが推奨されている．低悪性度であれば反応層の辺縁で，高悪性度であれば確実に反応層の外側で切除を行う．

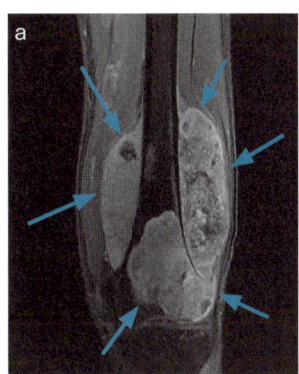

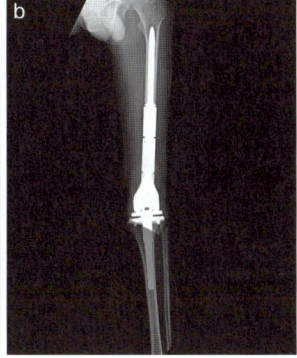

図5 骨軟部腫瘍の切除（左大腿骨遠位骨肉腫）
a：術前．腫瘍が骨外に伸展し，腫瘤を形成している　b：広範切除，人工膝関節置換術後

MEMO
変形性関節症による膝や股関節の人工関節置換術（下図）は，主に痛みの軽減と支持性の再獲得を目的としている．一方，がんの人工関節置換術は，欠損部が広範になるので大きな人工物の補填が必要になる．

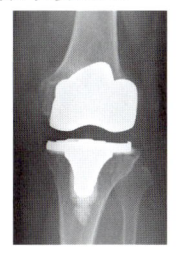

MEMO
骨髄抑制時の対応としては，アイソレーターを使用して，感染予防を図る．アイソレーターとは，頭側から一方向で一定の無菌の空気を送ることによって，微生物や細菌などの感染を防ぐ装置である．

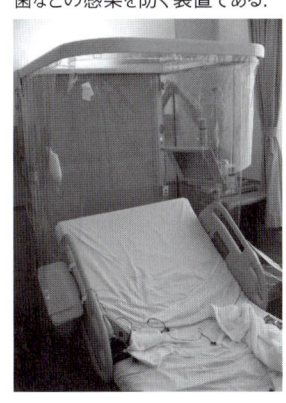

いことも多く，また骨髄抑制による易感染状態の時期でもあり，状態に合わせた柔軟な対応が必要である．

　術前運動療法を実施するにあたって理学療法士は，患肢の筋力強化トレーニングや荷重量などに関しては主治医に確認し，さらに X 線，CT，MRI の画像から，腫瘍部位や大きさを確認する．こうした情報は，徒手抵抗のかけ方や強さ，手術内容の理解に役立てることができる．

　そのうえで，患部にストレスがかからないように注意しながら，筋力トレーニングや全身運動を行っていく．また，下肢の術後には一時的ではあるが免荷が必要なことが多いため，あらかじめ松葉杖歩行練習を行っておく．

b. 術後

　基本的に術式に応じた対応となる．脊椎，骨盤，股関節周囲の手術であれば，座位が可能になるまではベッド上での筋力トレーニングや体位交換，安楽肢位の指導を行う．座位が可能になったら車椅子移乗練習を行い，車椅子レベルの早期 ADL 獲得を図り，その後は立位・歩行へ進めていく．

　下肢骨の手術や人工関節置換術後は，ある程度決められたスケジュールで，ROM 練習を行い荷重量を増やしていくが，手術の具合や大腿四頭筋力などによってはスケジュールを遅らせることもある．

4. リンパ浮腫を有する患者の運動療法を含む理学療法

1）主な特徴と治療方針

　体内には，動静脈を流れる血液以外に，毛細血管から周囲の細胞間へ漏れ出した水分や蛋白質などの老廃物を吸収して再び心臓に向かって運ぶはたらきをしているリンパ液がある．リンパ液は血管とは別のリンパ管を流れている．リンパ管は全身にネッ

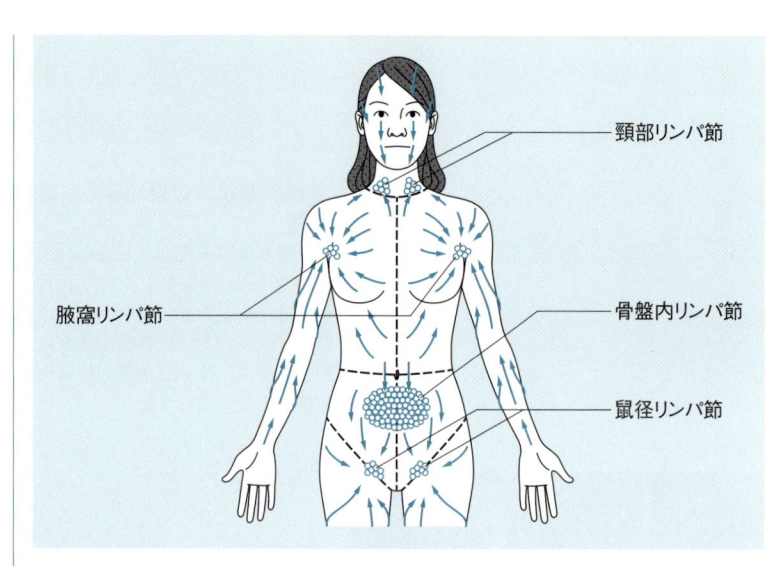

図6 表在のリンパ液の流れと主なリンパ節

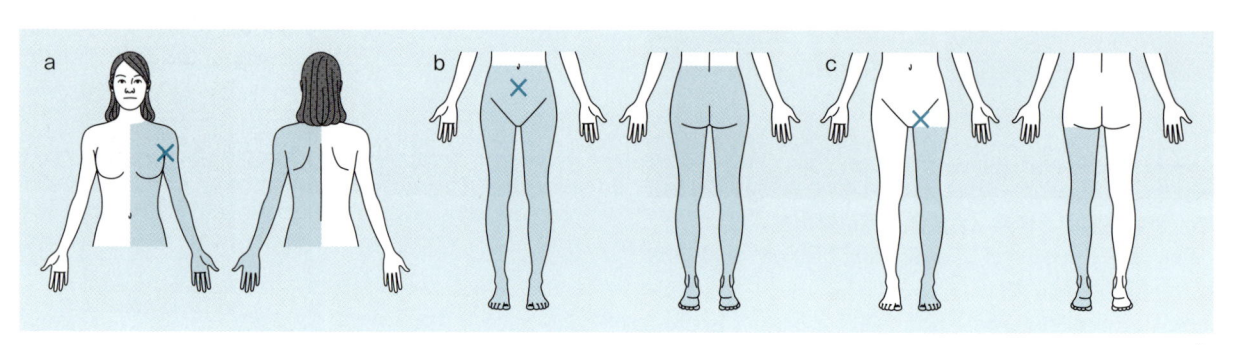

図7 術後にリンパ浮腫が生じやすい場所
a：左乳がん（左腋窩郭清術後）　b：婦人科がん（骨盤内リンパ節郭清術後）　c：皮膚がん（左鼠径リンパ節郭清術後）

（満田　恵ほか．理学療法 2012；29（3）306[4]）

トのように張りめぐらされ，リンパ液を回収する．リンパ管のところどころにはリンパ節があり，細菌などの不要な物質を血液循環に入れないはたらきをしている（図6）．

手術などによって，リンパ管やリンパ節のはたらきが障害されると，リンパ液の流れが滞ってむくみが生じる．リンパ液が過剰に増え，皮下に溜まって手足がむくんだ状態をリンパ浮腫（図7）[4]という．

リンパ浮腫はリンパ管の形成異常などで発症する原発性と，リンパ節郭清などによりリンパ管系を損傷した後に発症する続発性がある．がん周術期の続発性リンパ浮腫は，乳がん，婦人科がん，前立腺がん，皮膚がんなどで腋窩や鼠径，骨盤内リンパ節を郭清した後に発症することが多い．ただし，続発性リンパ浮腫は術後数か月経ってから発症することが多い．

リンパ浮腫は，患者の社会生活において，①運動機能の低下や制限（ROM 制限や歩行能力の低下など），②ボディイメージの悪化，③衣服，アクセサリー，靴などの選定への制約，④日常生活のしづらさ，といった大きな制約をもたらし，QOL を低下させる切実な問題である．

リンパ浮腫への外科治療としてはリンパ管細静脈吻合術があるが，エビデンスの確立には至っておらず，保存的治療である複合的治療が標準治療とされている．

MEMO
複合的治療
複合的理学療法（スキンケア，用手的リンパドレナージ，圧迫療法，圧迫下での運動）に生活指導を加えたものを複合的治療という．複合的理学療法（特にドレナージや圧迫法）に関しては，リンパ系に関する高度な知識と，高度なテクニックを要するものであり，適切なトレーニングを受けた専門家によって実施されるものである．

2) 運動療法とリスク管理
(1) 複合的理学療法
　スキンケア，用手的リンパドレナージ，圧迫療法，運動療法といった複合的理学療法を行う．まず，スキンケアとして，蜂窩織炎を起こさせないために，虫刺され・日焼け・かぶれ，外傷に注意し，清潔と保湿に努めるよう指導する．用手的リンパドレナージは，皮下に溜まったリンパ液を，障害を受けていないリンパ管に再吸収させるために行う．圧迫療法は，組織間の圧力を上げて，組織間に貯留したリンパ液をリンパ系へ移動させ，組織間液やリンパ液の再貯留を防ぐ目的で行う．圧迫療法には，弾性包帯などを利用した多層包帯法と，弾性着衣であるストッキングやスリーブを装着するやり方がある．

　運動療法として，歩行や自転車エルゴメーターによる運動に圧迫療法を併用する．患肢の皮膚を一定の圧力で外側から圧迫することで筋ポンプ作用が増強し，リンパ還流が促進される．毎日継続していくことが重要なので，弾性着衣・バンテージ下での生活そのものや，歩行など習慣化できる方法を指導する．

(2) 日常生活の指導
　日常生活指導のポイントは，リンパ還流の促進とリンパ還流を阻害する因子の排除を，患者背景やライフスタイルに応じて指導することである．

　長時間の患肢の下垂を避け，患肢の挙上を促す．患肢を心臓より高い位置に保つことによって，患肢から体幹部へのリンパの流れを促進する．また，長時間じっと動かない姿勢でいることを避け，適度に手足を動かしてリンパの流れを促進するよう指導する．

　患肢の締めつけを避けるためにも，下着・衣類・アクセサリーなどの選定に注意をはらう．脂肪が増えることによってリンパ管を圧排し，リンパ循環を阻害するため，肥満はリンパ浮腫を増悪させることにつながる．そのため，肥満の予防・解消に向けた指導も重要である．

　早期発見ができるように，指輪・腕時計・靴がきつくなった，見ためが明らかにむくんできたなどの症状があった場合は，速やかに主治医に相談するよう指導する．

5. 転移性骨腫瘍を有する患者の運動療法を中心とした理学療法

1) 主な特徴と治療方針
　転移性骨腫瘍（骨転移）は，原発巣から主に血行性にがん細胞が遠隔転移したものであり，原発がんの病期としてはStage Ⅳとなる．がん患者の生命予後の延長に伴い，発生頻度は増加傾向にある．骨転移症例のうち，単発性は約4割，過半数は多発骨転移である[5]．単発性の骨転移であっても，経過のなかで多発となることもしばしば経験する．また，骨転移を生じやすいがんは，肺がんと乳がんが最も多く，臨床的に重要な転移性骨腫瘍の半数を占めるといわれている．続いて，腎がん，前立腺がんの数が多い．

　骨転移巣への治療は，多くの場合で放射線療法が第1選択となる．手術療法の適応は，長管骨での切迫・病的骨折，脊椎の不安定がある場合や，著しい痛みがある場合など，手術を行ったほうがその後のADL，QOLが高く望めるときに限られる．

　骨転移部にストレスのかからない適切な起居動作や免荷歩行の指導を行い，病的骨折の予防，活動性を維持改善していくことが理学療法の目的である．

2) 運動療法とリスク管理
　四肢，骨盤，脊柱いずれの個所に骨転移があっても，安静度の設定が重要である．脊椎であれば，ベッドアップ制限やコルセット作製の有無，四肢であれば荷重の制限

用手的リンパドレナージ（MLD：manual lymph drainage）

気をつけよう！
蜂窩織炎とは，細菌感染などが誘因となって引き起こされた炎症で，広範囲に熱感・発赤などが現れる．症状がある場合は安静にし，原則として用手的リンパドレナージや圧迫療法は中止する．下図は右下腿のリンパ浮腫と蜂窩織炎の例である．

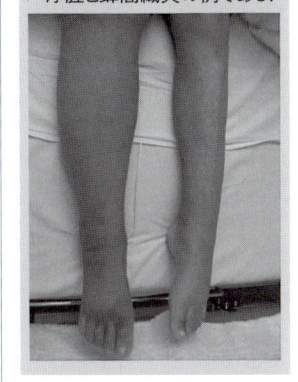

気をつけよう!
病的骨折は,患者の ADL, QOL を低下させることになるので,細心の注意を払う必要がある.

MEMO
がん悪液質とは,栄養療法で改善することは困難な著しい筋肉量の減少により(脂肪量の減少の有無にかかわらず),進行性に機能障害が起こる複合的な栄養不良の症候群で,病態生理学的には,栄養摂取量の減少と代謝異常によってもたらされる蛋白およびエネルギーの喪失状態である.

MEMO
実際には,麻痺がある場合や歩行能力が不十分である場合など,歩行の獲得が難しいと判断される理由は多様である.

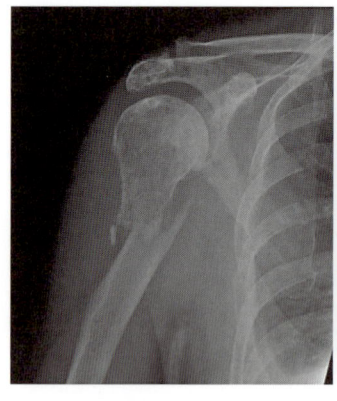

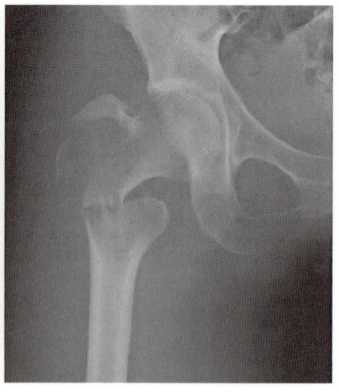

図 8 病的骨折

を確認し,安静度に応じて座位,立位,歩行へと離床や運動療法を進めていく.その際,痛みの増悪,病的骨折(図 8)には細心の注意が必要である.悪性腫瘍の転移のために骨の強度が低下する.このことによって生じる骨折を病的骨折といい,一般的な骨折とは区別する.四肢,脊柱ともに骨転移部にストレスがかからないような動作・介助方法の指導を行っていく.

肺転移,脳転移,がん悪液質などのために全身状態が不良な患者も多く,特に歩行など全身運動時には,過負荷にならないように,呼吸状態や心拍数の変化,疲労を評価しながら行う.

病的骨折を回避する観点から,歩行の獲得が難しいと判断された場合は,車椅子レベルの ADL を設定する.

自宅退院に際し,介助方法を家族に指導することや,環境調整,訪問スタッフへの情報提供を行うことも,理学療法士の重要な役割である.

■引用文献
1) Gerber LH, et al. Rehabilitation for patients with cancer diagnoses. DeLisa JA, et al (eds). Rehabilitation Medicine: Principles and Practice, 3rd ed. Philadelphia: Lippincott-Raven; 1998. pp1293-1317.
2) 小山照幸ほか.食道癌手術例に対する術前理学療法導入効果 呼吸合併症と入院医療費について.日臨外会誌 2003;64(2):305-309.
3) McNeely ML, et al. Exercise interventions for upper-limb dysfunction due to breast cancer treatment. Cochrane Database Syst Rev. 2010.
4) 満田 恵ほか.末梢循環障害におけるポジショニング—リンパ浮腫を中心に—.理学療法 2012;29(3):304-311.
5) 川井 章ほか.がん骨転移の疫学.骨・関節・靱帯 2004;17(4):363-367.

■参考文献
1) がん情報サービス.http://ganjoho.jp
2) 辻 哲也ほか.癌のリハビリテーション.東京:金原出版;2006.

Step up

骨転移

1) 好発部位と臨床症状

骨転移の好発部位としては，脊椎，骨盤，肋骨，大腿骨，上腕骨の順に多い．脊椎の転移は腰椎が最も多く，胸椎，頸椎と続く（図1）．胸椎は頸椎や腰椎に比べ脊柱管が狭いため麻痺を生じるリスクが高く，特に注意が必要である．

初発症状のほとんどは痛みであり，①荷重時痛，②運動時痛，③側胸部痛（脊椎転移の症状）が代表的である[1]．筋の起始・停止部に転移がある場合（たとえば恥骨転移の際の股関節内転など），筋収縮によって骨転移部に痛みが生じることもある．

骨転移を生じやすいがん，好発部位，痛みの程度などから骨転移が疑われる場合は，骨転移の有無が確定するまでは無理な運動を控えるようにする．

頭蓋 62
鎖骨 23
頸椎 114
肩甲骨 39
胸骨 23
上腕骨 79
肋骨 153
胸椎 268
橈骨 9
腰椎 281
尺骨 2
骨盤 253
中手骨 4
指骨 4
仙椎 66
大腿骨 161
脛骨 27
腓骨 5
中足骨 2

668例
1,575部位

（栃木県立がんセンター）

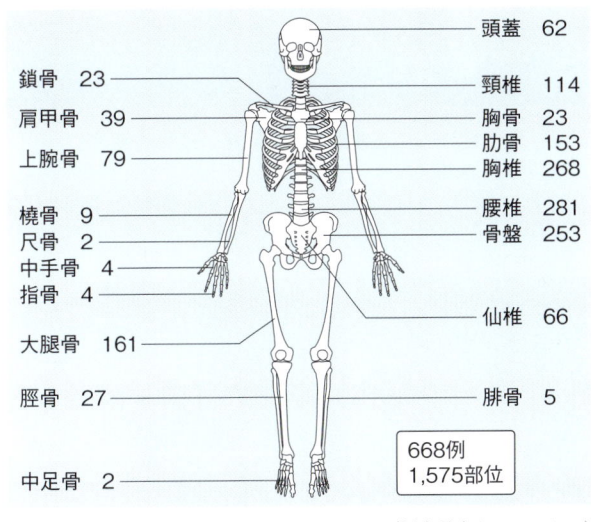

図1 主ながんの骨転移分布

2) 画像所見

(1) 脊椎転移

画像診断は単純X線が最も簡便で臨床上よく使われる．椎体の上縁と下縁が平行か，椎体の高さが減少しているか否かを判断する．上縁と下縁が平行でなく，一側が圧潰しているものを angulation sign と呼ぶこともある（図2）．脊椎転移は，椎体後半から椎弓にかけての部分に多く，椎弓根が消失すると pedicle sign が出現する．単純X線（図3a）で，椎体の圧潰の有無は評価可能だが，脊髄内伸展の程度はわからないため，CT（図3b）やMRIで詳しく評価を行う．腫瘍が脊髄まで浸潤すると造影CTでは double bag sign として現れる（図4）．これは腫瘍が脊髄を圧迫しているため，早期の治療や安静度の設定が必要であり，理学療法でも麻痺を生じないように慎重に行う必要がある．

(2) 骨盤および四肢への骨転移

骨盤および四肢では，骨盤，大腿骨，上腕骨に多く，膝や肘から遠位の骨転移は少ないとされている．骨盤や四肢は荷重骨であり，骨転移へのマネジメントは非常に重要である．単純X線では，溶骨性病変は骨皮質の破壊，造骨性病変は骨皮質の膨隆を示す特徴的な画像となる．前立腺がんは主に造骨性病変（硬化性転移，図5），腎がんは溶骨性病変が主である．肺がんや乳がんは溶骨性病変（図6, 7）および混合型になることが多いとされている．理学療法を行う際には，骨転移の部位や程度を理解し，安全な筋力トレーニングの選択，基本動作およびADL指導を行っていく．

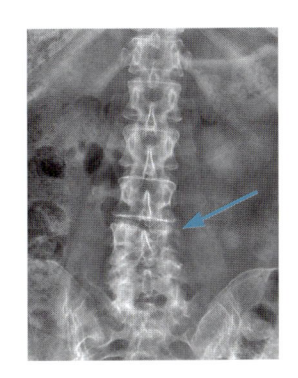

図2 angulation sign

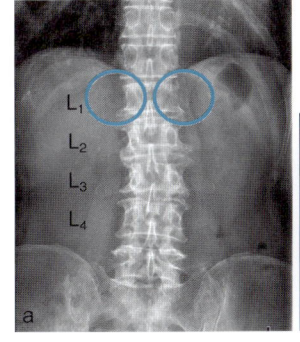

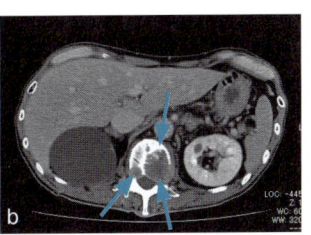

図3 pedicle sign：片側もしくは両側の消失
a：単純X線（第1腰椎左側の椎弓根が消失し，右は一部不明瞭になっている） b：CT

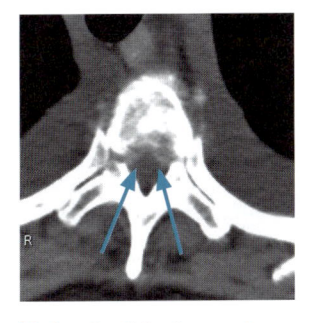

図4 double bag sign：転移性腫瘍の脊柱管内伸展

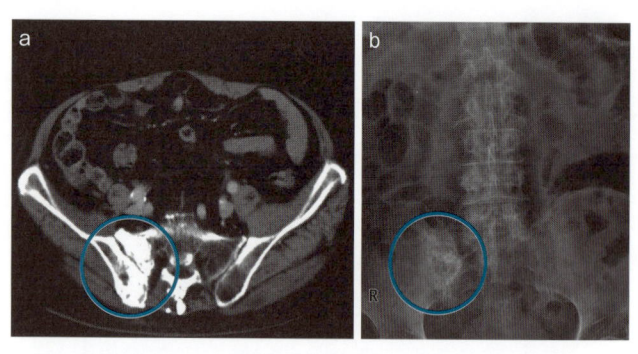

図5 前立腺がんの右腸骨・仙骨転移（造骨性病変の例）
a：CT　b：単純X線
右仙骨から腸骨にかけて斑状に白く見える部分があり（単純X線やCTでは濃度上昇という言葉で表現される），硬化性転移を反映している．

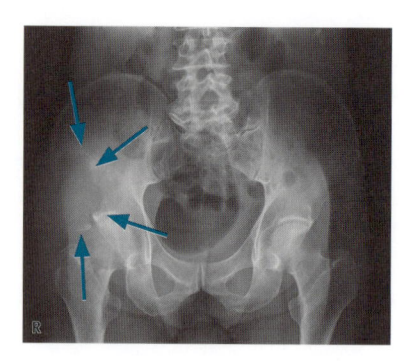

図6 右臼蓋～腸骨転移（溶骨性病変の例）

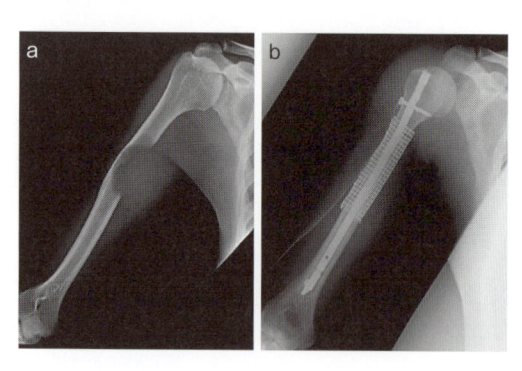

図7 肺がんの右上腕骨転移（溶骨性病変の例）
a：骨皮質の破壊，一部は軟部に突出している切迫骨折の状態　b：悪性骨腫瘍切除＋髄内釘＋セメント充填

3) 装具，歩行補助具

(1) 頸椎カラー

頸椎カラーは，頸椎から上位胸椎（Th_1，Th_2）までの病変が適応である．フィラデルフィアカラーやソフトカラーを処方し，安静時以外は装着するよう指導する．

(2) コルセット

a. 硬性コルセット

硬性コルセットは，下位胸椎（Th_{10}）から腰椎・仙椎（S_1）までの病変が適応である[2]．硬性コルセットは腹圧を高めるだけでなく，前後屈，回旋，側屈を制限できるため，骨の脆弱性がある骨転移には有効である．しかし，プラスチック製であり，ダーメンコルセットに比べ装着時の違和感が強く，装着のコンプライアンスが悪いことがある．予後が限られている場合，活動性が少ない場合には，装具作製のメリット・デメリットをよく検討する．

b. ダーメンコルセット

ダーメンコルセットは，胸腰椎が適応である．腹圧を高めることで椎体および椎間板にかかる重力を軽減する．軟性なので硬性コルセットに比べ装着感に優れるが，制動効果は不十分である．

なお，胸椎（Th_3-Th_{10}）に関しては，①胸郭で守られている，②腰椎に比べ可動性が少ない，などの理由でコルセットの適応とならないことが多い．

(3) 歩行補助具

歩行補助具の代表は松葉杖であるが，高齢者，脊椎転移で不全麻痺がある場合，筋肉量減少などの理由で歩行不安定性がある場合には，歩行器を利用するとよい．4点歩行器には，前腕支持型とフレーム型がある．臨床では前腕支持型を使用し積極的な歩行練習を行い，在宅療養ではフレーム型を使用することが多い．

■引用文献

1) 高木辰哉．骨転移腫瘍に対する診療戦略とリスク管理．がん看護 2012；17（7）：728-732.
2) 片桐浩久．骨転移治療 advanced lecture Q & A．高橋俊二（編）．がん骨転移治療．東京：先端医学社；2012．pp222-225.

■参考文献

1) 杉浦英志．骨転移治療の実際をみる．高橋俊二（編）．がん骨転移治療．東京：先端医学社；2012．pp114-121.

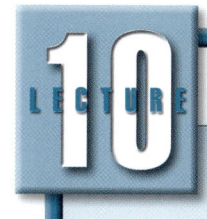

LECTURE 10 がん患者の運動療法（2）
放射線療法と化学療法，緩和ケア

到達目標

・がんに対する放射線療法と化学療法の特徴や目的，副作用などについて理解する．
・放射線療法や化学療法を受けているがん患者の運動療法の目的とリスク管理について理解する．
・緩和ケアの概念および目的を理解し，緩和ケアにおけるリハビリテーションの役割を理解する．

この講義を理解するために

　この講義では，放射線療法や化学療法を受けているがん患者の運動療法について学習します．治療と並行して運動療法を実施していくうえでは，その治療の特徴や目的，副作用などを理解しておくことが重要になります．この講義を通して，がんの種類や病期，治療方針，患者の状態に合わせた目標設定ができること，適切なリスク管理のもとで運動療法を実施できることを目標とします．また，緩和ケアにおけるリハビリテーションの役割についても学習します．緩和ケアの概念や目的を理解し，チーム医療の一員として理学療法士が果たすべき役割を学習します．

　放射線療法や化学療法を受けているがん患者の運動療法を学ぶにあたり，以下の項目をあらかじめ学習しておきましょう．

□ がんの疫学について学習しておく．
□ 一般的な運動療法の種類，方法，負荷設定について復習しておく．
□ 血液データの正常値を復習しておく．

講義を終えて確認すること

□ 放射線療法の特徴と目的，副作用について理解することができた．
□ 化学療法の特徴と目的，副作用について理解することができた．
□ 放射線療法や化学療法を受けているがん患者の運動療法の必要性を理解することができた．
□ 放射線療法や化学療法中の運動療法のリスク管理について理解することができた．
□ 緩和ケアの概念および目的，チーム医療の重要性について理解することができた．

講義

1. 放射線療法

1) 放射線療法

放射線療法は手術療法, 化学療法とならぶがんの三大療法の一つで, 放射線の細胞分裂を止める作用により腫瘍を縮小させる治療である. 放射線は細胞のDNAに直接作用し, 細胞が分裂して数を増加させる能力をなくしたり, 細胞が自ら死んでいく過程であるアポトーシスという現象を増強したりして細胞を死に至らしめる. 放射線はがん細胞だけでなく正常細胞にも同様に作用するが, 正常細胞はがん細胞よりは障害の程度が軽く, 放射線照射前の状態に回復することがほとんどである.

放射線療法は手術と同様にがんとその周辺のみを治療する局所治療であるが, 一方でがんが発生した臓器の機能と形態を維持しながら治療が行えることが特徴である. 放射線療法には体の外から放射線を照射する外照射と, 放射線を出す小さな線源を病巣付近に入れて体の中から照射する内部照射がある (表1).

2) 放射線療法の目的

(1) 根治的照射

がんを完全に治す目的で照射する. 放射線に感受性の高いがんや小さながん病巣, 切除できない部位のがんの治療として行われる. 最近では治療効果の増強を目指して, 抗がん剤を併用して照射を行う化学放射線療法も広く行われるようになってきた. 対象となる代表的ながんは, 頭頸部がん, 悪性リンパ腫, 子宮頸がん, 肺がん, 食道がん, 前立腺がん, 皮膚がんなどである.

(2) 術前・術後照射

術前の照射は, 手術で取り残される可能性のあるがん細胞にダメージを与えたり, がんをできるだけ小さくして手術をしやすくしたりするために行う. 術後の照射は, 手術で切除しきれずに残ったがん細胞を殺し, 再発の可能性を下げるために行う. 乳がん, 頭頸部がん, 骨軟部腫瘍, 食道がん, 肺がんなどで行われる.

(3) 全身照射

骨髄移植を施行する直前に人為的に免疫力を落として, 移植される骨髄がうまく生着するためや, 白血病などの再発を減らすために行う.

(4) 症状を緩和するための照射

骨転移による痛み, 脳転移による神経症状, がん病巣による気管, 血管, 神経などの圧迫による症状を和らげるために行う. 生存期間を延ばすことにはあまり寄与しないかもしれないが, 患者の生活の質 (QOL) の向上を目的に行われる.

MEMO
欧米においては, 新規がん患者の60〜70%が放射線療法を受けているが, 日本においては, 20〜30%とまだまだ少ない. しかしながら, 近年その割合は増加しており, 日本においても放射線療法を受けるがん患者は増えている.

MEMO
放射線療法における放射線量の単位は, グレイ (Gy) と呼ばれる. 各種臓器ごとに, 照射できる最大耐容線量というものが決められている. この耐容線量を超えた照射が行われると, 正常臓器に重篤な合併症が起こる確率が高くなる.

生活の質 (QOL ; quality of life)

表1 放射線療法に用いられる主な放射線の種類と装置

治療の方法		放射線の種類	装置, または核種
外照射		X線 電子線	リニアック, マイクロトロン
		γ線	ガンマナイフ, コバルト遠隔治療装置
		重粒子線 陽子線	サイクロトロン, シンクロトロン
内部照射	密封小線源治療	γ線	イリジウム (^{192}Ir), セシウム (^{137}Cs), コバルト (^{60}Co), 金 (^{198}Au), ヨウ素 (^{125}I)
	放射線核種治療 (RI治療)	β線	ヨウ素 (^{131}I), ストロンチウム (^{89}Sr), イットリウム (^{90}Y)

3) 放射線療法の副作用

放射線療法の副作用は疲れる，食欲がなくなるといった全身の症状が出ることもあるが，主な副作用は照射された部位に起こってくる．また，治療中から治療後しばらくのあいだに起こる急性期の副作用と，治療終了後，数か月経ってから起こる後遺症（晩期障害）がある．急性期の副作用の症状は，治療後1～2週間くらいがピークで，多くの場合，日ごとに改善していく．重篤な晩期障害は，ごく少数の人にしか現れない（表2）．

2. 化学療法

1) 化学療法

化学療法は，抗がん剤などの化学物質を用いてがん細胞の分裂を抑え，がん細胞を破壊する治療法である．抗がん剤は投与後血液中に入り，全身をめぐって体内のがん細胞を攻撃し，破壊する．がんは全身病と呼ばれるように，早期にはある部位に限定している局所の病巣が次第に全身に広がり（転移），全身的な病気になる．主ながんの治療法のうち，手術と放射線療法は局所的ながんの治療には強力であるが，全身に散らばったがんの治療には化学療法がより適した治療法と考えられる．抗がん剤は現在約100種類近くあり，経口薬もあれば注射薬もあり，その投与期間や作用機序もさまざまである（表3）．

2) 化学療法の目的

化学療法は，転移もしくは転移の可能性がある場合や，広範囲に治療が必要な血液やリンパのがんなどに対して実施される．化学療法単独で治療を行うこともあれば，手術や放射線療法と組み合わせて化学療法を行うこともある（集学的治療）．また，がんを小さくするために手術の前に化学療法を行うこともある．がんを完全に治すことが期待できない場合でも，化学療法でがんをコントロールすることで，できるかぎりQOLの高い日常生活を送りながら長期生存することを目標とする（表4）．

調べてみよう
がんの領域では，放射線療法や化学療法による副作用の重症度を「有害事象共通用語規準（CTCAE: Common Terminology Criteria for Adverse Events）」を用いて評価する．CTCAEでは，副作用の重症度をGrade 1～5で評価し，数字が大きくなるにつれて重症度が高い．

MEMO
広義の化学療法には抗がん剤のみならず，ホルモン療法剤やインターフェロン製剤なども含まれる．

表2 放射線療法の副作用

急性期	全身的な副作用 ・全身倦怠感，食欲不振，骨髄抑制，皮膚症状
	照射部位に起こる副作用 ・頭部：頭痛，めまい，脱毛，悪心，嘔吐 ・口腔，頸部：口腔内の粘膜炎や乾燥，味覚障害 ・肺，縦隔，乳房：食道炎，放射線肺臓炎 ・腹部，骨盤：悪心，嘔吐，腹痛，下痢，頻尿，排尿困難
晩期障害	・頭部：難聴，顔面神経麻痺，脳障害，下垂体機能低下 ・肺，縦隔，乳房：間質性肺炎，心外膜炎，上肢リンパ浮腫 ・腹部，骨盤：下肢リンパ浮腫，不妊，肝障害，腎障害

表3 抗がん剤の種類

種類	作用
代謝拮抗薬	増殖のさかんながん細胞に多く含まれる酵素を利用して，増殖を抑え込む
アルキル化剤	DNAと結合することにより，がん細胞の細胞分裂を阻害し，死滅させる
抗がん性抗生物質	がん細胞に対して選択的に効く抗生物質により，がん細胞を死滅させる
微小管作用薬	細胞の中にあり，細胞の分裂に重要な微小管というもののはたらきを止めることにより，がん細胞を死滅させる
白金製剤	DNAと結合することにより，がん細胞の細胞分裂を阻害し，死滅させる
分子標的治療薬	がん細胞だけがもつ特徴を分子レベルで特定し，それを標的としてがん細胞の増殖や転移を抑えることで死滅させる

調べてみよう
近年の分子生物学の急速な進歩により，多くの分子標的治療薬が登場してきている．いわゆる抗がん剤とは，薬の効き方や副作用が大きく異なる．代表的な分子標的治療薬として，乳がん治療に使われているハーセプチン®（一般名：トラスツズマブ），肺がん治療に使われているイレッサ®（一般名：ゲフィチニブ），大腸がん治療に使われているアバスチン®（一般名：ベバシズマブ）などが比較的よく知られている．

ホジキンリンパ腫（Hodgkin's lymphoma）

表4　各種がんに対する化学療法単独の有効性

A群：治癒が期待できる	B群：延命が期待できる
・急性骨髄性白血病 ・急性リンパ性白血病 ・ホジキンリンパ腫 ・非ホジキンリンパ腫（中高悪性度） ・胚細胞腫瘍 ・絨毛がん	・乳がん ・卵巣がん ・小細胞肺がん ・慢性骨髄性白血病 ・多発性骨髄腫 ・非ホジキンリンパ腫（低悪性度） ・神経芽細胞腫

C群：症状緩和が期待できる	D群：効果はあまり期待できない
・非小細胞肺がん ・食道がん ・胃がん ・大腸がん ・子宮頸がん ・前立腺がん ・頭頸部がん ・軟部組織肉腫	・脳腫瘍 ・悪性黒色腫 ・腎がん ・肝がん ・膵がん ・甲状腺がん

表5　主な副作用の種類

原因	症状
骨髄抑制 ・白血球（好中球）減少 ・赤血球（ヘモグロビン）減少 ・血小板減少	 感染 貧血症状 出血
口腔粘膜障害	悪心（吐き気），嘔吐，口内炎，味覚障害
胃腸粘膜障害	悪心（吐き気），嘔吐，下痢
毛根・皮膚の細胞の障害	脱毛，皮膚障害
その他	全身倦怠感，不整脈，便秘，末梢神経障害，肝障害，腎障害

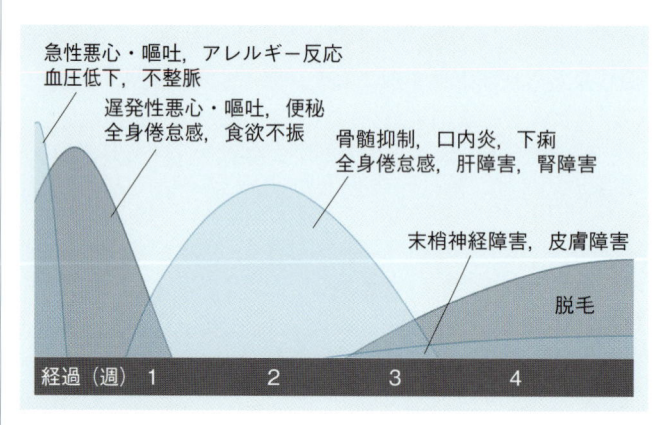

図1　主な副作用の出現時期

3）化学療法の副作用・合併症

　抗がん剤には，がん細胞を死滅させるとともに正常な細胞も傷害させてしまうという作用（薬物有害反応）が存在する．なるべくがん細胞にのみ作用する抗がん剤の開発が進められているが，現時点ではこの薬物有害反応をゼロにすることはできていない．抗がん剤は，どんどん分裂して増殖しているがん細胞に作用する薬であるため，正常細胞でも分裂速度の速い血液細胞や口腔粘膜，胃腸粘膜，毛根の細胞などは影響を受けやすい．したがって，感染，貧血，出血，悪心（吐き気），口内炎，下痢，味覚障害，脱毛，皮膚障害，全身倦怠感，などの症状が副作用として出現する（**表5**）．
　がんの薬物療法はレジメン単位で行われているが，抗がん剤の種類によって出現しやすい副作用は異なり，その出現時期や期間もさまざまである．ここでは，代表的な副作用の種類とその出現時期を示す（**図1**）．

ここがポイント！
化学療法中の運動療法を安全に行うためには，患者に使用される抗がん剤の特徴や副作用の出現頻度などについて，あらかじめ薬剤師と相談しておくことが重要である．

MEMO
レジメンとは，薬の種類や量，方法などを時系列で示した治療計画書のことで，抗がん剤治療を安全に行うためのものである．

3. 放射線療法・化学療法期の運動療法

1）放射線療法・化学療法期の運動療法の目的と基本的な考え方

　放射線療法・化学療法中の運動療法の目的は，治療に伴う廃用症候群の予防または改善である．これまで述べてきたように，放射線療法や化学療法は何らかの副作用を伴うことが多い．そのため，患者の身体活動は制限され，筋力低下や体力低下などの廃用症候群を引き起こしてしまう．

　廃用症候群が進行し，パフォーマンスステータス（表6）が悪くなってしまった患者は，治療を中止しなければならない場合や，無事に治療を終えたとしても治療前と同じ日常生活が送れない場合がでてくる．さらには，仕事復帰をあきらめなければならない場合もある．このような状況を防ぐために，副作用を予防または軽減させるための薬物療法を行うのと同時に，運動療法を行うことが重要となってくる．

2）放射線療法・化学療法期のリスク管理の基本的な考え方

　がんの種類やがんが存在する部位によって患者の有する症状はさまざまであるため，まずはがんそのものによって起こりうる症状を把握する．次に，これから実施される治療の特徴やスケジュールを確認し，治療の過程で起こりうる副作用や合併症について把握する．手術などとは異なり，放射線療法や化学療法は数週間〜数か月という期間に及ぶ治療である．したがって，治療と並行して安全に運動療法を進めていくためには，常に患者の有する症状や治療によって起こりうる副作用などを把握しておくことが必要である（表7）．

　また，多くの抗がん剤は殺細胞性であり，点滴漏れによる血管外漏出は局所の壊死を起こす可能性があるので，十分注意する必要がある．したがって，抗がん剤投与中の運動療法はできるかぎり避け，投与されていない時間帯に実施することが望ましい．

> **MEMO**
> パフォーマンスステータス（PS：performance status）
> PSは全身状態を段階的に表す指標であり，がんの領域においては多職種間の共通言語として理解しておく必要がある．

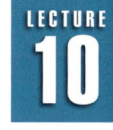

表6　パフォーマンスステータス（PS）

Grade 0	無症状で社会活動ができ，制限を受けることなく，発病前と同等にふるまえる
Grade 1	軽度の症状があり，肉体労働の制限は受けるが，歩行，軽労働や作業はできる．たとえば，軽い家事，事務
Grade 2	歩行や身の回りのことはできるが，ときに少し介助がいることもある．軽労働はできないが，日中の50％以上は起居している
Grade 3	身の回りのある程度のことはできるが，しばしば介助が必要で，日中の50％以上は臥床している
Grade 4	身の回りのこともできず，常に介助が必要で，終日臥床を必要としている

表7　放射線療法・化学療法期の主な副作用と注意点

副作用	注意点
白血球（好中球）減少	感染しやすい状態であるため，実施場所に関しては人混みを避ける．また理学療法士自身も手洗いやエプロンの着用など，感染予防対策を徹底する
赤血球（ヘモグロビン）減少	頻脈や労作時の息切れ，起立性低血圧などの貧血症状が出現しやすいため，バイタルサインの変化には注意する
血小板減少	出血しやすい状態であるため，運動療法中の転倒や体の一部を何かにぶつけてしまわないように注意する
下痢	下痢症状が強いときには，脱水症状を有する場合がある．したがって，検査データなどで電解質異常の有無に注意する
不整脈，うっ血性心不全	化学療法の心毒性に伴う心機能の低下は発症頻度こそ高くないものの，重篤化し生命予後にかかわる可能性がある．下腿浮腫や労作時呼吸困難，息切れ，胸痛などの症状に注意し，早期対応に結びつける

表8 修正ボルグスケール

0	感じない（nothing at all）
0.5	非常に弱い（very very weak）
1	やや弱い（very weak）
2	弱い（weak）
3	
4	多少強い（somewhat strong）
5	強い（strong）
6	
7	とても強い（very strong）
8	
9	
10	非常に強い（very very strong）

（Borg G. Borg's Perceived Exertion and Pain Scales. Human Kinetics；1998. p.50[1]，COPD〈慢性閉塞性肺疾患〉診断と治療のためのガイドライン．第4版．メディカルレビュー社；2013．p47より）

3）放射線療法・化学療法期の運動療法の実際

これらの治療による廃用症候群を予防または改善するために，有酸素運動と筋力トレーニングを組み合わせた運動療法を中心に実施していく．運動強度は低強度〜中強度に設定し，休憩を取りながら30分程度実施できるものが望ましい．運動中はバイタルサインの変化に注意しながら，運動強度や時間を調整していく．たとえば，ヘモグロビン値の低下，補液などによる多量の水分負荷あるいは化学療法の心毒性に伴う心機能の軽度低下などが原因で，安静時に頻脈となることがある．このような場合は，動悸，息切れなどの自覚症状に注意して，安静時よりも10〜20拍/分多い心拍数を目安に運動強度を設定する．

また，患者の主観的運動強度を考慮して運動強度や時間を調整する方法もある．たとえば，代表的な主観的運動強度の尺度である修正ボルグスケールを用いた場合，そのスケールが3〜5の範囲になるような運動強度で実施していく（**表8**）[1]．がんや治療の種類によって患者の状態はさまざまであるため，個々の患者に合わせたリスク管理を行いながら進めていくことが重要である．

4）代表的ながんにおける運動療法の実際

（1）造血器悪性腫瘍

a．主な特徴と治療方針

造血器悪性腫瘍は高齢者だけでなく若年者にも多く認められる腫瘍であり，代表的な疾患には白血病や悪性リンパ腫，多発性骨髄腫などがある．これらが発症すると，正常な造血機能の障害，リンパ球や形質細胞の腫瘍性増殖による臓器障害などが引き起こされる．以前は根治を目指すことは困難であったが，化学療法や造血幹細胞移植の進歩に伴い，生存期間は着実に延長し，長期生存者の割合も増加している．

造血器悪性腫瘍の治療の主体は化学療法と放射線療法であるが，疾患によって抗がん剤の種類や投与スケジュール，放射線照射スケジュールは異なってくるため，主治医や看護師，薬剤師などに適宜確認することが重要である．

b．運動療法とリスク管理

造血器悪性腫瘍の患者は，発症当初から貧血症状や全身倦怠感などにより，活動量が制限されているものが多い．また，治療中は副作用などで臥床傾向になりやすいうえに治療が長期間に及ぶことなどから，廃用症候群を引き起こすリスクが非常に高い．したがって，日中の活動量を確保し，できるかぎり体力を維持する介入が重要で

気をつけよう！
あらかじめ，主治医やリハビリテーション医と相談して，中止基準を明確にしておくことが重要．決して，理学療法士だけで判断してはならない．

ここがポイント！
入退院を繰り返しながら，治療期間が年単位にも及ぶ場合がある．そのため，入院中だけでなく，自宅でも活動量を維持するために，運動・生活指導などの介入が重要となる．

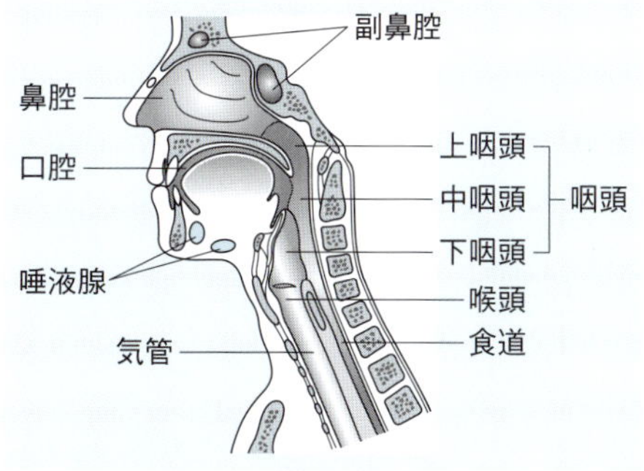

図2 頭頸部の解剖

ある．ストレッチや筋力トレーニング，有酸素運動を組み合わせた運動療法を実施し，患者の状態に合わせながらコンディショニングを行っていく．

このとき，治療の副作用に関しては常に気を配っておかなければならない．特に骨髄抑制などはほとんどすべての患者に起こる副作用なので，血液検査データや自覚症状などからリスク管理を行っていく．また，抗がん剤の種類によっては，心毒性の強いものや末梢神経障害を引き起こすものがあるため，そのような場合には運動負荷を低負荷に設定することや，転倒に注意を払うなどのリスク管理が必要になってくる．

以上のようなことに注意しながら，治療によって体力を低下させない目的で運動療法を行っていく．

(2) 頭頸部がん

a. 主な特徴と治療方針

頭頸部がんとは頭部，顔面，頸部に生じる悪性腫瘍の総称である．代表的な疾患には，口腔がん，喉頭がん，咽頭がんなどがある（**図2**）．頭頸部には呼吸や食事，発声など人間が生きるうえで必要かつ重要な機能が集中している．この部分に障害が起きると直接 QOL に影響するため，がんを治すための根治性と QOL とのバランスを保った治療が必要となる．頭頸部がんの治療は大きく3つに分けられ，手術，放射線療法，化学放射線療法（放射線療法と化学療法の併用療法）である．近年では手術単独では治療が難しい場合に，放射線療法や化学放射線療法を併用する場合が増えてきている．

b. 運動療法とリスク管理

頭頸部がんの治療に用いられる抗がん剤は，悪心・嘔吐や口内炎，消化管の粘膜炎などの副作用を有するものが多い．そのため，食欲不振・食事摂取困難となって低栄養状態になりやすく，日中の活動量も制限されてしまう．低栄養状態の患者においては廃用症候群の進行も急激なため，早期から医師，看護師，管理栄養士などと連携して運動療法を進めていく必要がある．

同様に，放射線療法を受けている患者においても，副作用を考慮しながら運動療法を進めていく必要がある．たとえば，放射線照射が顎下腺や耳下腺にかかると，唾液の分泌が障害され，口腔や咽頭部が乾燥してきてしまう．このような場合，食べ物が飲み込みにくくなり，特に高齢者などのように嚥下機能が低下し始めている患者においては誤嚥のリスクが高まる．したがって，バイタルサインや血液検査データなどに注意しながら，言語聴覚士らと連携して，運動療法を進めていく．

また，術後に放射線療法を行う患者においては，頸部から肩甲帯にかけての可動域制限が認められることが多い．これらは手術によって一部の筋や神経を切除することが主な原因である．しかし，さらにこの部位に放射線療法を行うと，放射線の副作用として皮膚の線維化が起こってしまうため，可動域制限の悪化を助長してしまう．し

気をつけよう！

血小板が3万以上であれば特に運動の制限はないが，1万〜2万では有酸素運動を主体にして抵抗運動を行わないようにする．1万以下の場合には積極的なトレーニングは行うべきではない．強い負荷での抵抗運動が，筋肉内出血や関節内出血を引き起こす可能性があるので注意する．

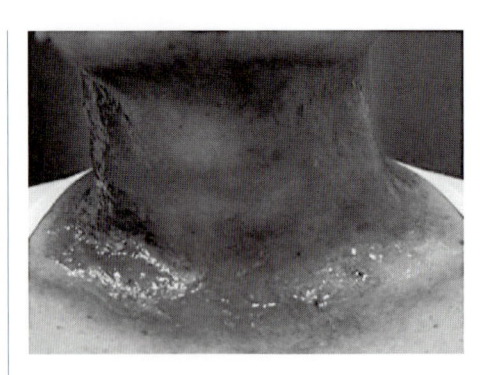

図3 放射線療法による皮膚炎

たがって，早期から可動域練習を行っていく必要があるが，放射線照射後に皮膚炎が起こっている部位に関しては注意して動かしていかなければならない（図3）．これらに関しては，主治医や看護師らと照射部位のスキンケアについて相談しながら進めていく．

(3) 維持期の化学療法がん患者

a. 主な特徴と治療方針

手術や放射線療法で根治を期待することができなくなった場合，化学療法でがんをコントロールし，できるかぎりQOLの高い日常生活を送りながら長期生存することが目標となる．しかしながら，この時期の患者は，これまでの治療によって徐々に身体機能が低下し，実際に日常生活に支障が出始めている患者も少なくない．さらには，がん悪液質（Lecture 9参照）といって，がんの進行とともに著しい体重減少および筋肉量の減少を有する患者も存在する．

したがって，このような患者にどこまで化学療法を継続するのかは，患者本人と医師のあいだで十分な話し合いのもとに決められる．あくまでも，化学療法を継続することでのベネフィット（利益）がリスクを上回ることが大前提となる．

b. 運動療法とリスク管理

この時期の患者に対する運動療法の目的は，できるかぎり身体機能を維持する，もしくは低下を緩やかにすることで，今までと変わらない日常生活を送ってもらうことである．そのためには，治療中であっても定期的に一定の運動量を確保していくことが必要である．

しかし，この時期においては，がん悪液質による異化作用の亢進などにより全身倦怠感が強い患者が多い．したがって，このような患者に運動療法を行うためには，全身倦怠感が増加しないように歩行や自転車エルゴメーターなどを用いた低負荷の運動を選択し，運動療法を進めることが重要である．実際に，がんに関連した全身倦怠感に対しては適度な運動が効果的であるということが，いくつかの研究で証明されている（Step up 参照）．

化学療法による生存期間の延長は，がんの種類によって月単位のものから年単位のものまでさまざまである．したがって，われわれ理学療法士も患者がおかれている状況をきちんと把握し，患者のニーズに合わせた運動療法の目標設定を日々確認していくことが重要である．

4. 緩和ケア

1) がん医療における緩和ケア

がん医療における緩和ケアとは，がんに伴う体と心の痛みを和らげ，生活やその人らしさを大切にする考え方である（表9）．がんの療養中は，痛みや吐き気，食欲低

ここがポイント！
維持期の患者のなかには，骨転移や廃用症候群等を有している患者も少なくない．したがって，運動療法の種類・頻度・負荷量に関して，主治医およびリハ医と十分に相談しておくことが重要である．

10 がん患者の運動療法（2）放射線療法と化学療法，緩和ケア

表9 WHO（世界保健機関）の緩和ケアの定義（2002年）

緩和ケアとは，生命を脅かす疾患による問題に直面している患者とその家族に対して，痛みやその他の身体的問題，心理社会的問題，スピリチュアルな問題を早期に発見し，的確なアセスメントと対処（治癒・処置）を行うことによって，苦しみを予防し，和らげることで，QOLを改善するアプローチである．
・痛みやその他の苦痛な症状から解放する ・生命を尊重し，死を自然の過程と認める ・死を早めたり，引き延ばしたりしない ・患者のためにケアの心理的，霊的側面を統合する ・死を迎えるまで患者が人生を積極的に生きてゆけるように支える ・家族が患者の病気や死別後の生活に適応できるように支える ・患者と家族（死別後のカウンセリングを含む）のニーズを満たすためにチームアプローチを適用する ・QOLを高めて，病気の過程に良い影響を与える ・病気の早い段階にも適用する ・延命を目指すその他の治療（化学療法，放射線療法）とも結びつく ・臨床的な不快な合併症の理解とその対応の推進に必要な諸研究を含んでいる

（WHOホームページ〈http://www.who.int/cancer/palliative/definition/en/〉より抜粋）

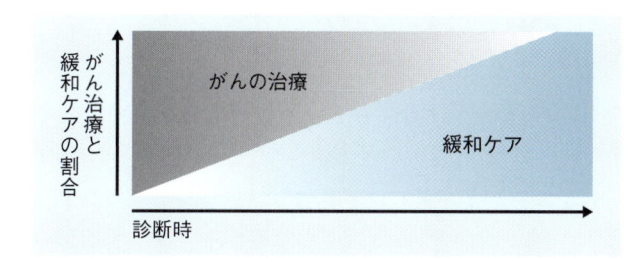

図4 緩和ケアとがん治療のチャート

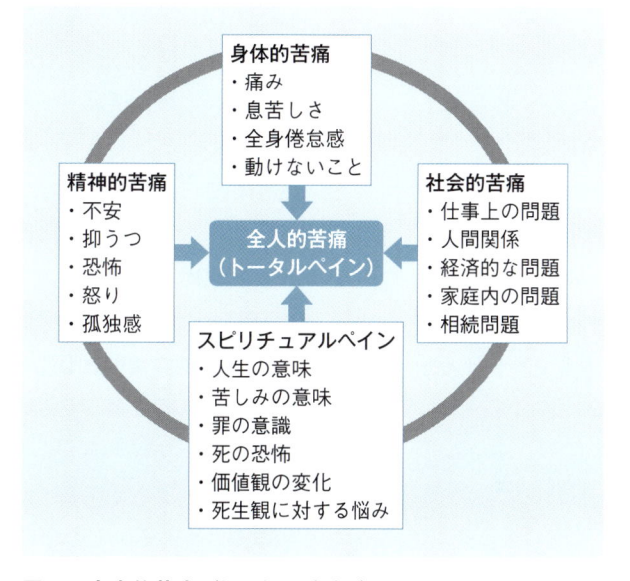

図5 全人的苦痛（トータルペイン）

下，息苦しさ，だるさなどの体の不調，気分の落ち込みや絶望感などの心の問題など，患者はこのような多くの「つらさ」を経験する．

今までのがん医療の考え方では，「がんを治す」ということに関心が向けられ，患者の「つらさ」に対して十分な対応ができていなかった．しかし，最近では，患者の「療養生活の質」も「がんを治す」ことと同じように大切と考えられるようになってきた．したがって，がん治療の時期と緩和ケアの時期は画然と区別されるべきものではなく，がんが疑われている時期も含め，がんと診断されてから治療と同時に緩和ケアも漸次開始される．さらに，がんの根治にいたらず終末期に入ることになれば，緩和ケアが主体となる（図4）．

2）緩和ケアとしてのリハビリテーション

緩和ケアの目標は，患者とその家族にとってできるかぎり可能な最高のQOLを実現することである．そのためには，患者を「がんの患者」と病気の側からとらえるのではなく，「その人らしさ」を大切にし，身体的・精神的・社会的・スピリチュアルな苦痛について，つらさを和らげる医療やケアを早期より積極的に患者およびその家族に対して行っていくことが重要である（図5）．したがって，緩和ケアは多種多様

MEMO
「緩和ケア」と「ターミナルケア」の違い
ターミナルケアとはがんの終末期に行われる，治療や延命ではなく，主に痛みなどをはじめとした身体的，精神的な苦痛の除去を目的とした医療のことである．つまり，ターミナルケアは緩和ケアの概念の一部を示したものである．

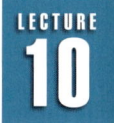

LECTURE 10

111

な患者の苦痛に対応するためにさまざまな職種のメンバーが連携し，できるかぎり可能な最高のケアを提供する．

一般に，緩和ケアは多職種からなるチームによって提供され，理学療法士も必要なメンバーの1人である．多職種でディスカッションを行い，そのなかでリハビリテーションの専門性をどのように生かしていくのかを考え，実践していく能力が理学療法士には求められる．

緩和ケアにおけるリハビリテーションの目的は，①痛みや呼吸困難などの苦痛を緩和すること（症状緩和），②痛みや身体機能低下を補う方法を指導して，ADLの維持・向上を図ること，③精神的な援助を行うこと，の3つに集約される．

(1) 症状緩和を目的としたリハビリテーション

治療の副作用，またはがんの進行によって，患者には苦痛を伴ったさまざまな症状が起こってくる．代表的なものとしては，痛みや呼吸困難，全身倦怠感などがあり，緩和ケアにおいてはこれらの症状を緩和するために支持療法を行っていく．支持療法の中心は薬物療法であるが，物理療法やポジショニング，動作指導や呼吸指導，リラクセーションなどを実施することでも，症状緩和につながることがある．

(2) ADLの維持・向上を目的としたリハビリテーション

進行がん患者においては，骨転移による痛みや病的骨折のリスク，呼吸困難や廃用症候群のために活動量が制限され，ADLが低下してしまう患者が少なくない．しかしながら，どのような全身状態であっても，「自分の足で歩きたい」「排泄動作は必ずトイレでしたい」といった思いをもつことは人間として当然のことである．したがって，痛みや呼吸困難が出現しにくい動作方法や呼吸方法を指導することや，補助具や杖など利用することで，少しでもADL能力を維持・向上できるようにサポートすることが求められる．

(3) 精神的な援助としてのリハビリテーション

どんな些細なことであっても目標を設定し，そこに向かってリハビリテーションを行うというプロセスが，特に終末期の患者にとっては精神的な援助となることがある．また，リハビリテーションを継続することが患者のモチベーションの維持につながることもある．したがって，患者とのあいだに良好な信頼関係を築き，かかわり続けることで，精神的な援助を提供することも，リハビリテーションの重要な役割の一つである．

■引用文献

1) Borg G. Borg's Perceived Exertion and Pain Scales. Illinois：Human Kinetics；1998. p50.

■参考文献

1) がん情報サービスウェブサイト．http://ganjoho.jp/public/index.html
2) 岡本るみ子ほか（編）．がん化学療法副作用対策ハンドブック．東京：羊土社；2011.
3) 島﨑寛将ほか（編）．緩和ケアが主体となる時期のがんのリハビリテーション．東京：中山書店；2013.

ここがポイント！
チーム医療を行ううえでは，患者だけでなく，他職種の医療者とのコミュニケーションも同様に重要である．患者によりよいチーム医療を提供するためには，コミュニケーション能力は必須のスキルである．

気をつけよう！
病的な不安や抑うつの症状を有する患者においては，リハビリテーションを行うことで余計に負担をかけてしまう場合がある．このような場合は，まずは専門家（精神科医等）に相談し，対応方法（介入方法）を検討することが必要である．

Step up

がん関連倦怠感と運動療法

1) がん関連倦怠感

米国『NCCN（National Comprehensive Cancer Network）ガイドライン[1]』によると，がん関連倦怠感（cancer related fatigue）は，「がんやがん治療に関連した，つらく持続する主観的な感覚で，身体的，感情的かつ/または認知的倦怠感または消耗感を指し，最近の活動量には比例するものではないが，患者の通常の機能を妨げるものである」と定義されている．

日常的な疲労感は一時的に休息すれば回復するのに対して，がん関連倦怠感は休息しても改善しにくいのが特徴である．患者のQOLを低下させるだけでなく，治療の継続を困難にする場合もあることから，生命予後にも悪影響を及ぼす可能性が示唆されている．化学療法や放射線療法を受けている患者の80％が，がん関連倦怠感を経験すると報告されている．

2) がん関連倦怠感の原因と治療

がん関連倦怠感の正確なメカニズムはわかっていない．がん増大に伴う代謝異常，がん細胞から産生される各種サイトカイン，痛み，貧血，電解質異常，栄養障害，身体機能低下，抑うつ・不安などの心理的要因，睡眠障害など多くの要因が複雑に関連して生じるとされている（表1）[2]．

米国『NCCNガイドライン』によると，症状が中等度以上の患者に対しては，まずは治癒可能な寄与因子（痛み，精神的苦痛，睡眠障害，貧血，栄養障害，活動量の低下，併存疾患）の評価・加療を行う．そして，これら因子の加療後にもまだ全身倦怠感が継続する場合には，さらなる付加的治療を行っていく．このガイドラインでは，積極的治療中・治療終了後・終末期に分けて，それぞれ薬理学的・非薬理学的治療法が具体的に示されており，非薬理学的治療法の一つとして運動療法が推奨されている（カテゴリー1）．なお，『NCCNガイドライン』におけるカテゴリー1とは，高レベルのエビデンスに基づき，推奨が適切であるという点で，NCCN内のコンセンサスが統一しているということである．

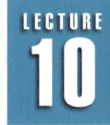

3) がん関連倦怠感に対する運動療法の効果

米国『NCCNガイドライン』によると，がん関連倦怠感に対する非薬理学的治療法のなかでは，活動の強化と心理社会的介入が最も強力なエビデンスに基づく倦怠感治療法であるとされている．

がん患者では，毒性のある治療と治療中の活動レベルの低下が身体能力を低下させると推測される．そのため，患者は日常生活活動を行うのにいっそうの努力が必要になり，消費するエネルギーも大きくなって，これが全身倦怠感につながる．しかし，運動療法によって活動の強化を図れば，筋力・心肺機能などが向上して運動耐容能が改善するため，日常生活活動での消費エネルギーが軽減し，全身倦怠感を改善させることが可能である．また，運動によって感情的不快感が軽減し，それに伴い全身倦怠感が改善したという報告もある．

表1　全身倦怠感を引き起こす要因

1. がん関連症状	・痛み，悪心・嘔吐，呼吸困難など
2. がん治療	・化学療法，放射線療法，手術など
3. 貧血	
4. 栄養障害	
5. 代謝・内分泌異常	・高カルシウム血症，低ナトリウム血症，低カリウム血症 ・脱水 ・甲状腺機能低下症，副腎機能低下症，性腺機能低下症
6. 精神症状	・抑うつ，不安
7. 睡眠障害	
8. 活動レベルの低下	
9. 併存疾患	・感染症，心不全，肝不全，腎不全，呼吸不全など

（立松典篤，島﨑寛将ほか〈編〉．緩和ケアが主体となる時期のがんのリハビリテーション．中山書店；2013．p129[2]）

表2 がん関連倦怠感に対する運動療法

運動療法の有効性	・治療中,治療後,終末期のいずれの時期においても有効である
運動内容	・有酸素運動(ウォーキングやサイクリングなど) ・レジスタンス運動(筋力トレーニングなど) ・リラクセーション,ストレッチ(ヨガやマッサージなど) 注:レジスタンス運動やリラクセーション,ストレッチなどは単独で実施するよりも有酸素運動と組み合わせて実施するほうが望ましい
運動強度,時間,頻度	・低強度〜中強度 ・30分前後 ・週に3〜5日
注意事項	・骨転移 ・血小板減少や貧血 ・発熱または活動性の感染症 ・転移や他疾患に続発する何らかの制限

(『NCCN ガイドライン』〈2013〉[1],コクランレビュー〈2012〉[3])

4) がん関連倦怠感に対する運動療法の実際 (表2)[1,3]

近年では欧米を中心に,がん関連倦怠感に対する運動療法の効果と安全性を示す研究報告が多く出されている.2012年の Cochrane Collaboration(コクラン・コラボレーション;世界的に急速に展開している治療,予防に関する医療技術を評価するプロジェクト)によるレビュー[3]では56の文献について,がん関連倦怠感に対する運動療法の効果が検証されている.

運動の種類は有酸素運動(歩行や自転車エルゴメーターなど)が中心であるが,筋力強化を目的としたレジスタンス運動に関してもいくつかの報告がある.運動強度や頻度に関しては,最大心拍数の60〜80%で20〜30分間を週に3〜5日というプログラムが多くの研究で推奨されている.ただし,1日に60分以上運動を行うと全身倦怠感をより強くしてしまう可能性を示唆する報告もあるため,運動強度の設定には注意が必要である.したがって,理学療法士が患者の年齢,性別,がんの種類や治療,および患者の運動能力レベルなどに基づいて,個々の患者に合わせた運動プログラムを行っていくことが重要である.

■引用文献

1) National Comprehensive Cancer Network ウェブサイト.http://www.nccn.org/index.asp
2) 立松典篤.全身倦怠感.島﨑寛将ほか(編).緩和ケアが主体となる時期のがんのリハビリテーション.東京:中山書店;2013.p129.
3) Cramp F, et al. Exercise for the management of cancer-related fatigue in adults. *Cochrane Database Syst Rev* 2012;11:CD006145.

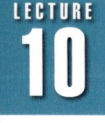

腎機能障害者の運動療法

到達目標

- 腎機能とその障害（病態像）について説明できる．
- 診療録・診療記録から腎機能に関連する情報を抽出できる．
- 検査所見ならびに治療内容から重症度と腎機能が推察できる．
- 腎機能障害者に対する運動療法介入の意義を理解する．

この講義を理解するために

　腎疾患は潜在的にも多く存在し，尿の生成と排泄，および電解質の調整や血圧調節といった腎臓の主要な機能を損なうことで生じる腎不全は，重症例では透析や移植の適応となる重篤な状態です．急性腎不全の治療は救命の意味合いが強いのですが，一方で合併症の多い慢性腎不全の長期維持透析例では著しく身体活動量や生活範囲が制限された末期像を呈することも大きな特徴です．

　かつてはネフローゼ症候群や糖尿病などの結果として生じる腎機能障害や腎不全といった，臓器保護やリスク管理を中心に運動療法が議論されてきましたが，近年，特にリハビリテーションに関する領域では，心腎連関や腎肺連関などに代表される他臓器への影響や相互の関連性に耳目が集まっています．さらに，腎代替療法である透析患者の身体的特性が理解され，運動療法の対象としてとらえられるようになってきました．

　腎機能障害者の運動療法に際しては，診療録・診療記録（カルテ）から腎機能ならびに関連する臓器機能に関する病歴と情報を抽出し，検査・診断・治療（特に透析）ならびに運動機能や ADL，ひいては疾患管理状況に至るまでの，広い範囲の情報を収集して，評価を行います．それらの評価をもとに適切な運動療法を行うことによって，運動機能ならびに ADL 能力を維持向上させ，疾患管理の一つの側面として運動療法を機能させていきます．

　腎機能障害者の運動療法を学ぶにあたり，以下の項目を改めて学習しておきましょう．

- □ 腎機能障害（特に急性腎障害ならびに慢性腎疾患）の病態，症状，検査，診断，治療と合併症を学習しておく．
- □ 透析の意義と合併症を学習しておく．

講義を終えて確認すること

- □ 腎機能障害の評価指標を説明できた．
- □ 腎機能障害が疾患予後に与える影響を説明できた．
- □ 腎機能障害者に併発しやすい合併症をあげることができる．
- □ 腎機能障害者の運動療法の意義を理解できた．

講義

1. 腎機能障害

1) 腎不全

腎不全とは，何らかの原因によって老廃物の尿中への排泄ができなくなり，さらに体内の水分や塩分などの体液バランスの恒常性を保つことができなくなった状態の総称であり，重症例では腎代替療法が必要となる．腎不全の代表的な症状としては，乏尿や浮腫などがあり，進行すると尿毒症の症状が現れる（**表1**）．

2) 急性腎障害

急性腎障害（AKI）の症状は，進行すれば尿量減少，浮腫，食欲低下，全身倦怠感などで顕在化するが，初期には血液検査では血清尿素窒素，血清クレアチニン，カリウムの高値が，また超音波検査やCT検査では腎臓の腫大などが観察される．急性腎障害の発生頻度はICU入室患者の30%を超えるともいわれるが，急性腎障害の合併とその重症度ステージが上がるにつれて生命予後が悪化する．さらに急性腎障害は心

急性腎障害（AKI：acute kidney injury）

MEMO
腎の機能不全状態のうち，数時間ないし数日のあいだに急速に腎機能が低下した状態を従来は急性腎不全（ARF：acute renal failure）と呼んでいた．しかし，その定義を明確にし，かつ早期発見と早期治療を目的に，急性腎障害という概念が提唱され，今日ではこちらが広く用いられている．

尿毒症（uremia）

表1　腎不全の症状

- 乏尿，浮腫，体重増加
- 心不全症状および徴候
- 貧血，動作時の息切れ，皮下出血斑
- 尿毒症症状：
  アンモニアならびにアミン蓄積症状；消化器症状（悪心），口臭，びらん性胃炎，粘膜出血，尿毒症性昏睡，無気力，不眠，不安，易怒性，抑うつ
- 電解質異常（高カリウム血症）：心電図変化，心室頻拍，四肢の脱力，手や口唇周囲のしびれ
- 皮膚症状：色素沈着やかゆみ（尿毒症物質の蓄積および皮下の石灰沈着と乾燥による皮脂分泌や発汗の減少）

表2　慢性腎臓病の重症度分類（CGA分類）

原疾患（C）	蛋白尿区分		A1	A2	A3
糖尿病	尿アルブミン定量（mg/日） 尿アルブミン/Cr比（mg/gCr）		正常 30未満	微量アルブミン尿 30〜299	顕性アルブミン尿 300以上
高血圧 腎炎 多発性嚢胞腎 腎移植 不明 その他	尿蛋白定量（g/日） 尿蛋白/Cr比（g/gCr）		正常 0.15未満	軽度蛋白尿 0.15〜0.49	高度蛋白尿 0.50以上
GFR区分 (mL/分/ 1.73m^2)	G1	正常または高値	≧90		
	G2	正常または軽度低下	60〜89		
	G3a	軽度〜中等度低下	45〜59		
	G3b	中等度〜高度低下	30〜44		
	G4	高度低下	15〜29		
	G5	末期腎不全（ESKD）	<15		

重症度は原疾患（cause：C）・GFR区分（GFR：G）・蛋白尿区分（アルブミン尿：A）を合わせたCGA分類とステージにより評価する．慢性腎臓病の重症度は死亡，末期腎不全，心血管死亡発症のリスクを■のステージを基準に，■，■，■の順にステージが上昇するほどリスクは上昇する．

（KDIGO CKD guideline 2012 を日本人用に改変）
（日本腎臓学会〈編〉．CKD診療ガイド2012．東京医学社；2012．p3[1]）

血管事故ならびに末期腎不全（ESKD）の危険因子である．

3）慢性腎臓病

慢性腎不全（CRF）は，長い経過に伴い腎機能が不可逆的に障害されることにより生じる腎障害の状態で，腎機能が正常時の30％未満になった状態をいう．近年では，その末期像を末期腎不全と呼んでいる．世界的にもこの末期腎不全による患者数が増加しており，血液透析ならびに腎移植による医療費の増加など医療経済上も大きく問題視されている．近年では，早期の腎機能障害発見を企図して，慢性腎不全に代えて慢性腎臓病（CKD）の概念が広く用いられている（**表2**）[1]．

慢性腎臓病患者数は潜在的に多く，日本の成人人口の約13％，1,330万人とも指摘されている．慢性腎臓病は糖尿病，高血圧症などの生活習慣病が背景因子となって発症することが多いが，末期腎不全，心筋梗塞・心不全といった心血管疾患（CVD），および脳血管障害発症のリスクおよび死亡率が高い．

2. 腎機能の指標

尿の生成と排泄，および電解質の調整や血圧調節など，さまざまな機能を有する腎の機能状態を表す指標は多く用いられるが，代表的なものについて概説する．

1）尿量，尿比重

尿量は腎機能の代表的な指標であり，正常では1日あたり約1,000〜2,000mLであるが，正常でも変動が大きい．尿量が500mL/日以下は乏尿，2,000mL/日以上は多尿と呼ぶ．

尿比重の基準値は1.006〜1.030で，通常では塩化ナトリウムの含有量により，病的状態では糖や蛋白の含有量により影響を受ける．

2）血液生化学指標

（1）血清尿素窒素

蛋白質の分解産物である尿素窒素は，糸球体で濾過されると再吸収されない特徴があるため，腎機能が悪くなり排泄能が落ちると血中の血清尿素窒素（BUN）が高値となる．基準値は8〜20mg/dLである．

（2）血清クレアチニン

クレアチニン（CrまたはCRE）は，筋のエネルギー代謝物であるクレアチンの分解産物である．血清尿素窒素と同様に，腎臓で排泄されるとともにほとんど再吸収されないため腎機能を反映し，血清クレアチニンの上昇は特に濾過機能の低下を反映する．基準値は0.5〜1.2mg/dLである．

（3）クレアチニンクリアランス

血清クレアチニンは腎機能を反映するが，骨格筋量に影響を受けることから，性差や年齢による差が生じやすい．クレアチニンクリアランス（Ccr）は血中と尿中のクレアチニン量を比較して，血清クレアチニンがどの程度の比率で排泄されたかを検査するもので，糸球体濾過量（GFR）の算出にも利用される．クレアチニンクリアランスは，通常24時間の蓄尿を用いて尿中クレアチニンを求め，同時に採血によって血清クレアチニンを測定し，両方のクレアチニン量を用いて計算して求める．基準値は70mL/分以上である．

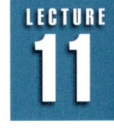

$$Ccr = [尿中 Cr(mg/dL) \times 蓄尿量(mL/分)/血清Cr(mg/dL)] \times [1.73/体表面積(m^2)]$$

（4）ヘモグロビン，ヘマトクリット

腎機能障害が進行すると，エリスロポエチン産生が低下し，腎性貧血が起こる．ヘモグロビンやヘマトクリットは腎性貧血の重要な指標である．基準値は，ヘモグロビ

ンが男性 13.6〜18.3g/dL, 女性 11.2〜15.2g/dL, ヘマトクリットは男性 40〜50%, 女性 35〜45%である.

3) 腎血流量

(1) 有効腎漿流量

腎には腎動脈を介して心拍出量の約20%が腎血流量として配分され, 全身の平均血圧が80〜200mmHgの範囲で変動しても腎血流の自己調節により一定に保たれている. 有効腎漿流量 (ERPF) はパラアミノ馬尿酸 (PAH) を用いて測定する.

(2) 糸球体濾過量

腎に流れる血流量のうち, 単位時間あたりに糸球体で濾過されてできる原尿の総量である. 実際の糸球体で濾過に関与する総量であり, 腎機能を表現するときに最も基本となる指標である. 基準値は 100〜150mL/分である.

健常者においても姿勢を変えると腎血流量は変化し, 一般に臥位に比べて立位では腎血流量は40〜50%減少し, 糸球体濾過量は30%減少する. 運動を行うと, 筋の血流分配が増加するため, 腎血流量や糸球体濾過量は低下し, 最高酸素摂取量相当の強度では, 腎血流量は安静時に比べて75%減少し, 糸球体濾過量は50%も減少する.

(3) 推算糸球体濾過量

上記の糸球体濾過量は血中クレアチニンの増加程度から求められるが, クレアチニン自体が骨格筋量に依存することから, 年齢や性別を考慮するべきである. そこで血清クレアチニン量と年齢・性別からなる計算式[2]によって求める推算糸球体濾過量 (eGFR) が, 後述する慢性腎臓病の早期発見と早期治療に役立てられている. 基準値は, 90mL/分/1.73m² 以上である.

$$eGFR(mL/分/1.73m^2) = 194 \times Cr(mg/dL)^{-1.094} \times 年齢(歳)^{-0.287}$$

（女性は×0.739）

3. 腎機能障害に対する治療

腎機能障害に対する治療には, 器質的な障害に対する治療ならびに尿量の維持, 電解質の補正, 尿毒症物質の排泄, 蛋白摂取の低減といった機能的および対症療法的な治療がある.

中等度までの慢性腎臓病患者の治療は, 残存腎機能の維持もしくは腎機能低下を予防することを目的とした疾患管理が大きな部分を占める. 透析の導入を遅延させ, 腎機能を増悪させる要因を回避するためには, 食事療法, 生活習慣病の是正を中心とした生活指導と薬物療法とを組み合わせる. 日本国内での現時点における末期腎不全に対する治療は維持血液透析であるが, 腎機能を根治的に改善する治療法は腎移植をおいてほかにない.

1) 生活指導における運動制限

姿勢の変化や運動によって, 生理学的に腎血流量および糸球体濾過量が低下することから, 腎機能障害が進行している時期には, 安静の遵守ならびに運動の制限を指示する日常生活活動管理が推奨されている.『腎疾患患者の生活指導・食事療法に関するガイドライン』[3]では, 通勤/通学時間, 勤務内容, 家事, 学校生活, 家庭/余暇活動の5項目それぞれについて, 生活指導区分を設け, 各段階に相当する運動強度に対応した身体活動を提示している (表3)[3].

一方で, 慢性腎臓病患者や透析患者の運動機能と身体活動量の低下は, 患者特性としても, またほかの病態を修飾する因子としても大きな問題である.

2) 腎代替療法としての透析

腎不全患者における腎代替療法は, 腎の機能のうち内分泌機能以外の部分を代替す

表3 腎機能障害者に対する生活・運動制限の指導

病期 (クレアチニンの値)	蛋白尿<1g/日 高血圧		蛋白尿≧1g/日 高血圧		指導区分	通勤/通学時間	勤務内容	家事	学校生活	家庭/余暇活動
尿毒症期 (10mL/分以上)	(−)	(+)	(−)	(+)	高度制限	30分程度 (車など利用)	軽作業のみ可,勤務時間制限	軽い家事, 30分程度の買い物のみ可	教室での学習授業可,体育・部活の制限(ごく軽い運動のみ可)	3〜4METs: 散歩,ラジオ体操
腎不全期 (11〜30mL/分)				(+)						
	(−)	(+)	(−)		中等度制限	1時間程度	一般事務可,深夜勤務・外勤・出張の制限	専業主婦・育児可	通常の学生生活,軽い運動のみ可	4〜5METs: 早足散歩,自転車
腎機能高度低下 (31〜50mL/分)		(+)	(−)							
	(−)				軽度制限	2時間程度	肉体労働以外は通常勤務可,残業・出張も可	通常の家事・軽いパート勤務可	通常の学生生活,一般の体育可,体育系部活は制限	5〜6METs: 軽いジョギング,卓球,テニス
腎機能中等度低下 (51〜70mL/分)	(−)	(+)	(−)	(+)						
腎機能軽度低下 (71〜90mL/分)	(−)	(+)	(−)	(+)	通常生活	制限なし	通常勤務・制限なし	通常の家事・パート勤務	通常の学生生活	7METs以上: 水泳,登山,スキー,エアロビクス
正常腎機能										

(生活指導区分〈腎疾患患者の生活指導・食事療法に関する小委員会. 日腎会誌 1997;39(1):1-37[3]〉をもとに筆者作成)

る療法であり,一般には人工透析として解釈されている.

(1) ブラッドアクセス

ブラッドアクセス(血管内シャント)は人工透析器へ流す血液を血管から容易に得る目的で造られるもので,一般には非利き手の前腕に造設されることが多い.しかし,長期に及ぶと閉塞などのシャント障害が生じるため,日常的に血流音や振動を聴診してシャントの状態を確認する.閉塞の防止には,ハンドグリップなどの上肢末梢の運動によってシャント側上肢の血流を改善し発達を促す.シャント側の腕には重いかばんなどをぶら下げることなどや,腕時計や腕枕,袖のきついサイズの衣服も避けたほうがよい.また,シャント肢での血圧測定は原則禁止である.

(2) 血液透析における合併症

透析医療の技術は長足の進歩を遂げているが,腎臓の多様な機能のすべてを完全に代替することは困難である.また,透析療法が長期に及ぶほど,さまざまな合併症を生じやすくなる(**表4**)[4].

(3) 維持血液透析患者の特性

透析患者の特性として,透析導入年齢が高いこと,高齢者が多いこと,透析導入の原因疾患として糖尿病性腎症が多いこと,などがあげられる.

透析患者は運動機能が低下していることが多いが,加齢は最も重要な要因である.それ以外にも,慢性腎臓病の患者においては,尿毒症性の神経障害や筋障害や糖尿病の影響に加えて,不活発による身体活動や一定強度以上の運動が不足している.さらに維持血液透析患者においては,透析アミロイドーシスによる上肢を中心とした関節障害や神経障害が加わり,ROMや身体の柔軟性も損なわれている.また,透析患者の運動機能は低下しており,筋力や持久力ならびに運動耐容能の低下はADLの制限を招き,ADL制限や日常の身体活動量の低下がまた運動機能のさらなる低下をもたらす悪循環を形成する.このように,複合的な要因によって生活機能が障害された高齢者が多いことを認識する必要がある.QOL(身体的健康感)に関しても,健常成人に比べて腎不全患者と血液透析患者は低下している.

MEMO
ブラッドアクセス(blood access)
血液透析では透析回路に循環(プライミング)させるために1分間あたり150〜250mLの血流量を確保し,かつ容易に返血するためのブラッドアクセスを造設する.このアクセスは一時的には血管内カテーテルの留置(外シャント)によって可能だが,長期に及ぶ維持血液透析患者のほとんどは内シャントを造設している.内シャントは,四肢の末梢動脈と周辺の静脈を手術で吻合した人工的な動静脈瘻である.動脈と静脈を吻合することで,血液透析に必要な血流量を体表で容易に確保することが可能となる.この部分は,動脈血が直接静脈に流入するため表在静脈が怒張および拡張し,穿刺も容易である.

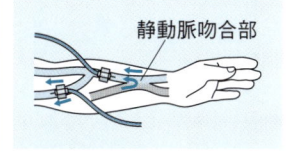

MEMO
透析アミロイドーシス
透析で十分に除去できないアミロイドが骨や関節に沈着して,痛みやしびれ,運動制限などを生じる疾患をいう.

表4 透析患者の合併症

出血傾向	腎性貧血に加えて，透析時にはブラッドアクセスのため抗凝固療法が必要となり，必然的に透析中および透析後にも出血傾向を認め，止血に時間がかかる場合がある
透析困難症，不均衡症候群	透析中に血圧低下，悪心や嘔吐，筋痙攣および胸痛などの不快症状を生じ透析の続行が困難になる状態で，体液量の減少，血漿浸透圧の低下，組織間液の毛細血管内への還流の低下，酢酸不耐症，末梢血管の反応性低下，自律神経機能の異常および心機能の低下などが原因と考えられている．特に透析中の血圧低下は，周囲の間質から血管内へ水や電解質が移行するという血漿リフィリングが不十分である場合や，糖尿病などの自律神経障害を有する患者で血圧調節不良のために生じる場合がある．不均衡症候群は，血中貯留物質が透析により急激に除去されることによって生じる頭痛や失見当識，痙攣などを呈するもので，器質的障害を認めない．高度の高窒素血症を有する腎不全患者の透析後の急激な血液尿素窒素の低下に伴って発生することがある
易感染性	尿毒症物質の蓄積や蛋白摂取量の不足，ビタミン B_6 欠乏，輸血，血管穿刺，糖尿病の存在や低身体活動などの要因によっても免疫力が低下する
ミネラル代謝障害，透析アミロイドーシス，骨関節および筋障害	慢性腎臓病に伴うミネラル代謝異常（CKD-MBD）は生命予後と密接な関連がある．これに加えて透析患者ではビタミンDの活性化が障害され，カルシウムの吸収が不良で，リンの血中蓄積ならびに身体活動性の低下も骨密度低下の原因となる．透析患者の骨折頻度は健常者よりも著しく高い．また，透析で十分に除去できないアミロイドが骨や関節に沈着すると透析アミロイドーシスを生じ，手根管症候群やアミロイド関節症，破壊性脊椎関節症などを生じることが知られている．透析中の合併症として知られる筋痙攣は透析後半に主として腓腹筋に生じ持続することが多い．さらに，筋力は代謝障害ならびに身体活動の低下によって低下する
身体活動量の低下	1回4～5時間の血液透析を週3回要し，通院ならびに透析中の活動を拘束されることから制限されやすい．また，病態として終末像にあることから心理的社会的にも身体活動量の低下を招きやすい場合がある
動脈硬化，心血管障害，脳血管障害	虚血性心疾患，心外膜炎，心不全，下肢動脈閉塞などが知られており，これらの心血管イベントや脳血管障害の発生率が高いのは，炎症性サイトカインや終末糖化産物などが関与する動脈硬化の影響と考えられている

（忽那俊樹ほか．丸山仁司ほか〈編〉．考える理学療法 内部障害編．文光堂；2008．pp389-402[4]）をもとに筆者作成）

4. 腎機能障害者に対する理学療法評価と運動療法

理学療法の対象患者には，慢性腎臓病や腎機能低下を合併症として保有する例が急増しており，維持血液透析を要する例も増加している．腎機能障害者といっても，成人と小児では臨床背景も異なり，潜在的な慢性腎臓病患者とすでに維持血液透析を導入して長期間が経過している患者ではまったく特性や考慮すべき病態も異なるため，両者に共通する部分と，それぞれに特異的な部分とを理解して評価する．

1) 一般的情報と病歴

年齢，性別，身長と体重などは一般的な情報として，最初に確認する．特に体重は水分出納の管理にも役立てるため，日々の変化を判断する基準体重ないし透析患者においてはドライウェイトの確認と，日ごとおよび透析前後での変化を詳細に把握する．

病歴については，基礎疾患および罹患期間，合併症（併存疾患），心血管イベントの既往，心機能，透析導入例では透析期間（透析歴）について整理し，病態および障害の全体像を把握する．

2) 腎機能障害者に対する理学療法評価

腎機能を推測し，運動の適応と内容を判断するためのリスク層別（評価）を行うために，病歴の概略で把握した情報について，さらにその精度を高め管理状況を確認する．病態と治療経過から，現在の腎機能と特に運動に対するリスク因子を明確にできる．また，理学療法に際して，合併症を有していたり病態の安定が十分に得られていなかったり，運動機能が著しく低下していたりする場合には，安全性の確保を優先する必要がある．十分な医学的管理と運動療法が可能であることを確認するために，まず理学療法評価を行う．腎臓病をはじめ腎機能の低下した患者では，腎機能の推移を注意深く観察して運動強度を調整しながら運動療法を実施するため，その評価が最も重要である．

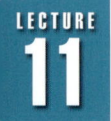

ドライウェイト（dry weight：DW，目標体重，至適体重）

MEMO
透析期間
維持血液透析導入例では，まず透析期間を把握する．透析を導入したばかりの患者では，シャント局所の状態や血圧などのバイタルサインのみならず，心理状態も不安定なことが多く，十分な運動療法の適応とならないこともある．一方で，透析期間が長いほど合併症の重複が多くなるため，多くの併存する病態を想定して十分に評価する．

(1) 腎機能

基礎となる腎機能を示す血清尿素窒素や血清クレアチニン，クレアチニンクリアランス，推算糸球体濾過量を中心に，腎機能指標の経過を整理する．ただし，すでに透析が導入されている例では，これらの指標はすでに機能を全廃した腎臓の指標とはならず，透析効果の指標として透析の前後で比較する．また，そのほかにも血液生化学検査成績では，貧血状態を示すヘモグロビンやヘマトクリット，栄養状態を示すアルブミンの値を確認する．ヘモグロビンは 10～11 g/dL，ヘマトクリットは 30～33％が透析治療ガイドラインにおける目標値とされており，これらの数値を下回る患者では腎性貧血の出現に注意が必要である．

(2) 心不全の管理状態

透析患者をはじめとする腎機能障害者は心不全を容易に生じうるため（Step up 参照），運動療法を実施する際には，医学的管理が十分になされているかしっかりと確認する．具体的には，日ごとおよび透析前後での体重変動や，胸部 X 線写真における心胸郭比やうっ血像の確認といったうっ血性心不全の管理指標を把握する．『心血管疾患におけるリハビリテーションに関するガイドライン（2012 年改訂版）』に準じて運動の適否を判断するとよい．

心血管以外にも関節や筋に痛みやしびれなどを生じることもあり，透析アミロイドーシスや頸椎を含む骨関節障害について，その障害部位と進行の程度を把握する．

(3) 透析に関連する合併症

ミネラル代謝障害や透析期間長期化によって，透析アミロイドーシスによる破壊性関節症や手根管症候群を生じやすい．骨代謝マーカーを確認し，頸椎を含む特徴的な関節破壊や手根管症候群に伴う神経症状である痛みやしびれについて，部位（範囲）と症状の変化（進行）の詳細を把握する（**表 4**）[4]．

(4) 運動機能の評価

慢性腎臓病患者および透析患者における運動機能の評価は，その特性を理解し，また障害の発生ならびに進行を防止する運動療法を実施するうえで必要である．病態ならびに合併症として知られるものを十分に反映させて評価し，理学療法計画を作成する．透析治療期間が長期に及ぶほど運動機能は低下する．

a. 関節可動域

上記の破壊性関節症や関節変形によって，また，筋の柔軟性の低下や廃用によっても ROM 制限が生じる．特に ADL への影響を考慮して評価する．

b. 筋力

慢性腎臓病ならびに透析患者は，電解質失調や代謝障害の影響も受けやすく，筋力の低下を生じやすい．特に上下肢筋力は，同年代の健常者に比べて，男性患者では 30％程度，女性患者では 50％程度に低下し，歩行や ADL における息切れや易疲労の一因と考えられている．日常生活で歩行およびその他の移動動作ができてはいるが実施に困難を感じる患者ほど，下肢筋力が低下している．

c. バランス

慢性腎臓病ならびに透析患者のバランス機能は，同年代の健常者に比して大きく低下している．バランス能力と筋力の低下は，歩行能力の低下に加えて転倒危険の増大を招く．

d. ADL 能力

移動能力，セルフケア（身の回り動作，身辺動作），手段的 ADL（IADL）を評価する．内部障害全般に共通して身体機能障害が外見からは判断しにくいが，心不全や腎不全と透析アミロイドーシスによる骨関節神経障害によって，ADL は制限されて

MEMO

ガイドラインによれば，過去 1 週間以内の心不全の増悪や他の重症心血管疾患を合併していると，運動療法は禁忌となる．心不全が重度（NYHA Ⅳ）の場合，体重の増加や運動による血圧降下などがみられる場合には，相対的な禁忌となる．

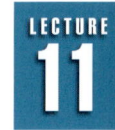

気をつけよう！
通院が自立していても、歩行や階段昇降に際して困難を感じながらもかろうじてその動作ができている状態のことが多い.

いる．したがって，ADL 能力についてはその可否だけではなく，実際に動作を行ううえで，どのような努力や困難感，自覚症状を伴うかの評価も重要になる．

e. 運動耐容能および身体活動量

時間歩行試験や心肺運動負荷試験によって評価される運動耐容能ならびに身体活動量計（加速度計つき歩数計）や質問紙によって調査することができる身体活動量は，透析導入以前の慢性腎臓病患者では ADL 制限に伴って低下している．さらに，透析導入後は透析療法による時間的な制約や自覚症状が加わることで著しく ADL が低下しやすく，実際の動作はできていても困難さの自覚が伴うことも多い．

運動機能の低下は ADL 制限や身体活動量の低下を生じ，これらの ADL 制限と身体活動量の低下がさらなる運動機能の低下をもたらすという悪循環を形成しており，透析期間の長期化と合併症によっても修飾される．1 日約 4 時間，週 3 回の透析治療時間によって，直接的にも身体活動の低下は顕著に生じるが，身体活動量は維持血液透析患者の生命予後を規定する因子であり，透析日（透析を行う日）のみならず非透析日（透析のない日）にも身体活動量が低下している場合には介入する．

(4) QOL

慢性疾患であり病態としては末期像を呈している透析患者については，身体機能面のみならず心理社会面からも評価するために，透析療法によって生じている症状，健康関連 QOL，うつおよび運動に対する自己効力感などを把握する．日本語版 KDQOL-SF などが用いられている．

MEMO
KDQOL-SF（腎疾患特異的疾患尺度；kidney disease quality of life short form）
腎疾患に特異性のある 97 項目に，QOL 調査法である SF-36 の項目が加えられた QOL の評価法である．

3）腎不全患者・透析患者における運動療法と ADL 指導

腎血流量は運動に伴い低下するため，近年までは腎不全患者に対しては運動を含めて日常生活の活動を制限することが一般的であった．しかし，慢性腎臓病患者でも中等度の運動なら腎機能および貧血指標は低下しないため，運動療法は安全であることが認識されてきた[5]．また，ADL や QOL の維持・向上を目的とした運動療法，いわゆる腎臓リハビリテーションの必要性が高まってきている．罹病期間や病的状態に伴って発生する身体機能制限の回避や，長期的な心血管イベントに対する保護因子としての身体機能の向上が期待される（表 5）[6, 7]．むろん，運動療法によって腎機能そのものが大幅に改善することは期待しにくいが，運動療法を主たる介入（図 1）[8] とする際の治療目標は，残存腎機能を悪化させずに身体機能を維持改善させること，心血管イベントなどの重篤な合併症を予防することにある．運動療法に伴うリスクの程度を把握したうえで，運動療法の種類，強度，頻度といった要素に加えて，実施する場所や時間帯も具体的に決定し，個別の運動療法プログラムを作成する．

MEMO
すでに週 3 日の透析を受けている患者にとって，さらに運動療法を目的とした通院日を設けることは，時間的・体力的制約や心理的抵抗が大きい．

MEMO
運動療法を遵守できない理由として，患者が「時間がない」と訴える場合，理学療法士は自宅で空いている時間に運動できる方法や，透析で来院する日の透析前の待ち時間ないし透析中に運動療法を実施する方策を提案する．

(1) 運動の実施時間と内容

維持血液透析患者に対して運動療法を実施する時間帯は，まず，透析日なのか，非透析日なのかに大別できる．

非透析日は，透析の効果が持続している限り，透析当日に比べてバイタルサインも安定し自覚症状の出現が少なく運動療法を実施しやすい．そのため，通院機会に合わせた運動療法の継続に加えて，非監視型運動療法として自宅で継続可能な運動方法を指導する．筋力トレーニングや歩行などの有酸素運動を用いるが，日誌などを用いて，運動療法の安全性や継続性を確認する．

透析日に運動療法を行う場合，透析直前の患者は体液量が過剰で血圧上昇が起こりやすく，軽い運動でも過負荷になる可能性が高いため，特に心不全や尿毒症状態に十分注意して実施する．一方，透析終了直後は，血圧の低下のような客観的所見および全身倦怠感などの自覚症状が強く出現するうえに，低血圧や不整脈のような透析に併発することの多い合併症が起こる可能性も高いため，実際には安定した運動療法の実

表5 透析患者における運動療法の効果

1. 最高酸素摂取量の増加
2. 安静時および運動時における左室収縮能の亢進
3. 心臓副交感神経活動の活性化
4. 心臓交感神経活動の過剰亢進の改善
5. 低栄養や炎症複合症候群の改善
6. 貧血の改善
7. 睡眠の質の改善
8. 不安・抑うつ・QOLの改善
9. ADL能力の改善
10. 前腕静脈サイズの増加（特に等張性運動による）
11. 透析効率の改善
12. 死亡率の低下

(上月正博. リハ医学 2006；43（2）：105-109[6] および上月正博. 臨床栄養 2011；118（4）：334-335[7] をもとに筆者作成)

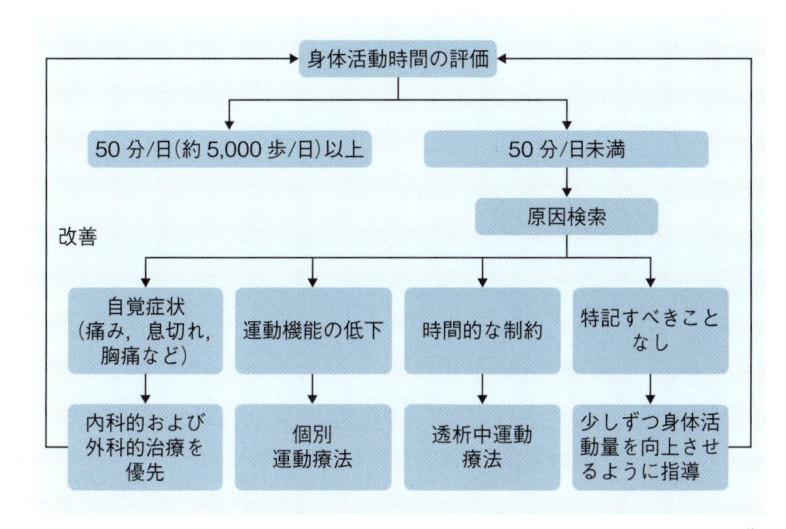

(松永篤彦. 理学療法 2012；29（10）：1100-1105[8])

図1 透析患者に対する運動療法介入の考え方

施は困難である場合もある．

透析時間は1回4時間，週3回を要することから，患者は毎週約12時間も透析回路に接続された不動時間を強いられている．ベッドや安楽椅子の上で姿勢や肢位は限られるが，近年では，透析療法中に，呼吸循環動態およびブラッドアクセスや透析効率に影響のない範囲で運動を行う，透析中運動療法も実施されている（**図2**）．この透析中運動療法は，医療者の監視下に実施でき，かつ透析時間を有効に利用できる．一般に，透析を開始してある程度の効果を得て血圧が安定している時間帯，おおむね透析開始後2時間から実施されることが多い．

(2) 運動の強度や時間，種類，頻度

運動は，短時間で疲労の残らない強度から導入し，心拍数や自覚症状に基づいて徐々に強度や時間を増加することが望ましい．週3回以上を目安とし，その頻度を確保するために透析施設，病院や自宅などで実施できるように工夫する．ただし，透析患者は高齢で骨関節障害を有することが多いため注意が必要で，筋力増強運動として，ゴムチューブを使用して10～15回程度連続可能な最大負荷量を設定し，これを1セットとして1日数セット行う．

また，心肺運動負荷試験（CPX）をもとにした運動処方が可能であれば，嫌気性代謝閾値（AT）あるいは最高酸素摂取量または予測最大心拍数の50～60％の強度を上限とする程度の，数十分の有酸素運動を導入する．ただし，高齢である場合も多く，心肺運動負荷試験の実施が困難なことやバイタルサインが安定しないこともある

MEMO
透析中運動療法は，蛋白同化が促進されることで，骨格筋や栄養ならびに炎症に対する効果が期待され，また透析と老廃物除去の効率が改善することから，より長時間透析を受けたのと同等の治療効果を得やすいとする意見もある．

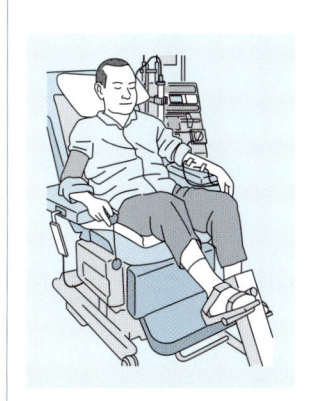

図2 透析中運動療法の例

心肺運動負荷試験（CPX：cardiopulmonary exercise test）

嫌気性代謝閾値（AT：anaerobic threshold）

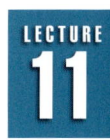

ボルグスケール（Borg scale）

MEMO
維持血液透析患者の全身倦怠感
透析後の血圧低下や貧血，内分泌異常，感染症および心因性のものなどが考えられている．

ため，ボルグスケール（Lecture 7 参照）で 11〜13 の自覚的運動強度で調整する．

透析中に運動療法を実施する場合には，レジスタンストレーニングや床上ないしリカンベント型（寝そべり型）の自転車エルゴメーターが用いられる．

（3）運動療法の効果と注意点

ROM 運動や筋力トレーニングないし移乗やそのほかの動作場面で，内シャント部位を強く圧迫しないように保護し，全身倦怠感やかゆみなどの自覚症状にも配慮する．

腎不全患者でも，筋力トレーニングにより下肢筋力や 6 分間歩行距離，あるいは TUG テスト（Lecture 5 Step up 参照）などが改善したり，有酸素運動による最高酸素摂取量が改善したりする．しかし，長期的に腎不全患者に対して運動療法を施行する場合は，不適切な運動療法，特に過負荷による腎機能低下の助長が危惧される．運動療法に伴う腎臓病や腎機能の増悪，新たな合併症の出現に十分注意する．

（4）ADL 指導

腎機能障害者は，ADL 低下によって困難を伴う労作を回避・忌避していることも多い．適宜，内シャントを保護するとともに安全な起居動作や周囲の環境を考慮し，転倒を予防して身体活動を維持改善できるよう指導する．また，日々の体調を管理するうえで尿毒症状あるいは利尿や除水に伴う脱水などの影響を受ける場合もある．心血管疾患や脳梗塞発症の併存ならびに新たな出現の可能性に注意し，安全な ADL を継続できるよう指導する．

■引用文献

1) 日本腎臓学会（編）．CKD 診療ガイド 2012．東京：東京医学社；2012．p3．
2) 齊藤正和．不思議なそら豆．丸山仁司ほか（編）．考える理学療法［内部障害編］評価から治療手技の選択．東京：文光堂；2008．pp373-388．
3) 腎疾患患者の生活指導・食事療法に関する小委員会．腎疾患患者の生活指導・食事療法に関するガイドライン．日腎会誌 1997；39（1）：1-37．
4) 忽那俊樹ほか．透析しているのに運動してもよいのか？．丸山仁司ほか（編）．考える理学療法［内部障害編］評価から治療手技の選択．東京：文光堂；2008．pp389-402．
5) Hiraki K, et al. Moderate-intensity single exercise session does not induce renal damage. *J Clin Lab Anal* 2013；27（3）：177-180．
6) 上月正博．腎臓リハビリテーション—現況と将来展望．リハ医学 2006；43（2）：105-109．
7) 上月正博．腎臓リハビリテーションとはなにか．臨床栄養 2011；118（4）：334-335．
8) 松永篤彦．透析患者への理学療法の関わり．理学療法 2012；29（10）：1100-1105．

■参考文献

1) 加藤 明．AKI の病期分類．腎と透析編集委員会（編）．AKI と CKD のすべて．腎と透析 2010；69（増刊号）：326-329．
2) 循環器病の診断と治療に関するガイドライン（2011年度合同研究班報告）．心血管疾患におけるリハビリテーションに関するガイドライン（2012年改訂版）．http://square.umin.ac.jp/jacr/link/doc/JCS2012_nohara_h.pdf
3) Hiraki K, et al. Decreased physical function in pre-dialysis patients with chronic kidney disease. *Clin Exp Nephrol* 2013；17（2）：225-231．
4) Kutsuna T, et al. Physical activity is necessary to prevent deterioration of the walking ability of patients undergoing maintenance hemodialysis. *Ther Apher Dial* 2009；14（2）：193-200．
5) 忽那俊樹ほか．維持血液透析患者の身体活動セルフ・エフィカシーに対する運動療法の介入効果について．透析会誌 2007；40（9）：789-797．

Step up

1. 腎性貧血と心・腎・貧血症候群

慢性腎臓病患者では，エリスロポエチン産生能低下により腎性貧血を呈する．慢性腎臓病（CKD）そのものが心血管疾患（CVD）の危険因子であることが明らかになっており，さらに貧血は単独でもCVDの危険因子でもある．このように，CKDおよびCVDと貧血は，互いに危険因子になって悪循環を形成している可能性が考えられ，心・腎・貧血（CRA：cardio - renal anemia）症候群と呼ばれている．

2. 腎機能障害と炎症

慢性腎臓病患者および透析患者においては，栄養障害（malnutrition）や炎症（inflammation）が高率に存在し，これが動脈硬化（atherosclerosis）性の心血管イベントや生命予後に関与していることから，この一連の病態群をMIA（Malnutrition, Inflammation, and Atherosclerosis）症候群と呼んでいる．また，透析患者における栄養障害および炎症は，腎性貧血，生命予後，再入院率，QOLの低下にも関与するため，MICS（Malnutrition-Inflammation Complex syndrome）とも呼ばれている．

共通する栄養障害と炎症について考えると，食事摂取量が減少することから生じる低栄養によって，血清アルブミンならびに蛋白異化や安静時のエネルギー消費量が低下する．一方で，炎症によっても栄養障害が引き起こされ，食事摂取量が保たれたとしても血清アルブミンは低下し，この場合には飢餓と異なり蛋白異化や安静時エネルギー消費量は亢進する．MIA症候群もMICSも，ともに腎機能障害者において栄養障害と炎症が原因となって惹起される病態を示している．

腎機能が低下しクリアランスが低下すると，血中の炎症性サイトカインの上昇を招くことや，また腎は終末糖化産物（advanced glycation end products：AGEs）の代謝に重要な役割を果たしていることから，AGEsの増加が，炎症性サイトカインや成長因子，接着因子などの放出を誘導し，炎症をさらに修飾していることが考えられる．腎機能障害者に合併する糖尿病や慢性心不全は慢性炎症を引き起こし，感染症の罹患率が高いことにも注意する．

3. 心腎連関

慢性腎臓病患者全般をみてみると，心筋梗塞，心不全および脳血管障害の併発率および死亡率が高く，さらに腎不全患者の死因をみてみると，腎臓死よりも脳血管および心血管イベントによる死亡があまりにも多い（図1）[1]．

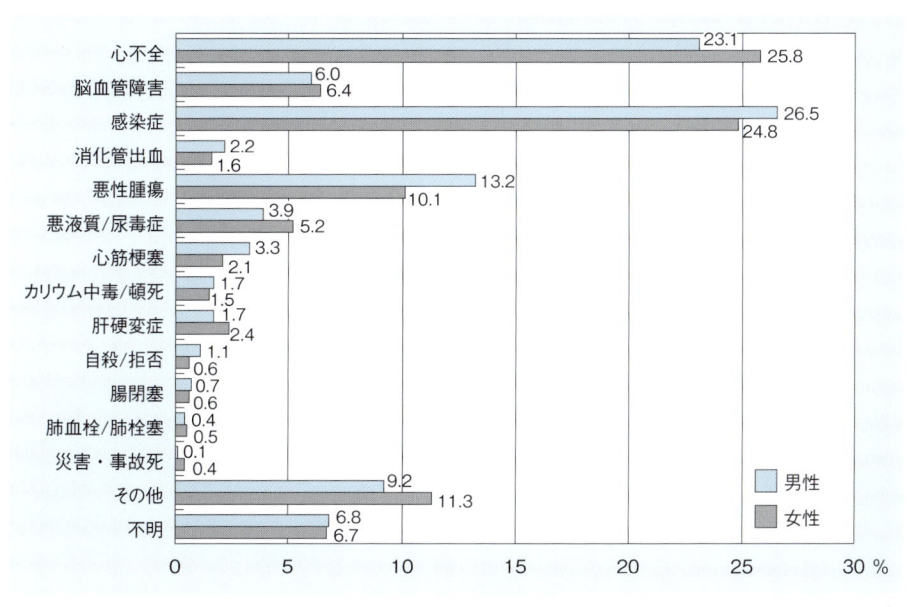

死因	男性	女性
心不全	23.1	25.8
脳血管障害	6.0	6.4
感染症	26.5	24.8
消化管出血	2.2	1.6
悪性腫瘍	13.2	10.1
悪液質/尿毒症	3.9	5.2
心筋梗塞	3.3	2.1
カリウム中毒/頓死	1.7	1.5
肝硬変症	1.7	2.4
自殺/拒否	1.1	0.6
腸閉塞	0.7	0.6
肺血栓/肺栓塞	0.4	0.5
災害・事故死	0.1	0.4
その他	9.2	11.3
不明	6.8	6.7

（日本透析医学会統計調査委員会．図説 わが国の慢性透析療法の現況 2013年12月31日現在．p22[1]）

図1 透析患者の死亡原因分類

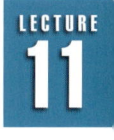

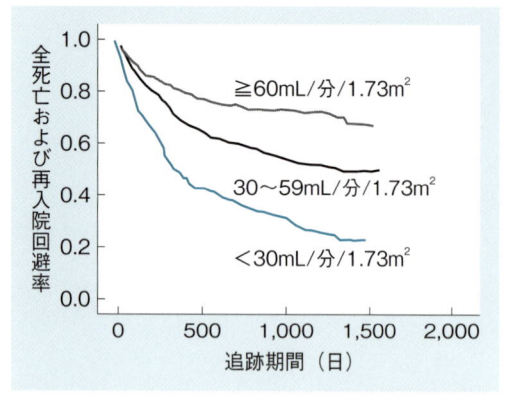

(Hamaguchi S, et al. *Circ J* 2009；73（8）：1442-1447[2]．日本腎臓学会〈編〉．CKD 診療ガイド 2012．東京医学社；2012．p13[3]）

図2　心不全患者における腎機能と予後

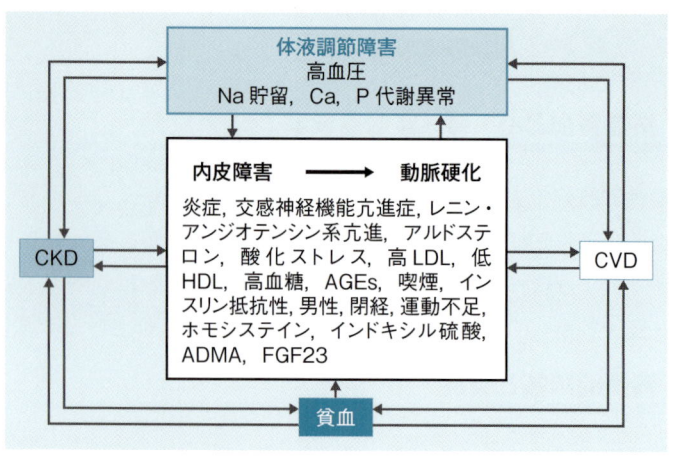

（日本腎臓学会〈編〉．CKD 診療ガイド 2012．東京医学社；2012．p14[3]）

図3　心腎連関
体液調節障害，内皮障害による動脈硬化，貧血が悪循環をきたす．
AGEs：終末糖化産物
ADMA：非対称性ジメチルアルギニン
FGF23：線維芽細胞増殖因子 23

　糸球体濾過量の低下と尿アルブミン（尿蛋白）排泄量の増加は，ともに心血管疾患の独立した危険因子であり，慢性腎臓病と心血管疾患の危険因子の多くが共通でもある．一方，心不全患者は腎機能が悪ければ悪いほど生命予後が悪いので，心不全患者における腎機能低下は予後規定因子である（図2）[2,3]．そのため，心血管疾患患者では慢性腎臓病の有無を，慢性腎臓病患者では心血管疾患の有無を確認する必要がある．

　これらの一連の心と腎との関連性を心腎連関（図3）[3] と呼んでいる．そのメカニズムは，①心不全における腎血流量（灌流圧）の低下，②神経体液因子の異常，③腎うっ血の3つの要素を軸にとらえることができ，心・腎・貧血症候群の観点からも，貧血の防止や是正は心不全や腎不全の悪化を食い止めるうえで重要である．

■引用文献
1) 日本透析医学会統計調査委員会．死亡原因．図説 わが国の慢性透析療法の現況 2013 年 12 月 31 日現在．2014．p22．
2) Hamaguchi S, et al. Chronic kidney disease as an independent risk for long-term adverse outcomes in patients hospitalized with heart failure in Japan. Report from the Japanese Cardiac Registry of Heart Failure in Cardiology（JCARE-CARD）．*Circ J* 2009；73（8）：1442-1447．
3) 日本腎臓学会（編）．CKD 診療ガイド 2012．東京：東京医学社；2012．pp13-14．

■参考文献
1) 加藤　明．AKI の病期分類．腎と透析編集委員会（編）．AKI と CKD のすべて．腎と透析 2010；69（増刊号）：326-329．
2) 日本透析医学会エリスロポエチンワーキンググループ．慢性血液透析患者における腎性貧血治療のガイドライン（2004 年版）．透析会誌 2004；37（9）：1737-1763．

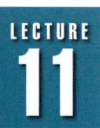

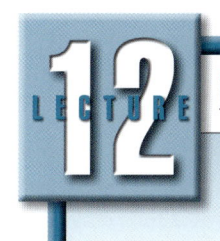

LECTURE 12 熱傷患者の運動療法

到達目標

・診療録・診療記録から熱傷治療に関連する情報を抽出できる．
・検査所見から熱傷の重症度と部位に応じた運動機能の推察ができる．
・熱傷患者の運動機能が評価できる．
・熱傷患者の理学療法評価を実施することができる．
・病期に応じて瘢痕拘縮に対する治療を組み立てられる．

この講義を理解するために

　熱傷患者，特に広範囲熱傷患者に対して理学療法を計画する場合，その評価は，診療録・診療記録（カルテ）から病歴ならびに治療経過についての情報を抽出し，運動機能の予測を行うこと，また，精神心理面の情報も併せて，全体像の評価として統合する必要があります．
　熱傷患者の運動療法を学ぶにあたり，以下の項目をあらためて学習しておきましょう．
　　□ 瘢痕の形成過程について復習しておく．
　　□ 運動学の基礎を復習しておく．
　　□ 運動機能評価について復習しておく．

講義を終えて確認すること

　□ 熱傷患者の病歴（治療経過）が整理できる．
　□ 熱傷患者に対する理学療法評価が行える．
　□ 熱傷患者に対する抗拘縮肢位を設定できる．
　□ 熱傷患者に対する運動療法プログラムを設定できる．

講義

1. 熱傷

熱傷は，狭義には物理的な熱作用による皮膚の損傷を指すが，広義には化学薬品や電撃，放射線といったさまざまな外的因子による皮膚の損傷を指す外傷である．日常的に経験する軽症なものから，きわめてまれではあっても非常に重篤な状態を招く重症なものまで多様である．

1）熱傷の受傷原因

熱傷（狭義の熱傷）は，生体が一定の温度のあるものと一定時間接触することで受ける熱エネルギーによって発生する．熱傷の受傷原因としては**表1**のようなものがある．原因には火炎，高温気体・液体・固体，爆発などさまざまなものがあり，接触時間が長ければ温度の低い熱源（カイロや暖房便座など）も熱傷（いわゆる低温火傷）の原因となりうる．

原因物質以外にも，どのように曝露したかという受傷形態の組み合わせによって熱傷の部位や程度が変化しうる．

2）熱傷の重症度

熱傷は一般に体表面の損傷であり，その病態の重症度を数値である程度表現できる．ただし，熱傷はその原因，深さ（**図1**），広さ（熱傷面積〔%TBSA〕），部位の組み合わせで，生命予後や機能予後が大きく異なる．初療の段階で重症度を把握するにはアルツの診断基準（**表2**）なども用いられる．

（1）深度

日本では損傷の深さを，Ⅰ度，浅達性Ⅱ度（Ⅱs），深達性Ⅱ度（Ⅱd），Ⅲ度（Ⅲ）に分類している．

Ⅰ度熱傷は表皮部分に限局した熱傷で，発赤と痛みおよび掻痒感を生じるのみで，数日で表皮の新陳代謝（ターンオーバー）によって剥落し治癒する．日焼け程度がこれに該当し，後述する受傷面積に関する指標で扱わない．

Ⅱ度の熱傷は真皮層に損傷が及び，水疱が形成される程度の熱傷である．Ⅱ度熱傷は，さらにその深さをもとに浅達性Ⅱ度（Ⅱs）と深達性Ⅱ度（Ⅱd）の2つに分類する．Ⅱsは水疱底が赤く血流が保たれている程度の熱傷である．血行性に治癒機転が作動することが期待できる半面，知覚神経終末が創面に剥き出しになることから，きわめて激しい痛みを伴う．Ⅱdは水疱底が白色を呈し，組織の血流が途絶した程度の熱傷である．これは血行性の創傷治癒機転が作動せず，しかも感染に対して脆弱であり，Ⅲ度熱傷に移行することもあるため，Ⅲ度熱傷とほぼ同等の治療が必要になる．

表1 熱傷の受傷原因

火炎	火災や焚き火など
高温気体	高温水蒸気やガス，火災時の煙など
高温液体	シャワーや浴槽の湯，ラーメンやスープ，お茶などの高温液体など
高温固体	アイロン，調理用鉄板など
爆発	ガス爆発，気化した燃料への引火など
摩擦	交通外傷など
感電（電撃傷）	家庭用コンセントからの感電，架線事故，送電線と釣竿（カーボンロッド）などの接触など
化学物質・腐食物質	石油類，アルコール類，その他の化学物質（液体，気体，固体）
放射線	診療用ないし産業用の放射線源などからの被曝（線量以外にも線種によって影響が異なる）

サイドノート：

熱傷（burn injury）
物理的な熱作用による皮膚の損傷（thermal injury, thermal burn）
化学薬品による熱傷（chemical injury, chemical burn）
電撃による熱傷（electrical injury, electrical burn）
放射線による損傷（radiation injury, radiation burn）

MEMO
熱傷の具体例として，発赤を伴う日焼け，誤って熱湯の浴槽に落ちた，あるいは降ってきた熱湯を浴びた場合や，アイロンやストーブに接触した場合，また，火災や爆発事故，近年諸国で頻発している爆発テロに遭遇した場合などがある．

MEMO
熱傷面積（%TBSA：total body surface area）
全体表面積に対する受傷面積の割合．

アルツ（Artz）の診断基準

MEMO
熱傷では，欠損した組織が最終的に膠原線維や結合組織に置き換わると瘢痕となる．深達度が高い熱傷では，赤く厚みを増して盛り上がる肥厚性瘢痕や，正常皮膚にも進展していくケロイドとなることが多い．瘢痕拘縮は創傷が硬く短縮した状態で，関節拘縮の原因となる．

火炎（flame）
高温気体（inhalation injury）
高温液体（scald）
高温固体（contact）
爆発（explosion）
摩擦（friction）
感電（電撃傷；electric injury）
化学物質・腐食物質（chemical）
放射線（radiation injury）

図1 熱傷の深度の分類・症状と重症度

分類		皮膚の断面	障害組織	生体の変化	外見	症状	治癒期間	治癒機転
Ⅰ度熱傷		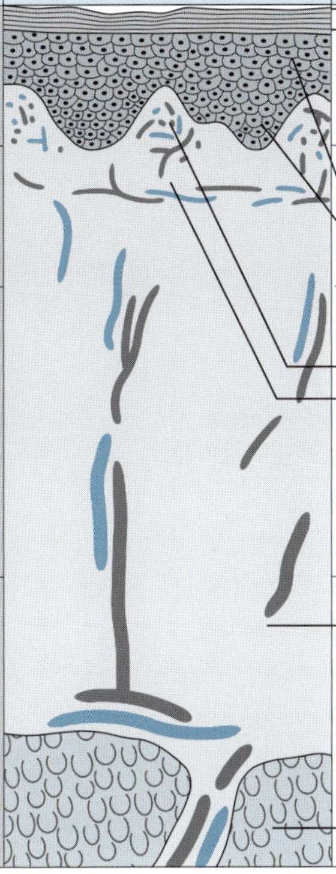	表皮（角質層）	血管拡張充血 軽度浮腫	発赤 紅斑	痛み 熱感	数日 瘢痕形成なし	基底層の増殖によって自然治癒する
Ⅱ度熱傷	浅達性Ⅱ度（Ⅱs）		表皮（有棘層・基底層）	血管透過性の亢進	水疱底が発赤	強い痛み 灼熱感	1〜2週間 瘢痕軽微 色素脱失	毛嚢・皮脂腺・汗腺細胞の表皮細胞化により治癒する
	深達性Ⅱ度（Ⅱd）		真皮（乳頭層・乳頭下層）	血漿の血管外漏出 浮腫・水疱	水疱底が蒼白	知覚鈍麻	3〜4週間（感染と創部状態による）	残存汗管・周囲表皮から上皮化が起こり，瘢痕の肥厚化・拘縮を伴って次第に創閉鎖するが，感染などにより遷延化する
Ⅲ度熱傷（Ⅲ）			真皮全層 皮下組織	血管破壊 血管内血球破壊 血流途絶	壊死 白色	無痛性	広範囲の場合は壊死組織除去植皮術が必要	創部の収縮と，周囲皮膚が潰瘍面の肉芽組織上へ上皮化することによる創閉鎖機序が作動するが，受傷面積が大きければ自然治癒は望めない

表2 アルツの診断基準

重症度	状態
重症熱傷（総合病院での入院加療を要する）	Ⅱ度熱傷で30%TBSA以上のもの
	Ⅲ度熱傷で10%TBSA以上のもの
	顔面，手，足，会陰部の熱傷
	気道熱傷
	軟部組織の著しい損傷や骨折を伴うもの
	電撃傷
	酸による深い損傷
中等度熱傷（入院加療が必要）	Ⅱ度熱傷で15〜30%TBSAのもの
	Ⅲ度熱傷で10%TBSA未満であり，顔面，手，足，会陰部を含まないもの
軽症熱傷（外来通院で治療可能）	Ⅱ度熱傷で15%TBSA未満のもの
	Ⅲ度熱傷で2%TBSA未満のもの

%TBSA：熱傷面積．

浅達性Ⅱ度熱傷（superficial dermal burn：SDB, Ⅱs）
深達性Ⅱ度熱傷（deep dermal burn：DDB, Ⅱd）
Ⅲ度熱傷（deep burn：DB, Ⅲ）

Ⅲ度熱傷は，真皮層以下の皮下脂肪組織や脈管および神経組織，筋膜ならびに筋，骨といった組織にまで損傷が及ぶ，最も深達性の熱傷を総称する．Ⅲ度熱傷では組織の自己治癒は期待できず，逆に周辺血流への尿毒症物質の流出や，感染を併発して敗血症の原因となることから，壊死組織を早期に除去する必要が生じる．

（2）熱傷面積

%TBSAは，Ⅱ度およびⅢ度熱傷の受傷範囲を，全体表面積に占める割合に従って示すものである．

大きく身体部位別に，広範囲の熱傷面積を迅速に計算するには9の法則（**図2**）を用い，より詳細な面積の計算や小さな熱傷創が点在する場合には手掌法を用いる．

%TBSAが10%未満の場合の死亡率は2.7%と低いが，30%台では約25%，40%台では約40%，70%台では約70%と，100%に近づくにつれ著しく救命が困難となる[1]．

MEMO
9の法則
体幹・四肢の全体表面積に対する割合を整数倍に簡略して計算する方法である．たとえば右上肢なら9%に相当する．下肢は下腿のみで9%である．幼児や小児は成人に比べて頭部の比率が大きいので，5の法則を用いる．

MEMO
手掌法
手掌法は，患者自身の手の面積が体表面積の1%に相当すると換算して評価する方法である．

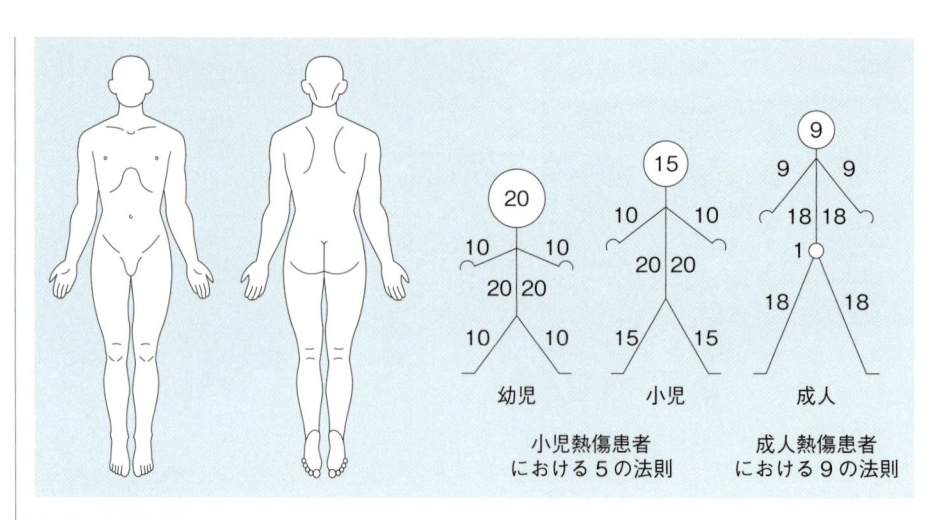

図2　熱傷面積

小児熱傷患者における5の法則　　成人熱傷患者における9の法則

(3) 熱傷指数

熱傷指数（burn index：BI）

深度と面積はともに熱傷患者の生命予後を反映する．予後予測指標である熱傷指数（BI）は，これらの足し算であり，Ⅲ度熱傷面積にⅡ度熱傷面積の1/2を加えた値で表される．

$$BI = Ⅲ度熱傷面積 + \frac{1}{2} × Ⅱ度熱傷面積$$

BIが10未満では死亡率3％未満であるが，10台では約9％，20台になると30％を超え，40台以上では60％超が死亡し，90台に至るときわめて生存が困難である[1]．

(4) 熱傷予後指数

熱傷予後指数（prognostic burn index：PBI）

重症広範囲熱傷患者では，熱傷の深度，熱傷面積，熱傷指数といった熱傷そのものの病態反映指標に加えて，年齢も大きく予後に影響する．熱傷指数に年齢を加えたものを熱傷予後指数（PBI）として用い，相対的に高齢者の予後は不良である．

$$PBI = Ⅲ度熱傷面積 + \frac{1}{2} × Ⅱ度熱傷面積 + 年齢$$

(5) 予後に影響する特殊部位

a. 四肢ならびに体幹の全周性熱傷

四肢ならびに体幹の全周性熱傷では，まずコンパートメント症候群の招来が危惧される．四肢末梢のチアノーゼや深部疼痛の持続，進行性の知覚鈍麻，脈拍の触知が困難になる場合や，呼吸障害，腹圧の上昇を認める場合は，救肢や内圧の解除のための減張切開が必要となる．また，全周にわたる植皮後は，きわめて伸張性が乏しくなり，拘縮や変形の進行が生じうる．四肢のみならず体幹でも同様に，長期にわたって姿勢の異常や呼吸機能障害をまねくこともある．

b. 手背ならびに手指

手背や指背は，手掌面に比べて皮下脂肪や筋層が薄く，伸筋腱や伸展機構ならびに骨関節が直接損傷を受けやすい．瘢痕拘縮もイントリンシック・マイナス肢位となりやすく機能予後が悪い．また，指動脈は終末動脈であるため末梢循環の障害による壊死が起こりやすく，切断の危険性が他の部位に比べて高い．

c. 頸部

頸部の皮膚は伸張性に富むが，瘢痕拘縮を生じると頸部ならびに口腔周囲の運動制限を生じやすいうえ，顔貌や姿勢にも悪影響が及ぶ．

d. 腋窩，肘窩，膝窩

頸部と同様に，腋窩，肘窩，膝窩は本来関節可動域（ROM）を得るために伸張性に富んでおり，また，これらの関節部位では腱が関節窩を構成していることから，瘢

MEMO
コンパートメント症候群
四肢の筋や血管神経は筋膜や骨内膜に囲まれている（コンパートメント）．深達性の熱傷によって，軟部組織の伸張性が乏しくなり，浮腫の発生ともあいまって筋に強い腫脹が起こると，この限られたコンパートメント内の圧が高くなり，阻血が起きたり神経が圧迫されたりする．その結果，四肢の循環障害，筋の萎縮や神経障害，呼吸障害が生じることがある．

MEMO
減張切開
コンパートメント症候群の予防のために，皮膚および皮下ないし筋膜上までの切開を加えて内圧を減圧する方法をいう．

MEMO
イントリンシック・マイナス肢位（intrinsic-minus position）
手内在筋劣位の手とも呼ばれ，MP関節伸展位，DIP・PIP関節屈曲位となる．

痕拘縮が生じると腱の滑走や運動が制限され，ROM に大きく影響する．

e. 顔面

皮脂腺がきわめて高密度に存在するため，顔面は，他の部位に比して上皮化を得やすいが，眼瞼，眼球，鼻梁，耳朶，口唇などの損傷や瘢痕拘縮を生じやすく，機能的にも整容的にも障害が残ることが多い．また，鼻梁や耳介は容易に軟骨炎を生じる．さらに，後述する高温ガスの吸入による気道熱傷の合併を念頭に置く．

f. 殿部ならびに足底

殿部や足底は軟部組織が厚いが，理学療法の展開にあたっては，座位時や立位時の重要な荷重部位であり，この部位の損傷は離床を遅延させる因子となりうる．特に殿部は座位や下肢引きずり動作において剪断力が加わる可能性が高く，皮膚の弱い時期は十分に注意する．

(6) 気道熱傷

高温のガスを吸入した場合，吸入ガスの温度ならびに毒性によって，気道や肺胞が損傷される．損傷部位別に上気道損傷，煙中化学物質による下気道損傷，熱による下気道損傷，肺実質の損傷の 4 つに分類される．

酸素と二酸化炭素のガス交換が阻害され，特に一酸化炭素（CO）やシアン化合物の吸入は生命予後に影響するため，体表面積以外にも気道熱傷の有無と程度については注意深く評価する．

受傷機転や発生時の状況から気道熱傷が疑われる場合や，顔面に熱傷が存在する場合，鼻毛の焦げや口腔鼻腔に煤（すす）を認める場合，動脈血中の一酸化炭素ヘモグロビン（COHb）濃度が高い場合には，高濃度酸素吸入ならびに陽圧人工呼吸をはじめとする積極的な呼吸管理が必要となる．

3）熱傷の治療と創傷治癒

(1) 熱傷急性期の生体反応

重症熱傷では，受傷によって引き起こされるさまざまな生体反応が大きく，受傷直後は皮膚の障害にとどまらず，呼吸器，循環器など全身の臓器が致死的な影響を受ける．熱損傷による強い侵襲は，全身性炎症反応症候群（SIRS，Step up 参照）や多臓器不全（MOF）も引き起こすことがあり，熱傷によって皮膚が失われると生体は感染の脅威にも曝される．これらの過程を表 3 に示す．

気道熱傷（inhalation injury）

MEMO
一酸化炭素中毒
一酸化炭素は不完全燃焼によって発生し，酸素の 250 倍ものヘモグロビン親和性を有するため，火災現場などで吸入すると，動脈血中のヘモグロビンと酸素との結合を阻害して低酸素状態をまねき，重篤な場合は死亡する．また，淡蒼球障害を残すこともある．

MEMO
淡蒼球障害
一酸化炭素中毒に特有な脳障害として知られる．初期の低酸素血症ならびに遅発性の白質障害による精神心理学的な症状（意識障害，せん妄，失行失認など）を呈する．

全身性炎症反応症候群（SIRS: systematic inflammatory response syndrome）
多臓器不全（MOF: multiple organ failure）

表 3 重症広範囲熱傷の病態と治療

	急性期		感染期	回復期
	ショック期	利尿期		
病期	受傷初期	受傷〜48 時間	受傷から 2〜3 日	受傷後 1 週程度〜	創部閉鎖から瘢痕の成熟まで
病態	局所周辺や創面中心に大量の Na，水，蛋白の移動が起こり，血液の濃縮と循環血液量や細胞外液の減少をきたす	・毛細血管の透過性亢進 ・血漿成分の血管外漏出 ・非機能的細胞外液の増加（浮腫） ・低容量性ショック	毛細血管の透過性が回復し循環血液量の増加とともに利尿期に至る	・合併症がなければ通常循環動態は安定する ・代謝亢進（エネルギー，蛋白代謝）	・肥厚性瘢痕 ・局所の真皮内にコラーゲンを主体とした結合組織の過剰増殖
治療	・鎮静，循環維持，呼吸管理 ・良肢位保持 ・呼吸理学療法	・輸血・血漿成分の投与 ・適量の尿量維持 ・超早期手術 ・良肢位保持 ・呼吸理学療法	・輸液療法と心不全・肺水腫予防 ・呼吸管理 ・手術療法（壊死組織の切除と植皮） ・良肢位保持 ・呼吸理学療法 ・ROM 運動，筋力トレーニング，部位に応じて離床	・手術療法（熱傷壊死組織の切除と植皮） ・栄養管理 ・全身感染対策 ・良肢位保持 ・呼吸理学療法 ・ROM 運動，筋力トレーニング，離床	・手術療法（修正手術を含む） ・栄養管理 ・全身感染対策 ・良肢位保持 ・呼吸理学療法 ・ROM 運動，筋力トレーニング，離床

MEMO
菌血症
血中（血流中）に菌を保有している状態であり，低免疫状態では重篤な感染症である敗血症を招く．

敗血症（sepsis）
感染によって発症した全身性炎症反応症候群であり，日本では「敗血症」「セプシス」「sepsis」などの語があてられている．重症なものはsevere sepsis, septic shockとして扱われる．

ここがポイント！
特殊部位に起きた瘢痕（肥厚性瘢痕，ケロイド）は，関節拘縮および変形の原因となり，機能ならびに能力を制限する非常に大きな問題点となるため，その予防と改善は理学療法の重要な目標となる．

MEMO
意識状態は受傷時の状況によっても異なるが，火災によるCOや化学物質の吸入，あるいは受傷時に他の外傷や脳血管疾患を併発していると，意識障害を伴うことがある．さらに，重症度や治療の侵襲性を考慮して，薬物による人工的な鎮静を図ることから，重症例であればあるほど意識の回復が遅くなる．

ここがポイント！
熱傷の受傷原因には火災，着衣引火などの不慮の事故が圧倒的に多いが自殺は決して少なくない．自殺念慮に基づく受傷機転の場合，病歴の聴取には配慮が必要であり，適宜精神科医に指示を仰ぐ．

高拍出状態（hyperdynamic state）

（2）創局所：創傷治癒の機序
　創傷の治癒は，局所に起こった出血が血小板の凝集により止血を開始し死腔を埋めることから始まる．次いで貪食細胞の活動により呼び集められる線維芽細胞や筋芽細胞などが肉芽を形成して，死腔を埋める．この肉芽組織が強度を増して瘢痕となる．

（3）壊死組織の除去と植皮術
　ⅢないしⅡdの部位では血流が途絶し，上記の創傷治癒機転が作動しないのみでなく，容易に感染を生じるため，菌血症や敗血症ならびに壊死組織由来の尿毒症を生じ生命予後に影響する．したがって，血流のない深達性熱傷の部位では，十分に出血が確認できる層までの壊死組織除去術（デブリードマン）を行い，感染と体液の喪失を防止するために，植皮（Step up参照）で被覆する．創閉鎖手術を行うことで，救命率が著しく改善する．

（4）瘢痕形成による拘縮
　瘢痕形成は正常に導かれる創傷治癒機序である．また，植皮の生着過程も瘢痕形成と同じであるため，熱傷患者においては，瘢痕形成による拘縮発生は不可避である．この瘢痕形成は硬化や短縮を伴い，長いものでは数年を経て成熟し，健常皮膚を牽引したりROMを制限したり，さらに変形や姿勢異常の原因になり，ときに有痛性で，運動機能ならびに生活機能の制限因子となる．

2. 熱傷患者の病期と理学療法適応

　熱傷患者に対する理学療法の適応は，病態と病期によって大きく異なる．重症広範囲熱傷の急性期管理においては，呼吸循環動態の全身管理下に熱傷ならびに循環障害や感染による合併症を予防する．さらに瘢痕による関節拘縮を予防し，侵襲と異化の亢進によって生じる消耗からの回復を図り，障害の最小化を目指す．

　一方で，比較的小規模の範囲の熱傷では，局所の瘢痕拘縮に対して瘢痕形成を抑制し，ROMの維持拡大や変形の防止を図ることが中心となる．しかし，この瘢痕拘縮は，受傷から数年をかけて成熟するため，長期にわたって運動療法や装具療法，外科的治療（形成外科的修正手術）を要する場合がある．

3. 急性期熱傷患者の理学療法

　障害の程度や治療優先順位の判断ならびに治療方法の選択を行うためには，年齢，性別などの一般的な情報に加えて，病歴（受傷機転・手術などの急性期治療の内容，および受傷や手術から理学療法処方までの期間）を詳細に把握する．

1）急性期の理学療法評価
　急性期（受傷後早期）に理学療法評価を行う場合には，特に受傷時から現在に至る状況や所見，急性期管理における呼吸循環代謝の管理状況，栄養ならびに感染管理の状況を十分に把握する．

（1）意識状態
　意識障害の有無ならびに程度，特に鎮静が行われている場合には薬剤の投与状況も確認する．

（2）呼吸ならびに循環動態
　重症熱傷患者は，気道熱傷や一酸化炭素，化学物質の吸入により呼吸不全に陥りやすい．特に気道熱傷による喉頭咽頭浮腫は気道閉塞による窒息を引き起こすため，厳格な呼吸管理が必要となる．また，熱傷がもとで循環血漿量減少によるショックが起きたり，それを防止するための大量輸液負荷と昇圧薬や利尿薬による高拍出状態が生じたりする．理学療法評価には，一般的なバイタルサイン以外にも動脈血ガス分析，胸部X

線写真，気管支鏡所見，呼吸管理の状況，薬物療法の内容といった情報の収集も重要である．

(3) 感染症ならびに栄養管理

皮膚というバリアを失った熱傷患者にとって，感染と創面からの体液喪失はきわめて深刻である．気道や腸管や尿路といった粘膜でも感染防御機能が低下して，感染症が生命を容易に奪う．したがって，①患者に感染させない，②患者から自分を感染させない，③自分が患者間の感染経路とならない，ために十分な手洗いと標準予防策（Lecture 1 参照）が必要である．

異化作用により正常な組織の蛋白も分解して創の組織の修復を図る必要がある熱傷患者には，全身臓器機能とのバランスを考慮しつつ，きわめて大量の蛋白や免疫調節薬の投与を行うことが多い．不動や異化作用のために生じる骨格筋の減少は，体重変動により観察する．栄養代謝の評価も重要である．

(4) 創局所

熱傷深度とその範囲・部位を詳細に観察する．重症熱傷では瘢痕拘縮が広範囲かつ重症であることに加え，ときに切断や神経損傷も起こることがある．これらが，特に運動機能にどのように影響するかを考えながら評価する．

原則的に，ⅢやⅡdの熱傷創は壊死組織除去および植皮術の適応となるが，一度の手術で創面のすべてを置換できない場合や，潰瘍面が残存することがある．創面や感染の状況を十分に把握し，理学療法の適応を判断する．

(5) 運動機能

a. 四肢周径

四肢周径の測定は，急性期にあっては浮腫の程度を把握する目的で，また浮腫軽減後は骨格筋量評価の意味を有する．

b. 関節可動域

ROM の評価はその原因を明確にする目的で行う．一次的な損傷ならびに植皮や瘢痕拘縮による二次的な障害によって，将来的に拘縮や変形の原因となることが危惧される部位や運動方向については注意深く経過を観察し，ROM 制限因子となることが危惧される瘢痕は，バンクーバー瘢痕スケール（**表 4**）などを用いて評価し，関節拘縮や変形の発生を予測する．

創や残存潰瘍の痛みや，瘢痕形成が進むにつれて，起床直後や動作開始時に十分な柔軟性が得られないことも多くなるため，痛みは基礎的に常に存在するものと，運動や肢位や時間帯によって追加され増強する痛みの二面からも評価する．除痛の程度や準備運動の有無によっても，大きく ADL 能力が変化することがある．

c. 筋力

意識状態が低い重症熱傷の受傷早期は，四肢周径の測定や患者の自発的な動きの観

> **MEMO**
> 異化作用
> 熱傷患者においては，組織の修復すなわち同化作用が求められるが，同時に侵襲下にあっては著しいエネルギー産生すなわち異化作用が亢進した状態が長く続く．今日の集中治療技術の多くはこの生体の代謝を制御する技術ともいえる．
>
> 栄養代謝の評価▶『理学療法評価学Ⅱ』pp128-132 参照

> **MEMO**
> ROM 制限の例
> 肘関節背側（肘頭部）の皮膚の伸展性が瘢痕によって低下した場合，屈曲が制限され，それが経時的に悪化する．
>
> バンクーバー瘢痕スケール（Vancouver scar scale）

表 4 バンクーバー瘢痕スケール

色素沈着 （pigmentation：M）	0：正常，1：色素脱失，2：混合， 3：色素沈着
柔軟性 （pliability：P）	0：正常，1：柔軟，2：やや柔軟， 3：やや堅い，4：堅い，5：拘縮
瘢痕の高さ （height：H）	0：通常，1：2mm 未満， 2：2〜5mm 未満，3：5mm 以上
血行 （vascularity：V）	0：通常，1：ピンク，2：赤， 3：紫

M，P，H，V のそれぞれについて 0〜3 点で採点し，集計する．

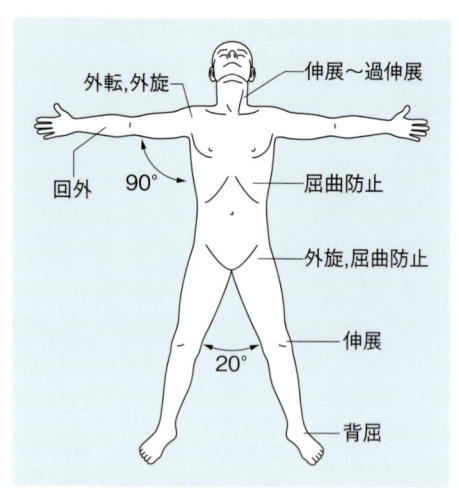

(Helm PA, et al. Rehabilitation Medicine, 2nd Ed. Lippincot; 1998. pp1575-1597[2])

図3 急性期の治療的肢位

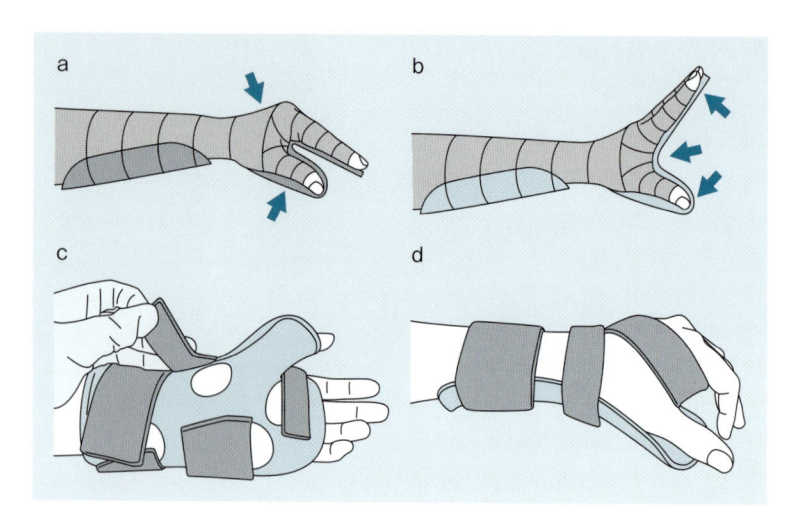

（木村雅彦ほか．臨牀看護 2008；34（6）：906-916[3]）

図4 シーネを用いた安静
a：手背を伸張するスプリント　b：手掌を伸張するスプリント　c：装着方法の確認　d：装着状態の確認

徒手筋力検査（manual muscle testing：MMT）

日常生活活動（activities of daily living：ADL）

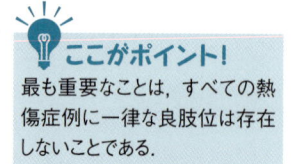

ここがポイント！
最も重要なことは，すべての熱傷症例に一律な良肢位は存在しないことである．

ポジショニング（positioning）

コンプレッションガーメント（compression garment）

total active motion（TAM）

水治療法▶『物理療法学・実習』Lecture 7 参照

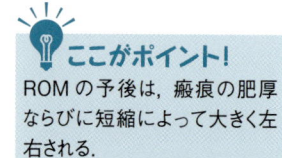

ここがポイント！
ROMの予後は，瘢痕の肥厚ならびに短縮によって大きく左右される．

察を通しておおまかに推測し，意識レベルが回復したら，徒手筋力検査や筋力計を用いた筋力評価を行う．特に抗重力筋の低下に注目する．

2）急性期の理学療法介入

上記のような評価に基づく急性期の理学療法介入は，運動機能に対する良肢位保持（装具療法を含む）およびROM運動，筋力トレーニング，離床ならびにADL拡大，運動療法，呼吸理学療法といった内容に大別される．

（1）良肢位保持および関節可動域運動

ROMは運動機能の代表的な構成因子の一つであり，特に熱傷例においては，先に述べた障害発生機序によって大きくかつ進行性の問題点となる．急性期からこのROMを保ち，障害を最小化するための方法論には，外転位を中心とした良肢位保持（図3）[2]，ROM運動（自動運動，他動運動）があげられる．

a. 良肢位保持

装具やスプリント，ならびに手指浮腫を抑制するための伸縮性粘着テープなどを用い，機能的良肢位を保持（ポジショニング）する．熱傷の部位や創の状態の評価に基づき，個別に受傷後ないし術後の伸張位，すなわち抗拘縮肢位である機能的良肢位を決定して，保持させる．シーネ（図4）[3] などの副子（スプリント）を用いた安静や，循環障害に注意しながら手指のテープ圧迫を中心に対応するが，植皮後の外力を避ける目的も兼ねて固定することもある．

植皮の生着を確認してからは，肥厚性瘢痕の収縮や硬化への対策として，循環障害に注意しつつ，植皮後の生着を妨げないよう，継続的に弾性ストッキングやサポーター，コンプレッションガーメントを用いた低圧持続圧迫を用いる．

b. 関節可動域運動

徒手的なROM運動は，熱傷部位の組織損傷程度ならびに手術予定および植皮後は十分な生着を確認したうえで開始し，創および植皮の生着状況に応じて慎重かつ愛護的に行う．

主要関節の正常ROMや手指の total active motion（TAM）を念頭に置き，ADLへの影響度を考慮して，生活活動能力を担保できるROMを目指す．植皮後は生着のための数日の安静期間の後に，包帯交換や水治療法の際に，直視下に皮膚生着度を確認しながら行う．

運動の回数や強度は患者の状態により異なるが，ROMを確認するためにも1日数

回，最終可動域までの運動を行う．もし，被動の際の抵抗感が強くなってくれば拘縮や変形の進行を危惧する．また，筋緊張を抑制し，瘢痕周囲の皮膚を数分かけて伸張し，数十分から数時間保持する．

なお，採皮部やⅡs相当の部位は痛みが激しいため，接触を避け，愛護的に扱う．加えて，顔面の熱傷患者では，表情の変化が読み取りにくい場合もある．

さらに，スキンステープルなど将来の関節運動や皮膚その他の伸張性を阻害するものがあれば早期に抜去し，運動が容易になるような状況をつくる配慮も必要である．変形拘縮の原因は，瘢痕，次いで筋の短縮であるが，不動の時期が長期に及べば関節包や靱帯などの関節構成体が癒着を生じ，さらにROM制限が強くなる．

なお，受傷後1か月で骨密度が低下するので，過度なROM運動は骨折の危険性や骨化性筋炎を起こす可能性もある．さらに，これらのROM運動や持続的伸張によって得られた効果が，どの程度続いているかについても評価する必要がある．数分しか持続しないのであれば，介入効果としては十分ではない．

(2) 筋力トレーニング

熱傷患者における筋力低下は，筋や神経への直接侵襲による損傷ならびに二次的に発生する異化の亢進による絶対的な筋量の減少が原因である．特に異化の亢進は年単位で続くので，筋力トレーニングによる筋力の維持・増強は重要である．

筋力トレーニングは，まずベッド上の運動から開始する．治療上の理由から床上での運動を選択せざるをえない状況であっても，今後の立位や歩行に備え，ADLで動員する筋を中心としたトレーニングを行う．ROM制限下では効果的な筋力増強が困難なため，筋力増強の面からもROMの維持改善は重要となる．

(3) 離床ならびに日常生活活動能力の向上

早期離床は，呼吸機能や心血管系のデコンディショニングを最小限にするために，さらに生活リズムを形成するためにも重要である．初回包帯交換にほぼ一致する時期に，植皮片の生着を判断して開始する．可能な限り日常生活での使用を促すことで，障害の最小化につながる早期のアプローチができる．

デコンディショニングや廃用症候群による心血管系の影響として，起立性低血圧や深部静脈血栓があるが，そのほか，毛細血管床が乏しくなった下肢を下垂したときに起こる急速な充血による激しい痛みが問題になることがある．

痛み，掻痒感，瘢痕，ROM制限によるこわばりや柔軟性の低下は，座位や立位歩行における姿勢の異常を引き起こす可能性がある．さらに，瘢痕形成が進むと，起床後の運動開始が困難になるほどのROM制限をきたすことも多いため，柔軟体操を行ってから離床を促すなどの工夫をする．

(4) 全身持久性トレーニング

消耗や痛みによって，運動耐容能や全身持久性の低下が顕著となるため，退院に必要な体力回復を企図する．創閉鎖，感染管理栄養状態ならびに運動器の障害程度に応じて，運動療法の方法や機器を選択するが，脆弱な皮膚の部分が，運動機器その他に接触して外傷を負うことがないよう注意する．熱傷で広範囲に正常な皮膚が失われると，発汗障害によりうつ熱が起こりやすいので，体温管理にも配慮する．

(5) 呼吸理学療法

重症広範囲熱傷ならびに気道熱傷合併例では，気管挿管や気管切開を介して，陽圧人工換気を行う積極的な呼吸管理を要することが多い．

気道熱傷の場合，煤（すす）や壊死粘膜塊の除去のために気管支鏡を用いた洗浄吸引や呼吸理学療法手技を頻繁に要する．また，急性期の肺水腫の発生ならびに経過中の肺炎や無気肺の発生はきわめて重篤な呼吸障害を招き，生命予後を悪化させる．そ

MEMO
スキンステープル
植皮片の固定や皮膚の縫合に用いる医療用のステープラー（ホッチキス）のこと．縫合ならびに抜糸時間の短縮にも有用であり，多用されている．

MEMO
骨化性筋炎
一般的には骨折や過度なROM運動による筋内の出血（血腫）によって起こる．ひとたび発生すると理学療法による積極的な介入が困難となるため，予防と早期の発見が重要である．早期発見には局所の熱感や腫脹，血清アルカリホスファターゼ（alkaline phosphatase：ALP）および大関節を中心に定期的なX線写真での観察と確認が必要である．

離床（mobilization, ambulation）

ここがポイント！
離床の最大の目的は，早期に病棟内のADL能力を向上させることにある．米国の熱傷診療データベースからは，機能的自立度評価（functional independence measure：FIM）78点がほぼ退院の条件と考えられているが，動作方法の工夫や代償の状態，ならびにその際の困難さなどを総合した実用性の評価が必要である．生活場面における患者のパフォーマンス評価の情報を，病棟看護師と共有する．

のため，注意深い観察とガス交換および呼吸器合併症に対する予防的な体位管理や呼吸介助，ならびに排痰や無気肺の解除といった対症的な理学療法を長期にわたって継続的に要する．

体位管理は，換気血流比の改善による酸素化の改善が主目的である急性期管理として必須である．なお，臥位からベッドアップすることで，全肺気量や一回換気量の増加，呼吸仕事量の減少，分泌物移動の促進などが得られる．上気道熱傷では気道浮腫進行予防のためにセミファーラー位が有効とも考えられている．

4. 回復期および慢性期の熱傷患者の運動療法

回復期以降の熱傷患者における理学療法は，進行性の瘢痕対策とそれによるROM制限対策が中心となる．この時期における瘢痕ならびにケロイドに対する治療は，圧迫療法，内服薬，ステロイド外用薬，シリコンゲルやハイドロコロイド被覆材，ならびに装具療法や電子線やレーザーなどの光線療法などがあり，治療抵抗性であれば手術療法の適応となる．修正手術を要していたり，すでに二次的な関節強直に至っていたりする例もありうるので，ROM制限の原因検索はより慎重に，より精密に行う．

ROM制限に対する主たる要因が瘢痕の場合，制限因子となる瘢痕はさらなる肥厚と収縮を抑制し，ROMの維持・改善を図る．そして，この瘢痕は数年間を経て成熟するため，今後さらに進行する可能性を念頭に置く．

全体像の評価は，瘢痕拘縮および痛みに基づくROM制限，ADL制限を中心に整理する．また，ADL能力への影響は常に考慮しなければならず，単に動作ができる，できないという可否の評価にとどまらず，動作のパターンやどの程度の困難さを伴うのかも評価する．

植皮部は発汗障害や感覚障害を伴っている可能性が高いため，物理療法を用いる際には確認する．ROM制限に対しては持続的伸張が基本的な介入手段となるが，日常的に継続しなければならないため，治療に際しての体位や姿勢，痛み，掻痒感にも十分配慮する．

瘢痕や拘縮ないし変形に対する理学療法は，その部位や程度により，治療目標が異なる．痛みやこわばり感，動作や姿勢の困難感が軽減することや，困難を感じる時間が短くなることも効果の一つであり，十分に効果判定指標を吟味して進める．

光線療法 ▶ 『物理療法学・実習』Lecture 5 参照

ここがポイント！
全体像の評価に基づき，治療対象とすべき瘢痕や，維持拡大しようとするROMについての具体的な方策を立案する．理学療法プログラムは，自動ならびに他動ROM運動，装具療法，物理療法などを組み合わせて，より効果的かつ患者の負担が少ない方法を検討する．

■引用文献
1) 樋口良平ほか．熱傷の統計—東京都熱傷救急連絡協議会における最近の熱傷データ．救急医学 2003；27（1）：3-6.
2) Helm PA, et al. Rehabilitation of the patient with burns. DeLisa JA (ed). Rehabilitation Medicine：Principles and Practice, 2nd Ed. Philadelphia：Lippincot；1998. pp1575-1597.
3) 木村雅彦ほか．熱傷患者のリハビリテーション．臨牀看護 2008；34（6）：906-916.

Step up

1. 全身性炎症反応症候群

　生体に侵襲が加わると，局所の組織障害や菌血症によって，求心性神経入力ならびに炎症性サイトカインなどの血行性の入力により，視床下部の交感神経中枢が刺激され，副腎髄質や交感神経節後線維からの内因性カテコラミンの分泌が促進される．さらに局所のマクロファージやリンパ球，好中球などから炎症性サイトカインが産生されて過剰に血中に放出されることで，局所のみならず全身に炎症が惹起される．

　全身性炎症反応は，本来いろいろなストレスや侵襲（外傷や感染など）に対して生体が自らを守るために起こす，正常な生体反応である．しかし，サイトカインの過剰な分泌などによって，より大きな全身性炎症反応症候群（SIRS）が惹起されると，多臓器障害やショックなどの重篤な状態に陥ることにもなる．特に熱傷領域では，感染症との関連性が深いことから，SIRSと感染，その重複する領域に敗血症（sepsis）が存在する（図1）．

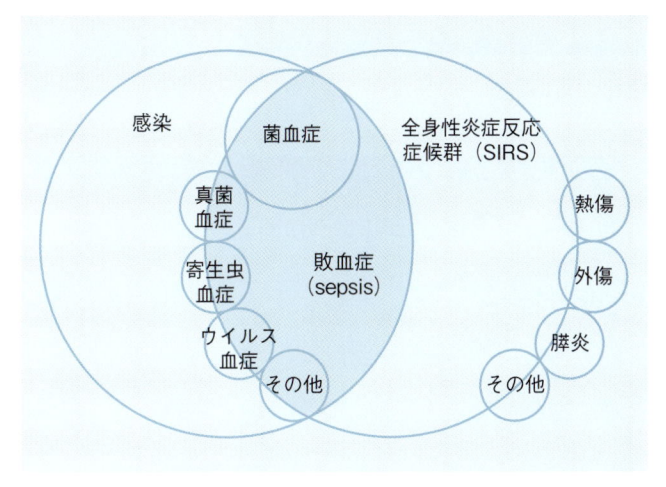

図1　全身性炎症反応症候群と菌血症，敗血症（sepsis），感染との関連

2. 植皮片の種類

1) 有茎皮弁と遊離植皮

(1) 有茎皮弁

　移植母床からの血行を保った状態のまま移植する方法であり，皮膚のみでなく，より厚い組織を皮弁（フラップ）として用いることになる．生着は良好であるが，反面，有茎で移植できる部位や範囲が限られることも多い．

(2) 遊離植皮

　一般に広く用いられる方法で，本来の部位から切離した皮膚を創面に移植する方法である．移植母床とする創面に対して，血流が確認できる層まで十分に壊死組織を除去したうえで，植皮片を重ねあわせて縫合もしくはスキンステープルで固定する．移植片の生着は，移植片の血管をガイドとして母床から血管が侵入することで得られる．

2) 皮膚の厚さによる分類

(1) 全層植皮

　全層植皮（full thickness skin grafting：FTSG）は，皮膚全層を移植するため厚く，植皮後の皮膚の収縮は比較的少なく，外見上も質感も正常皮膚に近い．しかし，全層を採皮できる部位が限られ，また，術後の血腫などによっても生着が阻害される場合がある．

(2) 分層植皮

　分層植皮（split thickness skin grafting：STSG）は薄く，生着は比較的容易に得られるが，生着後の皮膚は大きく収縮し，色素沈着や皺の形成などの外観の特徴が残存する．採皮の場所は比較的選択の余地があるが，採皮部には人工的にⅡs相当の創面をつくってしまうことにほかならない．

3) 植皮の供給源による分類

(1) 自家皮膚移植

　植皮の供給源（ドナー；donor）には自家，他家，人工材料などがある．自家皮膚移植（autograft）とは，自身の皮膚を採取して，部位を変えて（壊死組織除去部位に）移植する方法である．患者自身の組織を移植するため，拒絶反応を考慮することなく永久的な生着が期待できる．半面，患者自身の皮膚を用いるため採取できる面積に限界があり，また，分層採皮部は人為的にⅡs相当の創面を作製することになってしまうデメリットも存在する．

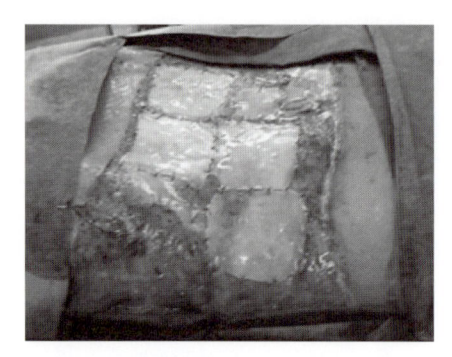

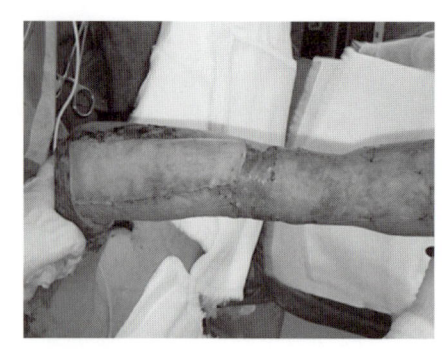

図2　人工真皮　　　　　　　　図3　シート状植皮術

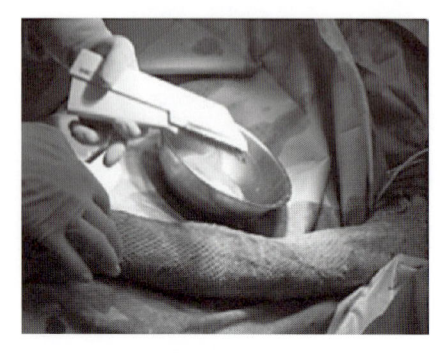

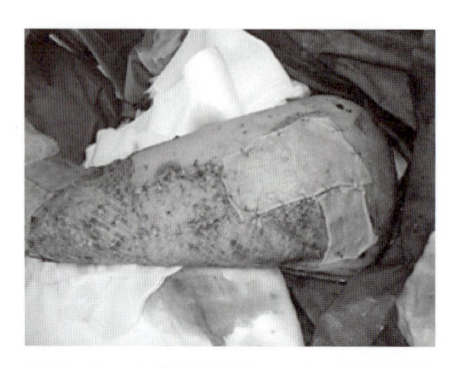

図4　メッシュ状植皮術　　　　図5　シート状植皮術とメッシュ状植皮術
　　　　　　　　　　　　　　　　　（凍結保存屍体皮膚）の併用

(2) 同種皮膚移植

同種皮膚移植（allograft）とは，他人から採取した皮膚を移植する方法である．家族や近親者からの提供を受けて実施することが多い．凍結保存した屍体皮膚も熱傷患者の救命を目的とした手術に利用できる．いずれ移植患者の免疫能によって異物と認識され脱落するが，それまでのあいだはバリアとしての役割を果たす．スキンバンクの普及によって，重症広範囲熱傷患者の生存率が飛躍的に改善した．

(3) 培養皮膚移植

培養皮膚移植（cultured skin graft）とは，本人（自家）や他人（他家）から採取した皮膚の一部を培養して移植する方法である．表皮成分での利用が中心に進められていたが，近年では真皮成分の培養技術も発達し，臨床利用されている．

(4) 人工皮膚

コラーゲンから人工的に作製した人工真皮（図2）が市販されている．分層植皮単独に比して質感や伸張性にも優れ，関節部分や荷重部位に対する十分な厚みの真皮層の再建にも有用である．ただし，感染には脆弱であり，術後の生着程度に影響する．

4) 植皮片の形状による分類

(1) シート状植皮術

採取した皮膚をそのままの形状で加工せずに植皮する方法であり（図3），生着後の機能や外貌にも優れるが，術後の血腫などによって生着が不良な場合もある．

(2) メッシュ（網）状植皮術

分層植皮片を，メッシャーと呼ばれる専用器具によって網のように拡大することで，より大きな面積を被覆する方法である（図4，5）．この技術によって，限られた皮膚でもより多くの創面を被覆することができるようになった．網目の倍率が高いほど，より大きな面積を被覆できるが，網目の間隔が広くなるため，上皮成分の侵入による上皮化には時間がかかる．また，メッシュ痕と呼ばれる術後の外貌上の問題が年単位で遺残する．

(3) 切手（パッチ，スタンプ）状植皮術

植皮片を切手大の細かな植皮片として，創面に対して散布するように配置して植皮する方法である．シート状植皮術とメッシュ状植皮術の中間的な特徴を有する．

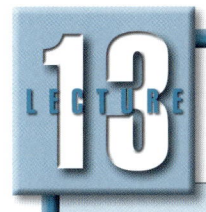

13 産科領域における腰痛と尿失禁に対する運動療法

到達目標

- 産科領域における運動療法の必要性とその現状を理解する．
- 妊娠による身体的変化について理解する．
- 産前・産後に起こる身体的問題について理解する．
- 産前・産後の腰痛に対する運動療法について理解する．
- 産前・産後における尿失禁の問題について理解する．
- 腹圧性尿失禁に対する運動療法について理解する．

この講義を理解するために

この講義では，産科領域における運動療法について学習します．産科領域における理学療法士のかかわりはまだごくわずかですが，妊娠・出産を契機とした身体的変化や問題は大きく，さまざまなマイナートラブルが生じるため，この領域への介入が期待されています．この講義では，まず妊娠による身体的変化や問題点を理解したうえで，特に妊産婦の腰痛と尿失禁を取り上げ，その原因や発生のメカニズム，そして実際の運動療法について学習します．

産科領域における腰痛と尿失禁の運動療法を学習するにあたり，以下の内容について復習しておきましょう．

- □ 身体アライメントと腰痛の関係について復習しておく．
- □ 体幹の安定性に関与する筋肉について復習しておく．

講義を終えて確認すること

- □ 産前・産後における身体の変化について理解できた．
- □ 産前・産後における身体的問題について理解できた．
- □ 産前・産後の腰痛に対する運動療法について理解できた．
- □ 産前・産後における尿失禁の問題について理解できた．
- □ 腹圧性尿失禁に対する運動療法について理解できた．

講義

1. 産科領域における運動療法の現状

日本においては，妊産婦および産褥婦に対する運動療法はあまり実施されていない．理由として，その必要性がいまだ広く認識されていないことや，この領域における専門的スタッフがいないことなどが考えられる．

しかし，産前・産後はホルモン分泌の変化や姿勢の変化が著しく，その結果，腰背部痛，尿失禁など，さまざまなマイナートラブルといわれる身体症状に悩まされる女性は多い．そしてそれらは，産後にわたり長期化し，慢性的なものに移行する．これについて出産経験のある女性を対象とした身体状態に関する実態調査[2]では，産後のマイナートラブルとして回答者の多かった身体症状は，①頭痛・片頭痛，②肩関節周囲炎，③腰痛，④背部痛，⑤尿失禁などであり，産後には腰背部の痛みと排尿に関する問題が発生していることが明らかとなっている．

これらは妊娠・出産による身体のさまざまな変化が影響して起こっている．したがって，産前・産後におけるマイナートラブルを十分理解し，それらに対し予防的介入も含めた運動療法を行う必要性は高い．

2. 妊娠による身体的変化

1）妊娠中の身体的変化

妊娠することで，①母体および胎児の体重増加，②腹部矢状径（腹部最大突出部の前後径）の増大，③子宮底の位置の変化，④脊柱の構造の変化，⑤重心位置の偏位，⑥ホルモン分泌の変化，などが生じる．

妊娠によって母体重は10〜12kg程度増加するが，これは初期に1.1kg，中期4.9kg，後期5kg程度であるといわれている．妊娠後期における母体重増加の内訳は，胎児・胎盤・羊水などで4.5kg，子宮が1kg，乳房0.5kg，循環血液量が1.5kgを占め，その他は脂肪である（図1）．

腹部矢状径は，特に妊娠8〜9か月にかけて大きく増加し，30週で26cm，36週で28cm程度と報告されている[3]．子宮底の位置（子宮の最上端）は妊娠4か月で恥骨より2〜3横指上，6か月で臍高，9か月後半で剣状突起より2〜3cm下，それ以降は少し下降し始める（図2）．

一般的に，立位時の重心は第2仙椎のやや前方で，その圧中心は左右でほぼ正中に位置しているが，妊産婦の場合，妊娠の経過に伴う子宮底の位置変化や胎児の重さの

MEMO
産褥婦（さんじょくふ）
妊娠・出産後，生殖器や身体の状態が妊娠前の状態に戻るまでの期間にある女性．

MEMO
マイナートラブル（minor symptoms）
妊娠中の女性が自覚する不快症状をマイナートラブルと呼んでいるが，臨床家によってそれに含まれる症状には違いがある．新川ら[1]によると，妊娠全期の発症上位10症状は，①易疲労感，②頻尿，③全身倦怠感，④腹部の締め付け感，⑤強い眠気，⑥口渇，⑦帯下の増加，⑧性欲減退感，⑨排便困難感，⑩イライラ感，となっている．

MEMO
脊柱の構造については，妊娠の経過に伴い腰椎が平坦化するという報告があるが，一定の見解は得られていない．

MEMO
通常，1横指を1cmと考える．

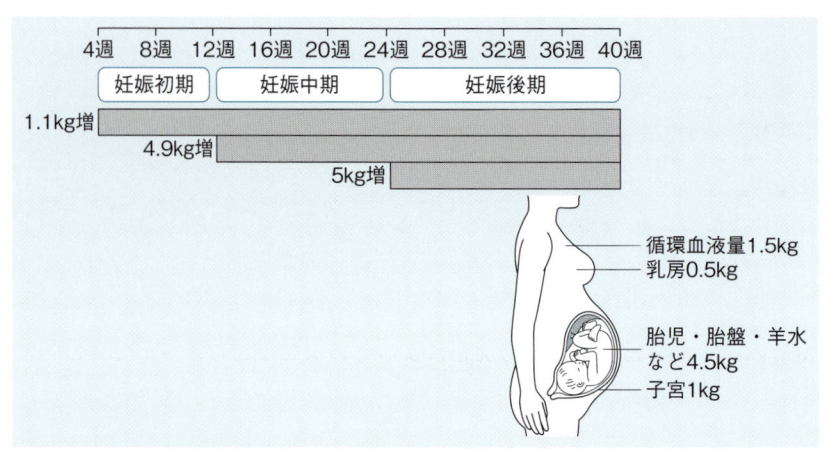

図1 妊娠による体重増加

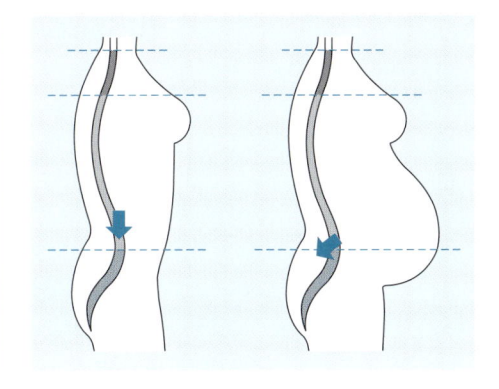

図2 子宮底の位置の変化

妊娠4か月　恥骨より2〜3横指上
妊娠6か月　臍高
妊娠9か月　剣状突起より2〜3cm下

図3 妊娠による腰椎へのメカニカルストレスの変化

増加などが影響し，重心はやや前方に移動する（Step up 参照）．その結果，安楽な姿勢をとるために，前方に増加する重量を，理想的な姿勢の重心線上に戻そうとする姿勢制御を行って，腰背筋よりもハムストリングスを活動させることで，静止立位を維持している．あるいは，頸部屈曲と胸椎後彎により体幹屈曲モーメントに対して上部体幹を後方に偏位させることもある．ただし，この姿勢戦略の場合，頸部がやや屈曲位となるため，僧帽筋や肩甲骨周囲の筋が伸張し，肩関節周囲炎や背部痛の原因となる．このように，妊娠の経過に伴って，身体のアライメント変化や腰背部にかかるストレスは変化し，これらによってさまざまなトラブルが出現する．

妊娠中には特にリラキシンホルモンが多量に分泌され，これらは筋・靱帯を含む結合組織を弛緩させ，出産（分娩）の準備を担う．

2）出産後の身体的変化

分娩終了直後から，妊娠分娩によって生じた母体の解剖学的および機能的変化が妊娠前の状態に復帰するまでの期間は通常6〜8週で，この産褥のあいだに復古現象が進行する．子宮などの性器の変化や乳汁分泌だけでなく，心・血管系，血液，排尿機能などの腎・尿路系，呼吸器系，消化器系，体温，精神面といった多岐にわたる変化を生じる．

3. 産前・産後における腰痛

妊産婦の多くは腰痛症状を有しているが，その比率は50〜80％であるとされており[4]，これは胎児の成長に伴って，腰椎の後方へのメカニカルストレスが加わることが原因だと考えられている（図3）．また，妊娠中は歩行頻度や活動性の低下などにより，脊椎支持組織の機能低下が起こり，さらに，子宮増大による周囲組織の圧迫や，腹筋の伸張，腰椎前彎をきたすことによる腰背筋の過剰な収縮などもあり，妊娠後期から腰痛を訴え，それが分娩後も続くことが多い．腰痛は一般的に妊娠週数に伴って頻度が増加し，分娩後には軽快していく傾向にある．しかし，ある調査[5]によると，妊娠後期には妊婦の68％，産褥期には45％，出産3年後も17％に腰痛があることが明らかとなっている．したがって，産前・産後を通じた腰痛に対する対策は非常に大切といえる．

産前・産後における腰痛の原因としては，妊娠・出産や育児に伴う生理的・身体的変化によるもの，また心因性や器質的疾患によるものなどがあるが，ここでは生理的・身体的変化によるものについて解説する．産前・産後の腰痛は，腰椎由来の腰痛と，仙腸関節・恥骨結合由来の腰痛に大別される．

MEMO
リラキシンの分泌で関節が緩むと，骨盤が開きやすくなり，歪みが生じやすくなる．そのため，骨盤を支える筋は過度に緊張して，腰痛を引き起こす．なお，月経前にもリラキシンは分泌される．

MEMO
復古現象とは，出産後に妊娠分娩によって生じた全身の変化が徐々に復旧し，ほぼ妊娠前の状態に戻ることをいう．

MEMO
死産や流産といった通常分娩以外の場合にも，同じく身体的変化は生じる．精神面もあわせてケアが必要になる．

1）腰椎由来の腰痛

腰椎由来の腰痛は一般的な腰痛といわれるもので，妊産婦においては，すでに説明しているように胎児の成長に伴って，腰椎の後方へのメカニカルストレスが加わることによって起こると考えられる（図3）[4]．また，活動性の低下による脊柱を支持する腰背部筋の筋力低下や筋疲労なども原因と考えられるため，これらに対する運動療法が必要である．

2）仙腸関節・恥骨結合由来の腰痛

仙腸関節は体重心よりも下部にあるため，過度な負担がかかりやすい関節であり，骨盤の前方は恥骨結合で固定されている．妊娠中のホルモン分泌による影響や，全身の筋や靱帯結合組織が弛緩することにより，仙腸関節部周囲の腰痛が起こるが，これは妊娠による子宮の増大で仙腸関節面の形状が変化し，痛みが引き起こされると考えられる．しかも，痛みの部位は仙腸関節部だけでなく，殿部，鼠径部，恥骨結合部などにも出現する．

4．産前・産後の腰痛に対する運動療法

1）腰椎由来の腰痛に対する運動療法

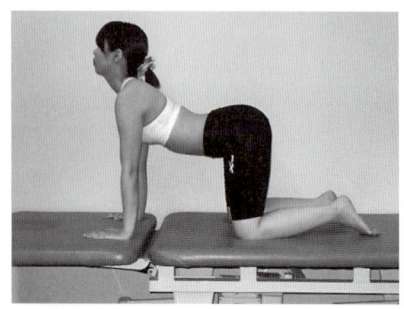

腰痛に対する運動療法は一般的に，①患部の安静を保つための装具療法，②日常生活動作の指導，③筋力トレーニング・ストレッチ，などであるが，妊産婦においては特有の注意点があるものの，これらを適用することが可能である．

（1）装具療法

妊産婦に対してはコルセットなどを用いることは，胎児への影響もあるため難しいが，産後には早期から軟性のコルセットや腹帯などが有効となる．

（2）日常生活動作の指導

日常生活動作において，椎間板や腰背部筋に過剰な負担がかからないような動作の工夫を指導する．特に物を持つ際の注意点や座位姿勢などを理解してもらう．

（3）筋力トレーニング・ストレッチ

腰椎支持に関与する腹筋群や背筋群の筋力トレーニングを行うが，日常生活動作に必要な下肢筋力トレーニングも実施するべきである（図4）．加えて，腰背部のスト

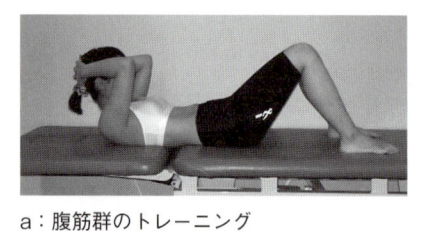

腰痛の診断・評価
▶『運動器障害理学療法学Ⅱ』
Lecture 19

MEMO
運動療法に加えて，入浴やホットパックの使用といった温熱療法も，腰痛に有効である．

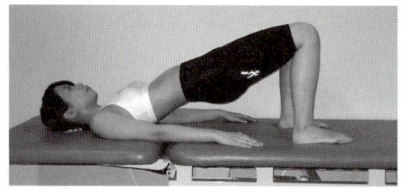

---

a：腹筋群のトレーニング　　b：ブリッジ運動　　c：下肢の屈伸運動

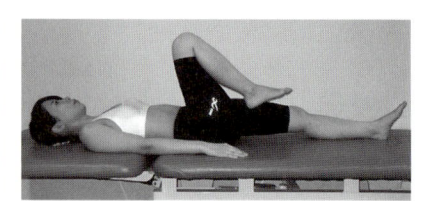

図4　腰痛に対する運動療法

a：背部を反らす　　b：背部を丸める　　c：体幹を回旋する

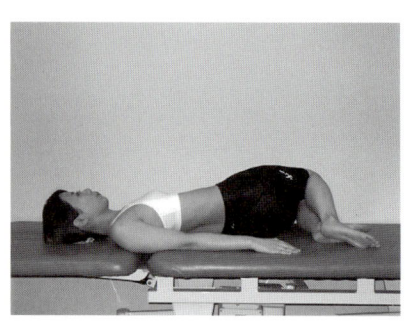

図5　腰背部のストレッチ運動

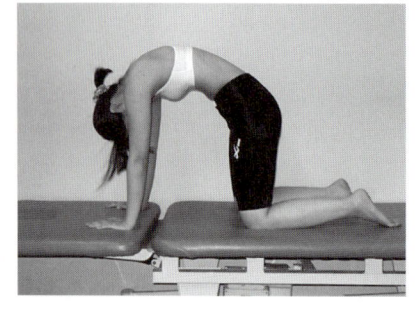

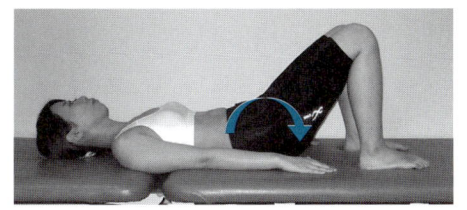

a：骨盤の後傾　　　　　　　　　b：骨盤の前傾

図6　骨盤運動

レッチなども効果的である（図5）．ただし，切迫早産・切迫流産の恐れがある場合は，行ってはならない．

2) 仙腸関節・恥骨結合由来の腰痛に対する運動療法

腰椎由来の腰痛に対する運動療法と大きな違いはないが，特にコルセットや骨盤ベルトなどによる骨盤帯の固定は有効である．また，骨盤の動きを意識した骨盤運動（図6）に，体幹筋，下肢筋のトレーニングを組み合わせることが大切である．

5. 尿失禁

1) 排尿の生理

排尿の生理とは，尿の蓄尿と排出に関係する下部尿路（膀胱と尿道）の機能を指し，開始から終了まで数分で終わる排尿が1日数回起こる以外は，すべて蓄尿期間である．尿の排出は膀胱平滑筋（膀胱排尿筋）と尿道括約筋によって行われ，神経支配は前者が骨盤神経，後者が下腹神経と会陰神経である．橋の排尿中枢付近で，それらすべての神経活動がコントロールされていて，準備された状態でのみ大脳の指示で排尿を実行する．これには膀胱平滑筋と尿道括約筋の相互作用による蓄尿と排尿とが重要である．尿路系と神経支配の関係は図7[6]に示す．

(1) 蓄尿

膀胱で腎臓から尿管を伝ってきた尿を蓄え，膀胱平滑筋が弛緩し，尿道括約筋が持続的に収縮することで蓄尿は維持される．膀胱内に100〜150mL以上の尿が溜まると，膀胱体部の伸展受容器からその感覚を受けて上行するインパルスが，膀胱の知覚と排尿筋の収縮に関与する副交感神経である骨盤神経を経由して，仙髄の排尿中枢へと伝達される．さらに，このインパルスは大脳皮質に上行して，「初発尿意」として自覚する．そして，尿意を感知する上位中枢である前頭葉前運動野の排尿筋運動領野は，下行するインパルスを発して，排尿筋収縮と尿道弛緩に関与する橋の排尿中枢を抑制することで，膀胱平滑筋が弛緩し，膀胱出口にある尿道平滑筋と外尿道括約筋が収縮して，膀胱・尿道は「蓄尿体制」に入る．

(2) 排尿

蓄尿が400〜500mL程度となると，膀胱体部の伸展受容器からその感覚を受けてインパルスが上行し，骨盤神経・仙髄の排尿中枢を経由して，大脳皮質で「最大尿意」として感じるようになる．そして前頭葉前運動野の排尿筋運動領野が，それまで継続していた橋の排尿中枢への抑制を解除することで，膀胱平滑筋は収縮して膀胱内圧が上昇し，さらに尿道平滑筋と外尿道括約筋は弛緩して尿道内圧は下降し，膀胱・尿道は「排尿体制」となり，膀胱に尿が残ることなく排出される．

(3) 蓄尿障害・排尿障害

膀胱や膀胱出口の構造や機能に障害があると，膀胱に尿を溜め，排尿時に膀胱を空にすることが難しくなる．また膀胱の容量が小さい，あるいは尿道の閉鎖圧が低いなどの問題が生じると蓄尿障害が生じ，膀胱の収縮力が弱い，あるいは膀胱出口に閉塞

MEMO
切迫早産・切迫流産
妊娠より22〜36週での出産を早産，それより早く妊娠が終わることを流産と呼ぶ．正常な出産の時期（妊娠37〜41週）より早く子宮が収縮を繰り返したり，破水したり，子宮口が開いてしまったりして，胎児が子宮から出てきそうな状態を切迫早産・切迫流産という．

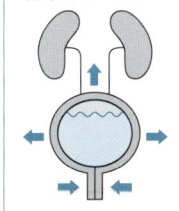

MEMO
蓄尿のイメージ

MEMO
最大尿意のイメージ

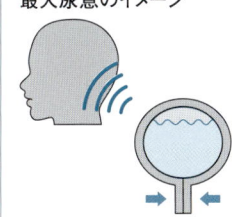

MEMO
排尿のイメージ

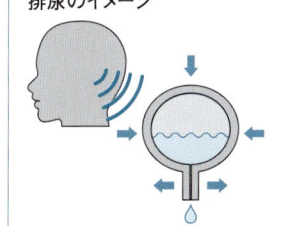

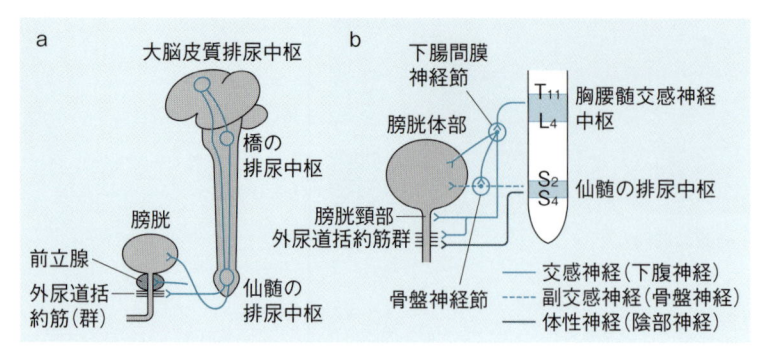

図7 尿路系と神経支配の関係
a：排尿中枢　b：排尿にかかわる神経支配 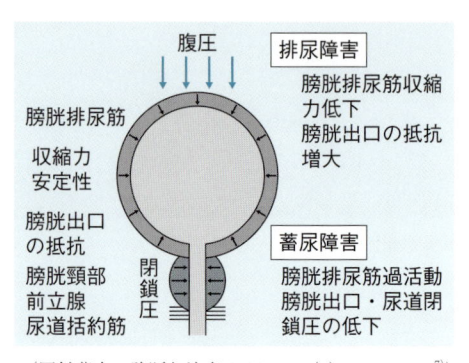
（関　勝ほか．THE BONE 2012；26（1）：71-86[6]）

図8 蓄尿・排尿機能障害
（岡村菊夫．診断と治療 2008；96（9）：1921-1930[7]）

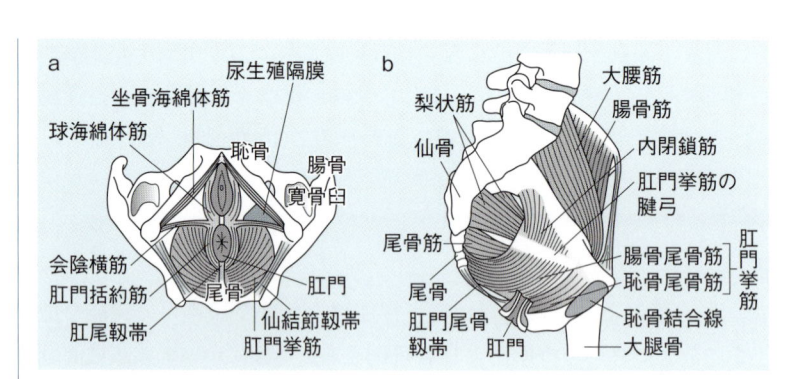

図9 骨盤底筋群の解剖
a：下方面　b：矢状面

などがあると排尿障害が生じる（図8）[7]．

2）排尿機能にかかわる筋骨格系の知識

排尿機能には，膀胱平滑筋や外尿道括約筋などの尿路系の筋以外に，膀胱，尿道，子宮，直腸などの骨盤内臓器を支えている骨盤底筋群が大きくかかわっている．したがって，骨盤底筋群の解剖や機能を理解することは，排尿機能を理解するうえで重要となる．

（1）骨盤底筋群の解剖（図9）

骨盤底部は上部から，臓側骨盤隔膜，骨盤隔膜，尿生殖隔膜の3層構造となっている．第1層の臓側骨盤隔膜は，骨盤腔内の臓器の表面を覆う，臓器間を埋める結合組織のことである．第2層の骨盤隔膜は，主に肛門挙筋と尾骨筋からなり，これらの機能は尿失禁に大きく関係している．第3層の尿生殖隔膜は，恥骨結合と両側の坐骨結節とのあいだにあり，上下の筋膜層と，そのあいだの浅・深会陰横筋，球海綿体筋，坐骨海綿体筋，尿道括約筋などから構成される．

（2）骨盤底筋群の機能

骨盤底筋群は臓器を支持し，休息時も常に活動しているため，遅筋線維の占める割合が多い．そして，排尿・排便時には，恥骨尾骨筋，挙筋板，深部肛門括約筋の縦走線維が相互に作用して，排出口を閉鎖および開放している．また，骨盤底筋群は単独でははたらかず，骨盤底筋群が収縮すると腹部筋も収縮する．さらに，骨盤底筋群は腹横筋，多裂筋，横隔膜とともに体幹の動的安定化の役割を担っている．しかし，妊娠，出産，肥満，排便，骨盤内臓器手術，体幹屈曲位での腹圧上昇動作，腰痛，加齢などによって骨盤底筋群の機能不全が起こると，尿失禁をきたしやすくなる．

3）尿失禁

尿失禁とは，尿が不随意に漏れてしまうという蓄尿障害の一つである．この尿失禁

MEMO
挙筋板
恥骨尾骨筋の後部線維と腸骨尾骨筋．

のタイプには，腹圧性尿失禁，切迫性尿失禁，溢流性尿失禁，機能性尿失禁，反射性尿失禁の5つがあり（**表1**），さらに，尿管異所開口や膀胱腟瘻などで腟から尿が漏れる尿道外失禁や，小児夜尿症も，広義での尿失禁に分類される．

（1）腹圧性尿失禁

腹圧性尿失禁は，労作時や運動時，あるいは大笑いやくしゃみ・咳などの際に尿が漏れてしまうタイプの尿失禁で，特に産後や高齢の女性で多くみられる．男性ではめったに生じないが，神経疾患などで尿道括約筋の緊張が低い場合には生じる．

腹圧性尿失禁（stress urinary incontinence）

（2）切迫性尿失禁

切迫性尿失禁は，尿意切迫感と同時，または尿意切迫感直後に不随意に尿が漏れてしまう尿失禁のタイプである．切迫性尿失禁は男女ともほぼ同じ頻度で発生し，その頻度は加齢とともに増加する傾向にある．また女性の場合は，腹圧性尿失禁と切迫性尿失禁がともにみられることがあるが，これを混合性尿失禁という．切迫性尿失禁は尿意の切迫感があるため，QOLを著しく低下させるタイプといえる．

切迫性尿失禁（urgency urinary incontinence）

（3）溢流性尿失禁

溢流性（いつりゅうせい）尿失禁は，膀胱に尿が充満すると，抵抗の弱い尿道から尿がだらだらと漏れるタイプである．知らないあいだに漏れたり，腹圧によって漏れたりすることが多いため，腹圧性尿失禁と間違えられることがある．

溢流性尿失禁（overflow urinary incontinence）

（4）機能性尿失禁

機能性尿失禁は，身体が不自由であることや認知症などによって，トイレに行けない，ズボンを下げるのに時間がかかる，トイレを認識できないなど，膀胱の機能とは関係なく尿が漏れるタイプである．

機能性尿失禁（functional urinary incontinence）

（5）反射性尿失禁

反射性尿失禁は，尿意を伴わず，膀胱内に蓄尿する膀胱収縮反射が不随意に引き起こされ，尿が漏れるタイプである．仙髄排尿中枢が保たれていない脊髄損傷などの神経学的異常のある患者に多い．

反射性尿失禁（reflex urinary incontinence）

4）女性特有の問題

女性の排尿機能は，骨盤内環境に作用するさまざまな要因の影響を受ける．女性の排尿機能に影響を与える要因としては，①内性器由来の占拠性病変（主に子宮筋腫や子宮腺筋症），②妊娠（骨盤底の軟化，増大子宮による重量負荷と膀胱圧迫），③分娩時の骨盤底損傷や神経機能低下，④性器脱（膀胱瘤や子宮下垂など），⑤エストロゲン欠乏（閉経に伴う），⑥脳や脊髄の障害（膀胱や尿道の支配神経のトラブル）などがある[8]．このように身体的な変化が，尿失禁という問題を引き起こしている．

表1 尿失禁の分類

分類	原因となる疾患など
腹圧性尿失禁	尿道過活動：加齢，分娩，骨盤内手術，先天性骨盤底形成異常 内因性尿道括約筋不全：放射線治療，尿失禁手術，婦人科手術，萎縮性尿道炎（エストロゲン低下），特発性
切迫性尿失禁	排尿筋過活動：脳血管障害，パーキンソン病，多発性硬化症などの神経疾患，尿路感染症，特発性
溢流性尿失禁	下部尿路閉塞：前立腺肥大症，尿道狭窄など 排尿筋低活動：糖尿病性神経障害，骨盤内手術（直腸がん，子宮がん），腰部椎間板ヘルニアなど
機能性尿失禁	ADL能力低下，認知症
反射性尿失禁	脊髄疾患，神経疾患

> **MEMO**
> これまでの調査によると，日本人の健常女性の30〜40％が尿失禁を経験しているとされている．尿失禁の有症率をタイプ別にみると，腹圧性尿失禁44.8％，切迫性尿失禁34.8％，混合性尿失禁20.4％であり，高齢女性においては腹圧性尿失禁が最も多い[9]．また，尿失禁者は，体重，肥満度（BMIと膝伸展筋力），排尿回数（昼間，夜間）の数値が高く，歩行速度，開眼片脚立位などの体力が劣り，高血圧や心臓病の既往，出産経験の割合が高く，定期的な体操や運動習慣の割合が低いことが指摘されている[9]．

これまでの疫学調査の結果から，尿失禁と関連する要因としては，年齢，出産経験，肥満，喫煙，疾病，生活機能障害，体力要素などが危険因子としてあげられているが，特に女性は妊娠や出産（分娩）によって骨盤底筋群に対するストレスや損傷，さらには神経圧迫などが起こり，尿失禁を起こしやすいといえる．

(1) 産前・産後における骨盤と排尿機能の変化

a. 妊娠による変化

妊娠初期には，尿意鈍麻，排尿回数減少の傾向と増加（頻尿）の傾向との両方の変化が観察され，妊娠による排尿パターンは個人差が大きい．妊娠中の排尿サイクルには利尿の変化も関係し，妊娠中期以後の妊婦は下腿浮腫を伴うことが多く，夜間の臥床中に貯留していた水分が血管内へと環流して利尿が促進される．また，膀胱容量が，妊娠中期以降は増大した子宮に圧迫されて減少するため，夜間にトイレに起きる回数が増える．

さらに妊娠後期には，頻尿，尿意切迫だけでなく，身体動作中の"ふとした瞬間"に尿が漏れることがある．これは，増大した子宮と恥骨のあいだに膀胱が囲い込まれ，胎児，胎盤，羊水および増大子宮による重量負荷によって，骨盤底が下へたわむことと関係している．

b. 分娩による変化

経腟分娩により，膀胱，尿道，神経などの機能は少なからず低下する．胎児が骨盤底を押し広げて娩出されるため，骨盤底の支持構造は分娩前に比べると緩んでくる．また，分娩時の産道に起こる血行不良などが骨盤内臓神経の機能低下に影響し，尿意が鈍くなったり，尿排出が弱くなったりすることにつながる．

c. 産褥期における変化

出産後は，子宮による膀胱圧迫と骨盤底への重量負荷はなくなるが，骨盤底と膀胱，尿道の何らかの機能低下は必ず起こるとされている．分娩直後は，一過性の骨盤底弛緩と尿道内圧低下により膀胱収縮が不足しても，腹圧で尿を搾り出すことが可能である．しかし，骨盤底弛緩が軽く神経機能低下が強い場合は，排出障害が起こり，逆に骨盤底弛緩が顕著で膀胱収縮能や排尿反射がほとんど低下しない場合には，排尿体制に入る前に尿失禁がみられることがある．通常これらは1〜3か月で回復するものの，恒久的に尿失禁や排尿困難が残る人もいる．

> **MEMO**
> 産後1か月の褥婦を対象とした大規模調査[10]によると，尿失禁があった人は54.5％で，なかでも腹圧性尿失禁が69.8％と最も多く，次に混合性尿失禁が20.0％，切迫性尿失禁が10.2％であり，初発時期は妊娠期に86.3％と多く，とりわけ妊娠8か月が最も多かったと報告されている．

(2) 加齢に伴う骨盤と排尿機能の変化

女性の骨盤底は，神経支配下にある筋（横紋筋，平滑筋）と結合組織で構成され，これが骨盤臓器を支えている．子宮と腟は内骨盤筋膜と支持靱帯によって骨盤壁に付着し，骨盤隔膜（肛門挙筋）の緊張と収縮は腟を閉鎖し，挙筋板上に腟上部と子宮を安定させ，挙筋裂孔の大きさを維持する．

> **MEMO**
> **挙筋裂孔**
> 骨盤底の直腸前方にある，尿道と腟が開口する裂け目．

これらの結合組織による支持機構は，加齢をはじめとしてさまざまな要因によって障害される．特に経腟分娩による神経・筋・結合組織損傷の影響は大きいとされ，MRIによる検討では20％に恥骨尾骨筋の損傷を認めたと報告されている[11]．したがって，骨盤隔膜が障害され挙筋板の機能が消失すると，内骨盤筋膜や支持靱帯への負荷が増大し，これらに支持機構障害も加わると，骨盤臓器脱や腹圧性尿失禁が生じると考えられている[12]．

5) 尿失禁の診断・評価

尿失禁の診断・評価の方法としては，質問票の利用，問診，視診・触診，排尿日誌，その他の検査などがある．認知機能に障害がなければ，尿失禁の評価には自己記載方式の排尿・尿失禁記録やQOL評価表などを利用する．

表2 QOL評価表（ICIQ-SF）

1. どれくらいの頻度で尿が漏れますか？（1つの□をチェック）		3. 全体として，あなたの毎日の生活は尿漏れのためにどれくらい損なわれていますか？
なし	□=0	0　1　2　3　4　5　6　7　8　9　10
おおよそ1週間に1回あるいはそれ以下	□=1	まったくない　　　　　　　　　　　　　　非常に
1週間に2～3回	□=2	
おおよそ1日に1回	□=3	
1日に数回	□=4	
常に	□=5	

2. あなたはどれくらいの量の尿漏れがあると思いますか？（あてものを使う使わないにかかわらず，通常はどれくらいの尿漏れがありますか？）		4. どんなときに尿が漏れますか？（あなたにあてはまるものすべてをチェックしてください）	
なし	□=0	なし：尿漏れはない	□
少量	□=2	トイレにたどり着く前に漏れる	□
中等量	□=4	咳やくしゃみをしたときに漏れる	□
多量	□=6	眠っているあいだに漏れる	□
		体を動かしているときや運動をしているときに漏れる	□
		排尿を終えて服を着たときに漏れる	□
		理由がわからずに漏れる	□
		常に漏れている	□

（泌尿器科領域の治療標準化に関する研究班〈編〉．EBMに基づく尿失禁診療ガイドライン．じほう；2004．p16[13]）

(1) 質問票

国際尿失禁会議（ICI）によって開発された質問票（ICIQ-SF）は，信頼性・妥当性の検証を経た最終版として2001年に発表され，日本語版も作成された（**表2**）[13]．この質問票では，尿失禁頻度，通常の尿失禁量，日常生活に対する影響などをスコア形式で聴取し，さらに尿失禁病因の自覚的評価のための質問項目が設けられている．

(2) 問診

適切な問診により，約70％程度の患者で尿失禁のタイプの診断が可能であるが，患者の多くは恥ずかしさなどから，すべての症状を伝えないことが多い．

問診では，いつどのような状況で尿失禁が起こるか，どれくらいの尿量かを可能な限り正確に聴取する．また，健康状態，出産経験，婦人科系疾患の既往，排泄機能，腰部や会陰部の痛み，身体活動性なども併せて確認する．

(3) 視診・触診

主に排尿に関係の深い骨盤底筋や腹横筋のはたらき，収縮の左右差，呼吸パターンなどを評価する．なお，併せて医師による，一般診察，腹部診察，直腸診，会陰部の診察，女性器の診察が行われる．

a. 骨盤底筋，腹横筋の収縮

背臥位や腹臥位において尾骨に手を置き，「尿を我慢するように」と指示したときの骨盤底筋の収縮を確認する．尾骨が手から離れて持ち上がれば正しく収縮していると判断できる．腹横筋は上前腸骨から内側下方に手を置き，同じく「尿を我慢するように」と指示したときの収縮を確認する．

さらに，超音波診断装置による膀胱挙上量なども有用な評価である（**図10**）．

b. 呼吸パターン

横隔膜と骨盤底筋群が協調的にはたらくかを評価する．具体的には，吸気時には腹部周囲筋が緩み横隔膜の活動により腹部の膨隆が起こり，呼気時には骨盤底筋群の収縮により横隔膜を上方に持ち上げる．協調性に問題があれば，腰背部筋を過剰に収縮した胸式呼吸となる．

(4) 排尿日誌

本人または介護者が，24時間の排尿時間，排尿量，尿失禁の有無（失禁時間や失禁量）などを2～3日間記録することにより，尿失禁の問題を明らかにし，援助方法

国際尿失禁会議（International Consultation on Incontinence：ICI）

ICIQ-SF（ICI Questionnaire-Short Form）

MEMO
海外では理学療法士による会陰部の視診・触診，筋力測定などが行われているが，日本では文化や業務範囲の違いのため，実施することは困難である．

MEMO
膀胱挙上量の測定
500mL程度の水を飲んでから30分以上経過し，膀胱にある程度尿が溜まったと被検者が感じる状態まで待つ．そして超音波にて膀胱の形状を映して膀胱底部の位置をとらえ，次に「尿を我慢するように」と指示したときに変化する膀胱底部の位置を測定する（**図10**）．

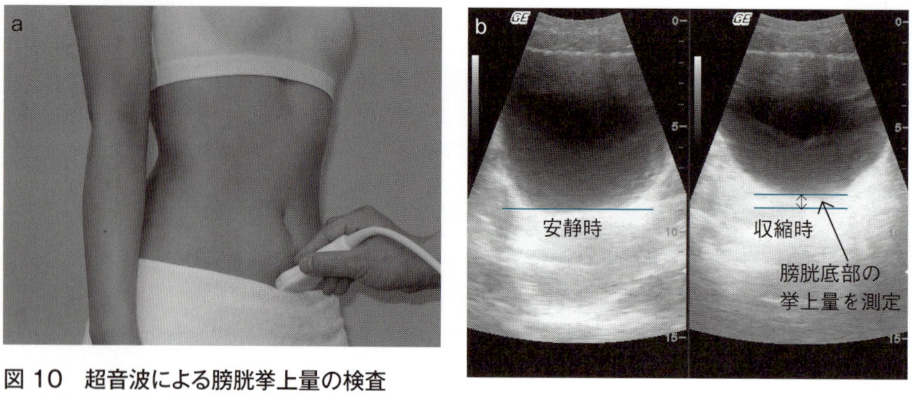

図10 超音波による膀胱挙上量の検査
a：実施場面　b：膀胱底部の位置

をみつけようとするものである．尿失禁治療への動機づけに有効とされている．

(5) その他の検査

a. ストレステスト

腹圧性尿失禁の診断のために実施するもので，膀胱内に尿が充満した状態で咳や怒責をさせて尿失禁の有無を確認する．

b. 60分間パッドテスト

尿失禁の重症度を定量化するためのテストで，水500mLを飲水後，外陰部にパッドを装着して動作を行い，運動前後のパッド重量の差を測定するものである．通常，パッド重量の差が2g以上の場合に陽性と判断する．

6. 尿失禁に対する運動療法

尿失禁の治療には，運動療法，薬物療法，手術療法の3つがある．運動療法は，①虚弱高齢者の機能性尿失禁に対する，日常生活動作の練習や排尿介助，②切迫性尿失禁に対する膀胱のトレーニング，③腹圧性尿失禁に対する骨盤底筋群トレーニングなどに分けられる．ここでは，妊産婦や高齢女性に多い，腹圧性尿失禁に対する骨盤底筋群のトレーニングについて解説する．

骨盤底筋群トレーニング

骨盤底筋群トレーニングは，膀胱，尿道，子宮，直腸などの骨盤内臓器を支える骨盤底筋群を，随意的に収縮させるトレーニングを行うことで，骨盤底筋群の強化や腹圧時の反射的骨盤底筋群収縮機能を獲得し，尿失禁防止を図るものである．

具体的には，個々の症例に合わせる必要があるが，骨盤底筋群のリラクセーション，腹式呼吸練習，腹部深層筋（腹横筋），骨盤底筋群の収縮練習などを実施していく．

(1) 呼吸運動と同調した腹横筋・骨盤底筋群トレーニング

呼気時に腹横筋，骨盤底筋群の収縮を促し，吸気でそれらを弛緩させるよう，呼吸運動に同調した骨盤底筋群のトレーニングを行う．これにより，収縮感覚を身につけさせる．骨盤底筋群を収縮させる際は，「肛門（膣）を締める感じ」「お腹をへこます感じ」「尾骨を上にあげる感じ」などと指示すると理解しやすい．

トレーニングは背臥位や座位などで実施するが，その際は患者自身に腹横筋の収縮具合を手で確認させるとよりわかりやすい（**図11a**）．座位では，ロール状にしたタオルを陰部の下に置き，タオルを引き上げるようにさせることで，収縮感覚をより促通できる（**図11b**）．

(2) 四つ這い位での腹部引き込み運動

これも腹横筋および骨盤底筋群トレーニングの一つである．四つ這い位となり，息を吸って腹部をリラックスさせながら膨らます（**図12a**）．次に息を吐きながら，腹

MEMO

腹圧性尿失禁に対する治療では，運動療法以外にも，経膣ゾンデを利用して骨盤底筋の収縮を視覚や聴覚で確認しながらトレーニングをするバイオフィードバック法や，経膣ゾンデに取り付けられた電極から軽い電流を流して，直接筋肉を刺激する電気刺激療法などもある．

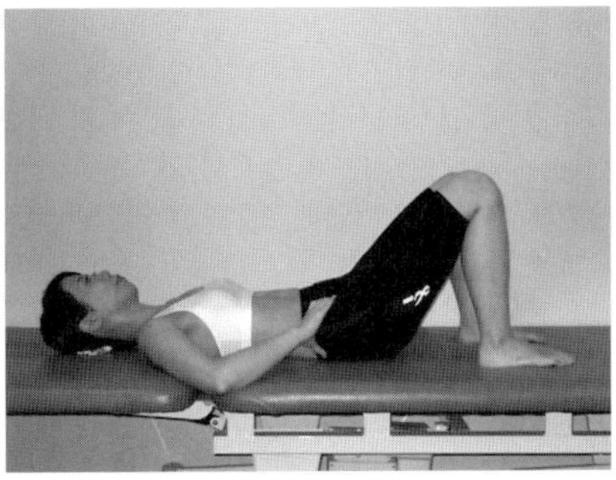

a：腹横筋の収縮を感じながら行わせる 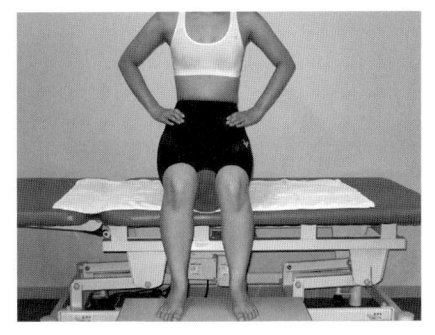　　b：陰部の下に置いたロール状のタオルを引き上げるように収縮させる

図11　背臥位・座位での骨盤底筋群トレーニング

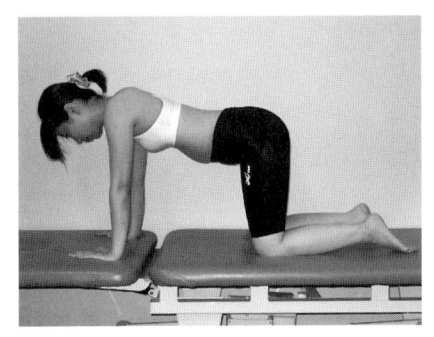

a：吸気で腹部を膨らませる 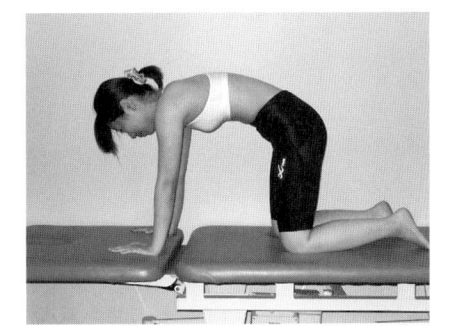　　b：呼気時に腹部を上に引き込ませその状態を維持する

図12　四つ這い位での腹部引き込み運動

部を上に押し上げるようにへこませて，しばらくそのままの収縮を維持する（**図12b**）．可能であれば30秒程度持続的に腹部をへこませ，5〜10回程度実施する．

■引用文献

1) 新川治子ほか．現代の妊婦のマイナートラブルの種類，発症率及び発症頻度に関する実態調査．日本助産学会誌 2009；23（1）：48-58.
2) 山本裕子ほか．産後の身体のマイナートラブルに対する理学療法士による運動療法の有用性．理学療法の臨床と研究 2009；18：15-22.
3) Ostgaard HC, et al. Influence of some biomechanical factors on low back pain in pregnancy. *Spine* 1993；18（1）：61-65.
4) 中山恭秀ほか．腰痛に対するリハビリテーションの手技とその効果．産婦人科治療 2006；92（2）：167-174.
5) Norén L, et al. Lumber back and posterior pelvic pain during pregnancy：a 3-year follow-up. *Eur Spine J* 2002；11（3）：267-271.
6) 関　勝ほか．高齢者の排泄障害に対するリハビリテーション．THE BONE 2012；26（1）：71-86.
7) 岡村菊夫．EBMに基づく尿失禁診療ガイドライン（2001）．診断と治療 2008；96（9）：1921-1930.
8) 中田真木．膀胱・尿道の変化とマイナートラブル．ペリネイタルケア 2007；26（6）：22-25.
9) 金　憲経ほか．都市部在住高齢女性の尿失禁に関連する要因—介護予防のための包括的健診—．日老医誌 2008；45（3）：315-322.
10) 田尻后子ほか．妊産褥婦の尿失禁に関する実態と関連要因について—妊娠期から産後1ヶ月までの調査より—．理学療法科学 2010；25（4）：551-555.
11) DeLancey JO, et al. The appearance of levator ani muscle abnormalities in magnetic resonance images after vaginal delivery. *Obstet Gynecol* 2003；101（1）：46-53.
12) 高橋　悟．骨盤臓器脱手術に必要な女性骨盤の解剖．排尿障害プラクティス 2010；18（3）：83-91.
13) 泌尿器科領域の治療標準化に関する研究班（編）．EBMに基づく尿失禁診療ガイドライン．東京：じほう；2004．p16.

Step up

1. 妊婦の姿勢の力学

体節リンクモデル（図1）[1]で妊婦の姿勢を力学的に考えると，妊娠36週，妊娠前60kgで妊娠による体重増加が13kg，腹部矢状径0.28mの女性では，L_3を中心に腰背筋までのモーメントアームを0.075mとした場合，追加される体幹屈曲のモーメントは，130N × 0.14m = 18.2Nmとなり，243Nの腰背筋の力が追加されることになる．

この妊婦の腰背筋にかかる負担を疑似体験する場合は，体幹を22.3°屈曲するとよい．

2. 腹圧性尿失禁の原因

腹圧性尿失禁では，咳やくしゃみなどの腹圧上昇時に，尿が不随意に漏れてしまう．咳やくしゃみによる尿漏れは，通常座位または立位で起こることが多いが，これは腹圧性尿失禁が重力下で起こりやすいことや，座位や立位での動作時の姿勢制御の破綻など，腹腔内圧のコントロール不良により，尿失禁が生じることを意味している．

図2a[2]は，健常者と骨盤底筋群および腹筋群機能不全例との腹腔内圧コントロールの違いを示している．健常者では咳やくしゃみなどにより腹腔内圧が上昇しても，骨盤底筋群，腹横筋をはじめとする腹筋群の反応は内側方向に生じるが，骨盤底筋群機能不全例では，骨盤底筋群や腹筋群が脆弱となっているため，腹圧が高まると弱い腹部と骨盤底部方向に腹圧がかかり，膀胱をはじめ骨盤内に位置する臓器を下方に押し下げるようにはたらくため，尿失禁を生じてしまうことを表している．また腹腔内圧のコントロールは姿勢にも影響され，骨盤が後傾位になると，腹腔内圧は骨盤底部に対して垂直にかかりやすくなる（図2b）．

したがって，特に腹圧性尿失禁の改善には，骨盤底筋群とともに深層の腹筋である腹横筋などの強化や姿勢の改善が必要である．

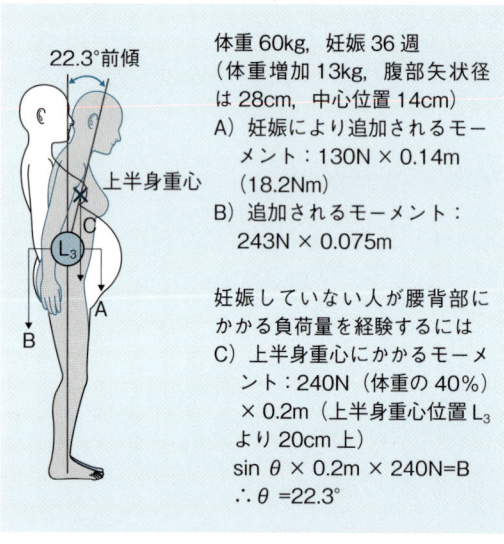

体重60kg，妊娠36週
（体重増加13kg，腹部矢状径は28cm，中心位置14cm）
A）妊娠により追加されるモーメント：130N × 0.14m （18.2Nm）
B）追加されるモーメント：243N × 0.075m

妊娠していない人が腰背部にかかる負荷量を経験するには
C）上半身重心にかかるモーメント：240N（体重の40％）× 0.2m（上半身重心位置L_3より20cm上）
$\sin\theta \times 0.2m \times 240N = B$
$\therefore \theta = 22.3°$

(Ostgaard HC, et al. *Spine* 1993：18（1）；61-65[1])

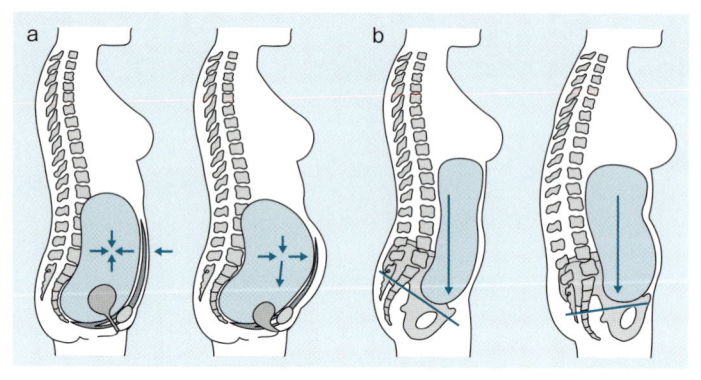

図1　体節リンクモデル

(Carriere B. The Pelvic Floor. Georg Thieme Verlag；2006[2])

図2　妊娠による腹圧性尿失禁の発生機序
a：腹筋群，骨盤底筋群と腹腔内圧（右が機能不全例）　b：姿勢による骨盤底部への負荷の違い（右が骨盤後傾位）

■引用文献

1) Ostgaard HC, et al. Influence of some biomechanical factors on low back pain in pregnancy. *Spine* 1993：18（1）；61-65.
2) Carriere B. The Pelvic Floor. Stuttgart/New York：Georg Thieme Verlag；2006.

■参考文献

1) 田舎中真由美．腹圧性尿失禁の理学療法とコアスタビリティートレーニング．理学療法 2009：26（10）；1128-1233.

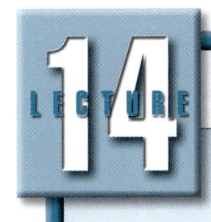

14 高齢者の運動療法

到達目標

- 加齢によってもたらされる潜在的な機能低下の存在を理解することができる.
- 高齢者の一般的な運動療法について理解することができる.
- 認知症による症状を理解したうえで,認知症患者に対する運動療法を理解することができる.
- 転倒予防とその地域における介護予防分野の取り組みを理解することができる.

この講義を理解するために

現在,日本では超高齢社会に突入しており,高齢者に対するさまざまな取り組みが急務になっています.そのなかで,高齢者に対して,寿命を延ばすための介入から健康寿命を延ばすための介入へ,関心が変化しています.この講義では,高齢者の特性を整理しながら,加齢による運動・精神機能の低下に対する運動療法を中心に解説していきます.また,一般高齢者に対する取り組みや,介護予防分野の運動療法についても解説していきます.

高齢者の運動療法を学ぶにあたって,講義を理解しやすくするために,以下の項目を事前に確認しておきましょう.

- □ 骨格や筋における生理学(骨の構造,骨格の機能,筋の種類,筋の構成,筋の機能など)の基礎知識を整理しておく.
- □ 身体運動学や歩行に関する運動学(姿勢アライメント,正常歩行など)を学習しておく.
- □ ICF(国際生活機能分類)を確認しておく.
- □ 一般病院と老人保健施設の特徴の違いを整理しておく.

講義を終えて確認すること

- □ 加齢による身体機能・精神機能の低下について理解できた.
- □ 高齢者の運動療法の重要性が理解できた.
- □ 地域における,介護予防・転倒予防への取り組みが理解できた.

講義

MEMO
高齢者の区分
・65歳以上75歳未満：前期高齢者（young-old）
・75歳以上85歳未満：後期高齢者（old-old）
・85歳以上：超高齢者（extremely old）

MEMO
日本人の平均寿命（厚生労働省）
男性：79.4歳，女性：85.9歳（2012年現在）

MEMO
日本人の主要死因（厚生労働省）
2010年まではがん，心疾患，脳血管障害が日本での3大死因とされていたが，2011年に肺炎が第3位に上がり，脳血管障害は4位となっている．

1. 高齢化の動向

現在，日本は高齢化・長寿化が急速に進んでおり，総人口に対する65歳以上の割合は，昭和25（1950）年では5％に満たなかったものが，平成22（2010）年では約23％に達している（図1）[1]．高齢化の要因は，①平均寿命延伸による高齢者人口の増加と，②少子化の進行による若年人口の減少の2つがあげられる．高齢者の増加に伴い，医療や介護を必要とする人の数も増えている．

2. 加齢に伴う運動・精神機能の変化

ヒトの身体形態および機能（運動・生理など）は，成人に至るまで発達するが，ピークを迎えた後は低下の一途をたどる．高齢期には，加齢による身体活動量減少の影響も加わると，より大きな機能低下をもたらす．その結果生じる歩行能力の低下や転倒の増加は，高齢者の生活の質（QOL）を損なうばかりか，生命予後にも影響を与える．ここでは，表1に生理機能の変化についてまとめ，ADLに特に影響を及ぼす運動機能を構成する各要素の加齢変化について述べていく．

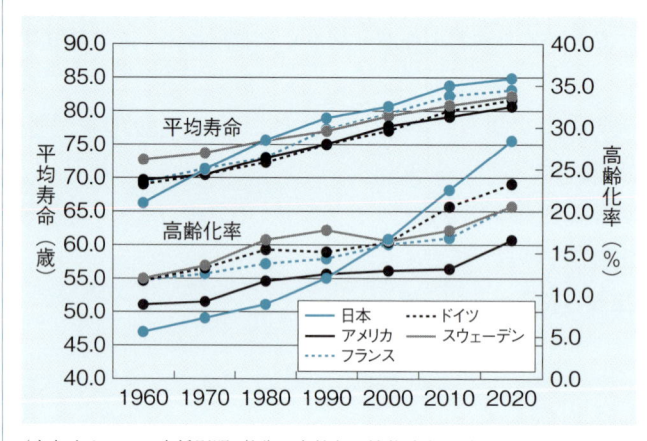

（古名丈人ほか．市橋則明〈編〉．高齢者の機能障害に対する運動療法．文光堂；2010．p1[1]）

図1 先進諸国の平均寿命と高齢化率

表1 加齢に伴う生理機能の変化

循環機能	心臓・血管	・血圧の上昇（動脈硬化による；主に収縮期） ・左室肥大（血圧の上昇による） ・一回拍出量の減少に伴う心拍数の増加（安静時・運動時） ・血管調整不良（圧受容器反射の低下；起立性低血圧）
	血液	・造血機能の低下（骨髄の脂肪・結合組織への変性） ・貧血傾向（赤血球減少・ヘモグロビン減少）
呼吸機能		・肺胞，気道の弾性低下（肺が硬くなる） ・最大酸素摂取量の減少（体力が低下する） ・嚥下機能の低下（誤嚥が起こりやすい）
消化吸収・排泄機能		・便秘・残尿・頻尿・尿失禁などの増加 ・消化管分泌物の減少，消化管の蠕動運動低下
体温調節機能		・体温の日内リズムの振幅減少 ・低温環境順応の低下（寒冷時の皮膚細動脈の収縮反応低下，ふるえ産生熱の減少） ・高温環境順応の低下（発汗開始遅延，発汗量減少）

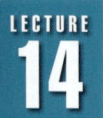

1) 加齢による運動機能の低下

(1) 神経系の変化

末梢神経では，神経線維そのものに変性が起き，絞輪間距離の不規則化が生じる．さらに，有髄線維の減少により無髄線維の割合が増加するため，神経伝導速度の遅延が起こる．また，脊髄前角細胞の運動ニューロン数や運動単位数の減少も加わり，巧緻運動能力は低下する．

(2) 骨格系の変化

骨量は 30〜40 歳代でピークとなり，その後，骨密度とともに骨量は減少していく．骨は成長期を過ぎても，絶えず骨芽細胞（骨形成）と破骨細胞（骨吸収）により骨再構築（リモデリング）が行われ，両者のバランスがとれている状態にある．しかし，加齢に伴い，このリモデリングが破綻することで，骨量の減少（特に海綿骨量）が著しく起こり，骨粗鬆症を呈する．特に女性では，閉経により女性ホルモンのエストロゲンが急激に分泌を停止するため，男性よりも骨粗鬆症の頻度は高くなる．

また，関節軟骨の変性により，軟骨が擦り減ると変形性関節症となり，それに伴う関節痛や ROM の制限が生じる．それにより，活動性が低下し，これがさらに ROM 制限を悪化させる．

(3) 筋肉系の変化

加齢に伴う筋量・筋力の低下をサルコペニアという．加齢とともに，Type Ⅱ線維（速筋線維）を中心とした筋線維の萎縮による筋力低下が生じ，その筋力は 20〜30 歳代のピークと比較して 60 歳代では約 20〜30％ 低下し，80 歳代になると約 30〜40％ 低下する．特に筋量と比例する筋厚の低下は上肢に比べて下肢に強く[2]，この下肢筋力の低下により歩行中に急停止したり，足を踏み出して転倒を防いだりする動作が鈍くなるため，転倒の主な原因ともなる．

また，サルコペニアが進行し，介護状態にはならないまでも生活機能がさらに低下した状態をフレイルと呼ぶ．下肢筋力の低下による立ち上がりや歩行・段差昇降などの移動能力を含めた生活機能の低下は，日常生活上の活動量を低下させ，それにより筋萎縮をさらに進行させてしまうといった悪循環を引き起こす．

(4) 姿勢の変化

加齢により円背姿勢を呈す高齢者が多くなる．これは，筋力低下・脊椎椎体間にある椎間板の変性や，周囲の靱帯の緩み・椎体圧迫骨折による脊柱自体の変形などにより，胸腰椎の過剰な後彎が起こるためと考えられている．このような脊柱の変形により上体の前傾が進行すると，骨盤を後傾することで脊柱を起こそうとするため，重心が後方に移動する．そして，後方重心となった立位姿勢を保つために，股・膝関節を屈曲させた姿勢となる．

(5) 感覚機能の変化

加齢に伴い，視覚では暗順応の低下や白内障などによる視力障害が，聴覚では高音域を中心に聴力が低下する老人性難聴が起こる．味覚や嗅覚も低下し，苦みや塩辛さなどを感じにくくなったり，鼻も利きにくくなったりする．皮膚感覚は触覚・振動覚を中心に減退する．

(6) バランス能力の変化

加齢による身体機能の低下のなかで，バランス能力の低下が最も顕著である．高齢者にみられるバランス能力の特徴を**表2**に示す．バランスは，①静的バランス，②動的バランス，③姿勢反射の3つの要素で構成されている．この3つの要素が「ROM 制限・姿勢（骨アライメント）の変化」「筋力低下・筋持久力の低下」「感覚障害（前庭神経・表在感覚・深部感覚・視覚）」「神経系の衰退」などの原因によって低下する．

MEMO
運動単位（motor unit）
1 本の運動ニューロンと，それに支配される筋線維の集団を運動単位という．1 本の運動ニューロンは数本から数百本に枝分かれし，それぞれが筋線維を支配する（神経支配比）．粗大な運動をする筋では神経支配比は大きく，精細な運動をする筋では神経支配比が小さい．

MEMO
骨粗鬆症
骨粗鬆症は更年期以降の女性に多くみられ，骨密度が減少し，骨の空洞部分が多くなる．特に脊椎骨にみられ，円背の原因にもなる．

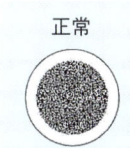

MEMO
サルコペニア（sarcopenia）
狭義では加齢に伴う筋肉量の低下（原発性低下のみ），広義では，あらゆる原因（活動・栄養・疾患）による筋肉量と筋力の低下を意味する（二次的低下を含む）．70 歳以上の高齢者の 13〜24％，80 歳以上では 50％ 以上にサルコペニアを認める．

調べてみよう
Type Ⅰ線維と Type Ⅱ線維の比較
筋線維の種類と特徴について，Type Ⅰ・Type Ⅱ線維の違いを理解しておこう（Lecture 4 参照）．

MEMO
フレイル
高齢期に生理的予備能が低下し，それに伴い筋力や活力が衰えた段階のこと（日本老年医学会）．高齢者の多くがフレイルを経て要介護状態に陥ると考えられており，早期発見をして対処することが必要といわれている．サルコペニアと関連性が高く，サルコペニアの原因の中核にあるともいわれている．

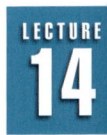

MEMO
高齢者のステッピング反応
1. 前後方向の外乱：複数回のステッピングが起こる．

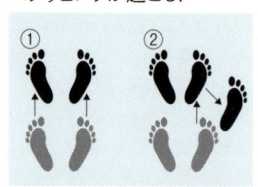

2. 左右方向の外乱：サイドステップが起こり，ステップ側が支持側に衝突する．

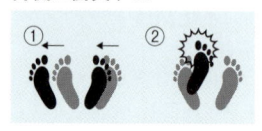

股関節戦略（hip strategy）

表2 高齢者のバランス能力の特徴

- 重心動揺の増大
- 深部感覚の低下による視覚代償の増大→閉眼時の重心動揺の増加
- 支持基底面内での重心移動範囲の縮小→特に後方への重心移動が急激に低下
- 姿勢制御に股関節戦略が動員される
- 片脚立位保持が困難

機能障害	安定性を求める動き	影響を受ける要素
・ROM ・筋力 ・バランス能力 ・感覚機能 などの低下	・歩幅の減少 →	・歩行速度の低下 → 歩調（一定時間の歩数）の減少 ・遊脚期の減少 → 立脚期の増大，両脚支持期の増大 ・骨盤回旋の減少 ・重心の上下移動の減少 ・腕の振り減少
	・歩隔の増大 →	・側方動揺の減少，前後動揺の増大
		※二重課題下での歩行能力の著明な低下（転倒と関連）

図2 歩行の加齢変化

表3 加齢により低下する精神機能

症状	特徴
意識障害	加齢による脳の予備能の低下や薬物の副作用などにより，覚醒レベルが低下する
せん妄	一過性の認知機能低下，睡眠障害，錯乱，幻覚など多彩な精神症状が出現する
抑うつ	身体的要因（脳血管障害，パーキンソン病など），社会的要因（家族や友人との死別，社会での役割喪失など），投薬により，不安や焦燥感などが認められる
睡眠障害（不眠）	入眠までに時間を要す，眠りが浅い，中途覚醒の頻度が増加する，起床時間が早い，昼間に仮眠をより多く必要とする，という特徴がある
感情失禁	わずかな精神的刺激により，情動の表出（泣く，笑う，怒るなど）が突然に変化し，その表出が著しい状態をいう．高齢者では，大脳辺縁系に投射する神経回路に異常をきたし，情動の興奮を抑制したり安定させることができないために起こる

（井口昭久．大内尉義〈編〉．老年学．第3版．医学書院；2009．pp81-105[5]）

（7）移動能力の変化
　高齢者の歩行は安定感を求めた動きが優位となる．歩行速度（最大歩行速度）は著しく低下するが，これは歩幅の減少が原因とされている．さらに，全身持久力や筋持久力の低下により連続歩行距離が減少し，75歳以上では約30～50％の高齢者が1km以上連続して歩行することが困難になる[3]．歩行の加齢変化を**図2**に示す．

2）加齢による精神機能の低下 [4]
　高齢者は加齢により，精神・心理面においても退行性の変化を示す（**表3**）[5]．精神機能の老化とは，記憶力の低下，精神活動の速度低下，性格の変化などとして観察される．さらに身体的因子に加えて心理的・社会的因子の影響も受けるため，症状が複雑であることも多い．したがって，高齢者とかかわる際には，身体的な機能の低下にばかり目を向けるのではなく，精神・心理面のサポートも念頭に置いておく．ここでは，高齢者の精神機能で特に問題が顕在化しやすい認知症について，解説していく．

（1）認知症
　いったん正常に発達した脳の知的機能（認知機能）が，後天的な脳の器質障害によって持続的に低下し，日常・社会生活に支障をきたす状態である．もともと老化により脳神経細胞の変性や脱落は生じるが，認知症は通常の老化よりも早いスピードでそれが進行していく．

（2）認知症の種類と鑑別
　高齢者に起こる認知症のほとんどは，加齢による脳の病的な老化によるもので，脳

MEMO
歩行速度
80歳健常者の歩行速度は，平均60～70m/分である．加齢により，60歳から80歳までに年1～2％ずつ低下するが，神経疾患や骨関節疾患，呼吸・循環器疾患などによる影響も大きい．

MEMO
国際疾病分類第10版（WHO）による認知症診断基準 [6]
1）記憶力の低下
　短期記憶の著しい減退，重症では長期記憶の想起も障害
2）認知能力の低下
　判断・思考能力の低下や情報処理全般の悪化
※1），2）により，日常生活動作や遂行能力に支障をきたす．
※次の1項目以上を認める．
　①情緒易変性
　②易刺激性
　③無感情
　④社会的行動の粗雑化

表4 認知症の種類・鑑別

	変性性認知症			脳血管性認知症
	アルツハイマー型	レビー小体型	前頭側頭型	
主な変性部位	頭頂葉，側頭葉	後頭葉	前頭葉・側頭葉	さまざまな部位
症状・特徴	・記憶障害 ・見当識障害 ・物盗られ妄想	・幻視，妄想 ・パーキンソニズム	・人格変化（脱抑制，感情鈍麻，自発性低下） ・自発語の減少 ・異常行動	・運動障害，感覚障害 ・感情失禁 ・まだら認知症 など
人格変化	晩期に崩壊		早期に崩壊	なし
病識	なし			あり
経過	緩徐，常に進行する			段階的に進行する

実質の変性による「変性性認知症」と，脳血管障害によって起こる「脳血管性認知症」の2種類がある（**表4**）．

3. 高齢者の運動療法

高齢者に対しては，単に疾患による障害に対応するだけでなく，高齢者特有の老化現象をふまえて進めていく．運動療法の目的は，身体および精神機能の回復を最大限に図り，可能な限り自立した生活を送れる能力の再獲得と維持にある．

1）高齢者のトレーナビリティー

過去，加齢による運動機能の低下は，改善の見込みが期待できないものとして理解されていた．しかし，近年，高齢者の加齢による機能低下もトレーニングによる改善があることが多数報告されている．特にフィアタロンら[7]の報告は，現在の日本の介護予防における運動器の機能向上の可能性を知る原点となっている．これらの報告は，若年者と同様に高齢者にもトレーナビリティーがあり，トレーニングによって，機能維持や低下の予防だけでなく，機能向上をも目指すことができることを示している．

2）運動療法の実際

（1）筋力トレーニング

a. 筋力トレーニングの意義

サルコペニアの進行は，起居・移動動作能力の低下や生活機能障害を引き起こす．筋力トレーニングは，生活機能障害を予防するための手段としても推奨されている．また，筋力トレーニングによる効果は，筋力増強・筋肥大のほか，バランスの改善，転倒予防なども期待できる．

b. 筋力トレーニングの実際

高齢になると，体力や身体諸機能の個人差が大きくなるため，個人の体力レベルに応じた筋力トレーニングを処方すべきである．一般的に，筋力トレーニングの効果を得るには，少なくとも週2〜3回の頻度で実施することが必要であるが，比較的軽い運動強度でも筋力増加は期待できる．また，高齢者は下肢筋力の低下が著しいことから，移動動作や立ち座り動作，転倒予防に関与する下肢筋群（股関節屈筋，股関節外転筋，膝関節伸筋，足関節底屈筋）を優先的にトレーニングしていく（**図3**）．

筋力や筋量は継続してトレーニングを行わないと維持していくことができない．そのため，高齢者に筋力トレーニングを指導する場合，継続性を重視して，在宅でも簡便・安全・安価に行える方法も指導する．たとえば，重錘バンドを装着し椅子に座った状態での膝伸展運動がある．

アルツハイマー（Alzheimer）型
レビー小体（Lewy bodies）型

MEMO
高齢者に多いリハビリテーション対象疾患
1. 中枢神経疾患
脳血管障害，認知症，パーキンソン症候群など
2. 整形外科疾患
転倒による大腿骨頸部骨折，脊椎圧迫骨折，変形性関節症，骨粗鬆症など
3. 呼吸・循環器疾患
肺炎，慢性呼吸不全，心筋梗塞など

MEMO
トレーナビリティー
一連のトレーニングによって能力が向上する可能性のこと．

気をつけよう！
筋力トレーニングの注意点
・全運動方向においてゆっくりと行う．
・反動をつけないようにする．
・負荷時は息を吐きながら行う（血圧上昇防止のため）．
・無理をさせず，バイタルサインの変化に十分注意する．
・関節などの痛みを確認する．もし，出現した場合は，負荷を低くするか，中止する．
・転倒に注意する．
・2〜3日後の疲労の有無まで聴取する．

対象筋	難易度/負荷量 低	難易度/負荷量 中	難易度/負荷量 高
1. 腸腰筋	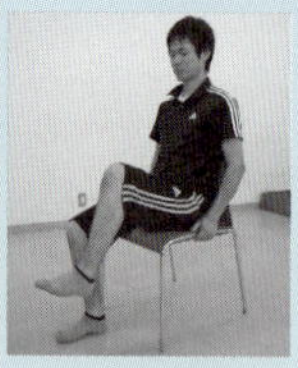 股屈曲	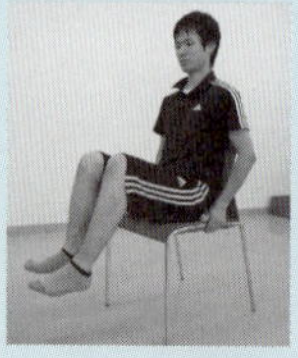 両股屈曲	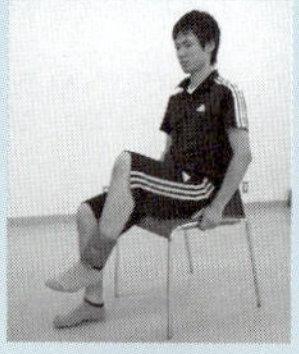 股屈曲（重錘・チューブ）
2. 大腿四頭筋	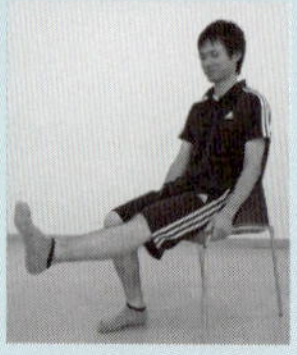 膝の伸展	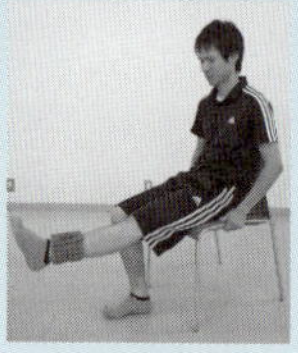 膝の伸展（重錘・チューブ）	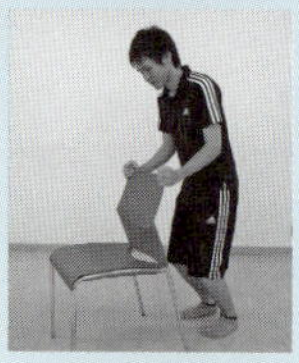 スクワット
3. 大殿筋	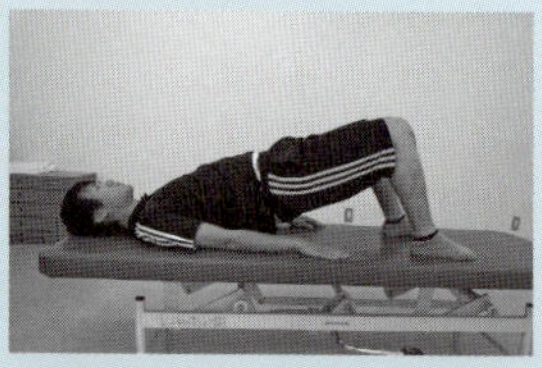 ブリッジ	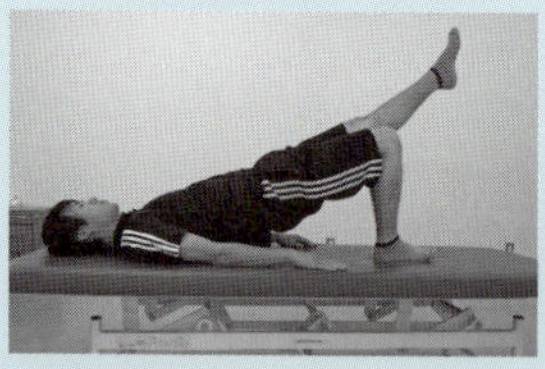 片脚ブリッジ	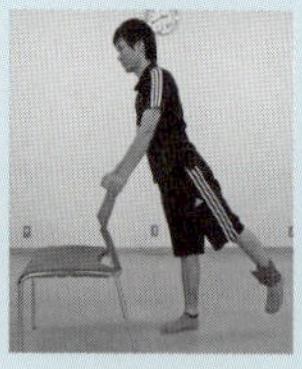 股伸展（重錘・チューブ）
4. 中殿筋	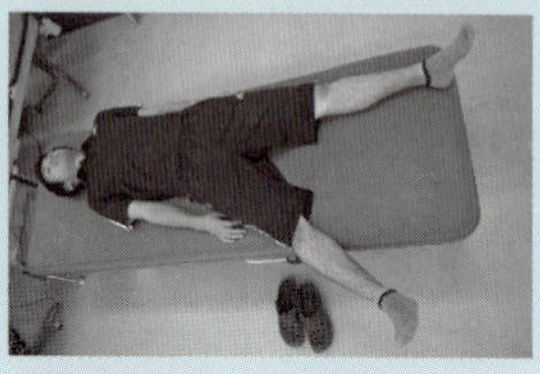 股外転（背）	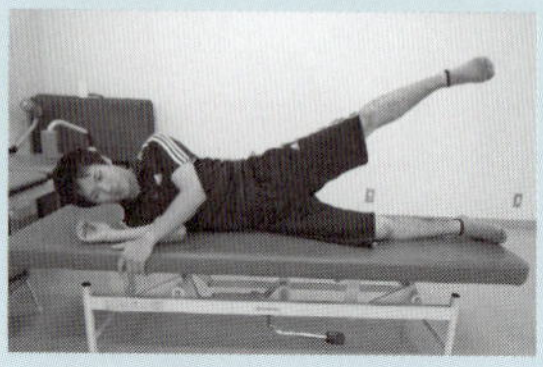 股外転（側）	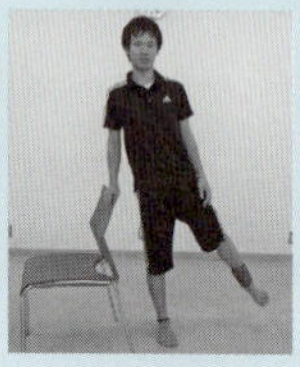 股外転（重錘・チューブ）
5. 内転筋群	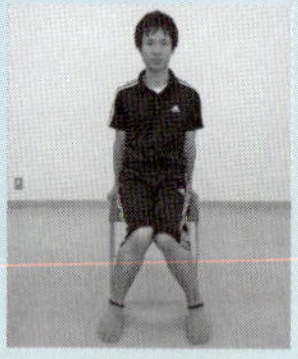 内股閉じ	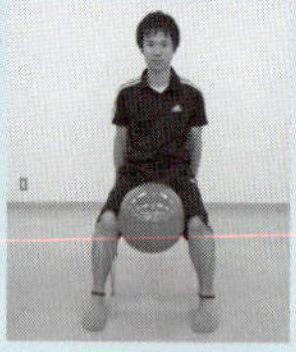 ボール挟み	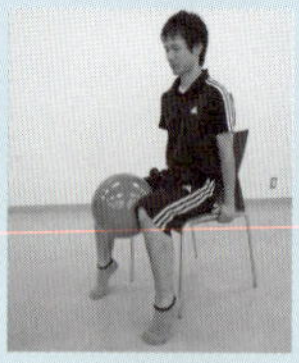 ボール挟みつま先上げ
6. 下腿三頭筋	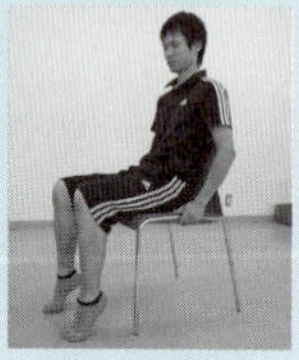 踵上げ	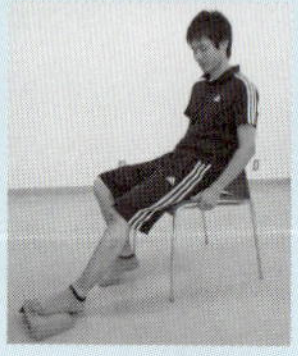 重錘踏み	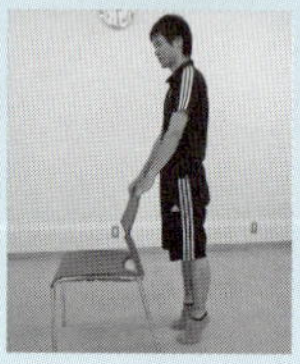 つま先立ち
7. 前脛骨筋	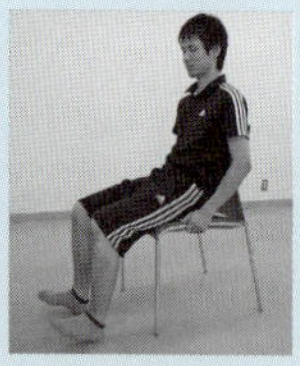 つま先上げ	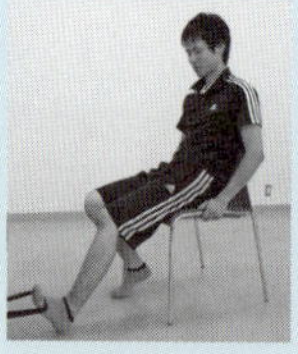 チューブ引き	

図3 主な筋力トレーニング
各疾患や痛みの発生に応じて，姿勢を変換し工夫して実施する．
痛みが出現している場合，トレーニングを継続するにあたって運動に対する不安感や不信感が強まることにもつながる．
トレーニングは無理強いする必要はなく，痛みを感じない運動を続ける，休養をとるなど配慮し，対象者が気持ちに余裕をもてるトレーニング環境をつくる．

(2) 全身持久力トレーニング

a. 全身持久力トレーニングの意義

　全身持久力も加齢による低下が認められるが，糖尿病や心疾患などの生活習慣病の予防や生命予後と全身持久力には密接な関係があるため，この維持・改善は大変重要である．全身持久力の改善には，安全性や運動継続性の観点から，ウォーキングやジ

14 高齢者の運動療法

ョギングなどの有酸素運動の実践が推奨されている.

b. 全身持久力トレーニングの実際

全身持久力改善のための最適な運動の一つにウォーキングがある. ウォーキングは比較的簡便で安全であり, 運動開始時に最も導入しやすい運動である. 全身持久力の向上の効果だけでなく, 生活習慣病や老年病の予防・改善, 骨粗鬆症の改善にも有効である.

歩行速度は心拍数を目安とし, カルボーネン法 (Lecture 7 参照) を用いて, 歩行中の目標心拍数を算出する. 運動強度は身体能力に合わせて 40〜75％とするとよい. 各高齢者に適した運動強度のもと, 1回30分を目標に実施する. その他, 日常生活での活動量増加を目的に, 1日の歩行量の目標を決める方法もある. 健康日本21 (第二次) では, 65歳以上の高齢者の平均歩数の目標を男性7,000歩/日, 女性6,000歩/日と設定しているので, これらを参考に目標を決めるとよい.

(3) バランストレーニング

a. バランストレーニングの意義

高齢者はバランス機能の低下が顕著であり, 転倒リスクの増加はもちろんのこと, 姿勢アライメント不良やQOLの低下などの原因となる. そのため, 日常における生活動作能力の維持・改善のためにも有効なトレーニングである.

b. バランストレーニングの実際

a) バランストレーニングの課題設定

一般的なバランストレーニングの課題を**表5**に示す. バランストレーニングにもトレーニング効果の特異性があるため, 改善したいバランス機能に対応したメニューを検討する. 運動頻度は週3日以上とし, 運動期間が長いほど, 転倒の減少や転倒恐怖感の軽減につながる.

b) バランストレーニングの難易度設定

バランス機能は運動技能 (スキル) との関連が強いため, トレーニング課題の難易度を徐々に上げていくようにする. たとえば, ステップ練習の場合, ステップの方向や環境を変えながら難易度を上げていくようにメニューを設定するとよい (**図4**).

> **気をつけよう!**
> **全身持久力トレーニングの注意点**
> 異常な心血管反応や整形外科的なトラブルを予防するためには, ウォーミングアップやクーリングダウンなど, ウォーキングの前後に軽い体操やストレッチを行うことが必要である.

> **MEMO**
> **バランストレーニングの特異性**
> バランス能力は静的バランスと動的バランスに大別されるが, トレーニング方法によって改善する能力に差が生じる. たとえば静的バランスを中心にトレーニングを行えば, 静的バランスは改善するが動的バランスの改善は少ない.

表5 バランストレーニングの課題

分類	具体的な方法・手段
1. 支持基底面の減少	・立位保持：開脚立位→閉脚立位→セミタンデム立位→タンデム立位→片脚立位→つま先立ち位・踵立ち位 ・歩行：タンデム歩行 (継ぎ足歩行練習), つま先・踵歩き
2. 重心移動	・前方・後方・左右方向へ体重を移す ・ステップ動作 ・リーチ動作
3. 外乱刺激	・支持面の外乱 ・骨盤や肩甲帯へのpush
4. 固有感覚, 視覚, 前庭系入力の減少	・開眼→閉眼へ ・支持面を床から柔らかいマットへ ・大きなボールや揺れる台の上でバランスをとる
5. その他	・横歩き, 後ろ歩き, クロス (交差) ステップ歩行 ・障害物歩行 ・方向転換 ・重量物を持ちながらの姿勢変換, 歩行練習

トレーニング課題については, バランス能力に応じて, 閉脚して支持基底面を減少させる→支持基底面内の重心移動→支持基底面自体の移動→平地での運動から不安定板へ変更するなど, 難易度を徐々に上げていく.

> **MEMO**
> タンデム歩行 (継ぎ足歩行練習) は, 直線の上を綱渡りのように, つま先と踵を付けて歩く方法で, 主に左右方向のバランストレーニングとなる.

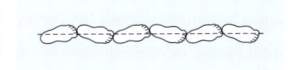

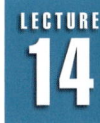

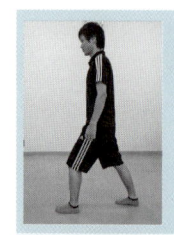

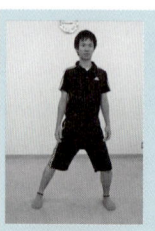

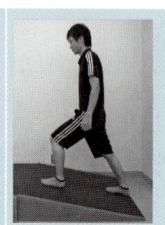

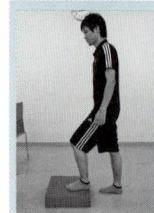

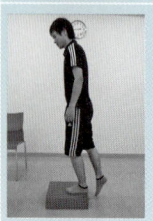

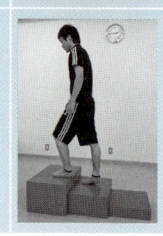

図4 主なステップ練習
- 立位バランス向上目的で，不安定板上での立位保持を行う．
- 立位バランストレーニングにて，各動作で輪入れやボール投げなどを組み合わせることで，楽しく継続できる運動療法を工夫できる．
- 転倒リスクを伴うため，理学療法士と患者双方が過信せず，運動に取り組むようにする．

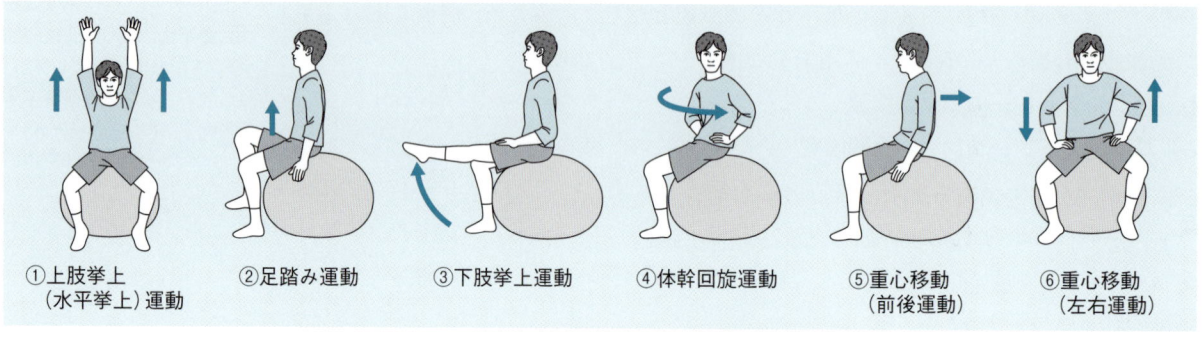

図5 バランスボール上でのトレーニング例

①上肢挙上（水平挙上）運動　②足踏み運動　③下肢挙上運動　④体幹回旋運動　⑤重心移動（前後運動）　⑥重心移動（左右運動）

一方，静的バランストレーニングの一つである立位保持練習なら，平地から不安定板へ難易度を上げることで，高齢者のバランス機能低下に特有な足関節戦略の拙劣さの改善や，下肢筋同時収縮の促通などの効果が得られる．バランスボールを用いた座位でのバランストレーニングは，体幹・下肢の筋力改善や協調性を改善する（図5）．

4. 高齢者の転倒予防に対する運動療法

高齢者の転倒の実態

(1) 転倒の要因

加齢とともにさまざまな身体機能が重複して低下するため，転倒発生率は年齢が増すごとに高くなる．転倒の要因は大きく2つに分けられる．

①内的要因：高齢者個人が抱えている身体内部の要因．加齢による身体機能の低下，疾病・障害によるもの，服薬の影響が含まれる．

②外的要因：屋内・屋外含めて，不適切な環境によって生じるもの．高齢者では屋外よりも屋内での不備な生活環境によって転倒することが多い．

(2) 高齢者の転倒経験

地域在住の健常高齢者では10〜20％，施設などに入居している高齢者では20〜50％の人が，1年間1回以上の転倒を経験している．特に，70歳以上になると1年間の転倒率はさらに増加する．

(3) 転倒による二次的障害

高齢者の転倒は，しばしば重篤な障害を引き起こす．転倒による外傷のうち，最も

MEMO
転倒の外的要因
- 滑りやすい床
- じゅうたん
- 敷居
- 電気コード類
- 乱雑な廊下の障害物
- 固定されていない障害物
- 暗い照明
- 段差の大きな階段
- 手すりの未設置
- 不適当な履物
- 滑りやすい浴室
- 歩行補助具などの誤用　など

多いのは骨折であるが，これは骨粗鬆症により骨が脆弱化しているため，わずかな外力でも骨折しやすいからである．そのなかでも大腿骨頸部骨折が多く，その90％は転倒が原因である．75歳未満の前期高齢者は上肢の骨折が多いが，75歳以上の後期高齢者は大腿骨頸部骨折など下肢の骨折が多い．一般には手術を要するケースがほとんどであるため，治癒までに長い時間を要し，安静臥床中に廃用をきたし寝たきりになることも少なくない．また，転倒後の自信の喪失や転倒への恐怖感などから，活動性が著しく低下し，長期的には機能低下にまで進展してしまうこともある．

（4）転倒予防のための運動指導

高齢者における転倒予防の介入効果については，筋力やバランス能力（内的要因）の改善を目的とした筋力トレーニングやバランストレーニングなどによって，転倒の発生率が減少したという報告が多く発表されている．転倒の予防には，転倒の危険因子を一つでも減らす必要がある．特に，内的要因については，運動療法を中心としたアプローチが重要である．

（5）転倒予防トレーニングの実際

一般的に行われている転倒予防トレーニングは筋力トレーニングとバランストレーニングである．筋力トレーニングは，主に下肢筋群に対して実施し，個人に合わせた負荷量を設定することが重要である．

バランストレーニングでは，横歩き，後歩き，タンデム立位保持，タンデム歩行，片脚立位などの左右の下肢へ重心を移動させるような応用的なトレーニングを実施する．また，不安定板やバランスボールなどを利用した運動は，上肢や下肢，体幹の運動を併せて行うことで，立ち直り反応などの動的なバランス能力が改善されるため，転倒予防対策として重要である．

個々の機能レベルに対するトレーニングだけではなく，歩行や実際の日常生活場面を想定した動作を含めたものを取り入れながら実施すると，より転倒予防効果が高まる．

■引用文献

1) 古名丈人ほか．高齢者の運動機能．市橋則明（編）．運動療法学各論 高齢者の機能障害に対する運動療法．東京：文光堂；2010. p1.
2) 池添冬芽ほか．加齢による上下肢筋の筋力低下および筋萎縮と日常生活動作能力との関連について．日本老年医学会雑誌 2008；45：112.
3) Lauretani F, et al. Age-associated changes in skeletal muscles and their effect on mobility: an operational diagnosis of sarcopenia. *J Appl Physiol* 2003；95（5）：1851-1860.
4) 先崎 章．高齢者の精神機能の特性．森本 榮ほか（編）．高齢者の理学療法．東京：三輪書店；2002. pp14-24.
5) 井口昭久．高齢者に多い症候と老年症候群．大内尉義（編）．標準理学療法・作業療法学 専門基礎分野 老年学，第3版．東京：医学書院；2009. pp81-105.
6) 日本神経学会（監修）．「認知症疾患治療ガイドライン」作成合同委員会（編）．認知症疾患治療ガイドライン2010. 東京：医学書院；2010. p2.
7) Fiatarone MA, et al. High-intensity strength training in nonagenarians. *J Am Med Assoc* 1990；263：3029-3034.

MEMO

高齢者の骨折
高齢者に多い骨折は，上腕骨頸部骨折，橈骨遠位端骨折，脊椎圧迫骨折，大腿骨頸部骨折である．

MEMO

高齢者は歩行中のつまずきによる転倒が最も多いが，若年者も日常生活内でつまずきは頻繁に起きている．転倒発生の大きな違いは，バランスを崩した際の姿勢の立て直しが関係しており，高齢者はこの機能が低下するため，転倒を起こしやすい．

Step up

介護予防分野における運動療法

1) 介護予防事業とその取り組み（図1）

介護予防事業は,「要介護状態の発生をできる限り防ぐ（遅らせる）こと」[1]を目的とした, 要介護認定を受けていない地域在住の虚弱高齢者に対する事業である. 介護予防事業の取り組みとして以下の2つに大別される.

(1) 一次予防事業（ポピュレーションアプローチ）

活動的な状態にある高齢者全体を対象にしたものである. 介護予防の基本的知識の普及, 地域への積極的な参加やボランティアなどの育成といった支援を行っている. 地域の高齢者が主体的に介護予防に取り組むしくみが生まれるように支援することが, 主たる目的である.

(2) 二次予防事業（ハイリスクアプローチ）

要支援・要介護に陥るリスクの高い高齢者（65歳以上）を対象にしたものである. 二次予防事業の対象者を把握するために, 日常生活の状況に関する25項目からなる「基本チェックリスト（任意回答形式）」を用いて判定する（表1）[2]. この基本チェックリストによって, 二次予防事業の対象者（特定高齢者）と判断された人に対して, 各個人に適した介護予防プログラム（6種類）への参加を促している.

2) 介護予防プログラム

基本チェックリストにおいて特定の条件に当てはまった場合や, 別途行う体力テスト（表2）[2]の成績によってプログラム参加の対象者の候補が決まる. ここでは, 特に実施されている①運動器の機能向上プログラムについて説明する.

(1) 運動器の機能向上プログラムの実際

地方自治体, 市町村単位で, 地域在住高齢者からの参加を募る形で行われているものが一般的である. 主に転倒予防を目的とした教室が多く, 転倒・骨折に関する講義やパンフレットによる教育的プログラムから, 筋力強化を主体とした運動プログラムまで, さまざまな取り組みがなされている.

(2) 転倒予防教室の実際

運動器の機能向上を目的とした介護予防サービスは, 転倒予防とは切り離すことができない. 転倒予防を意識したプログラムで構成されたサービスが転倒予防教室である.

a. 期間

実施主体によってプログラムの実施期間には4〜24週間と幅がある. なかには地域コミュニティーの一環とし

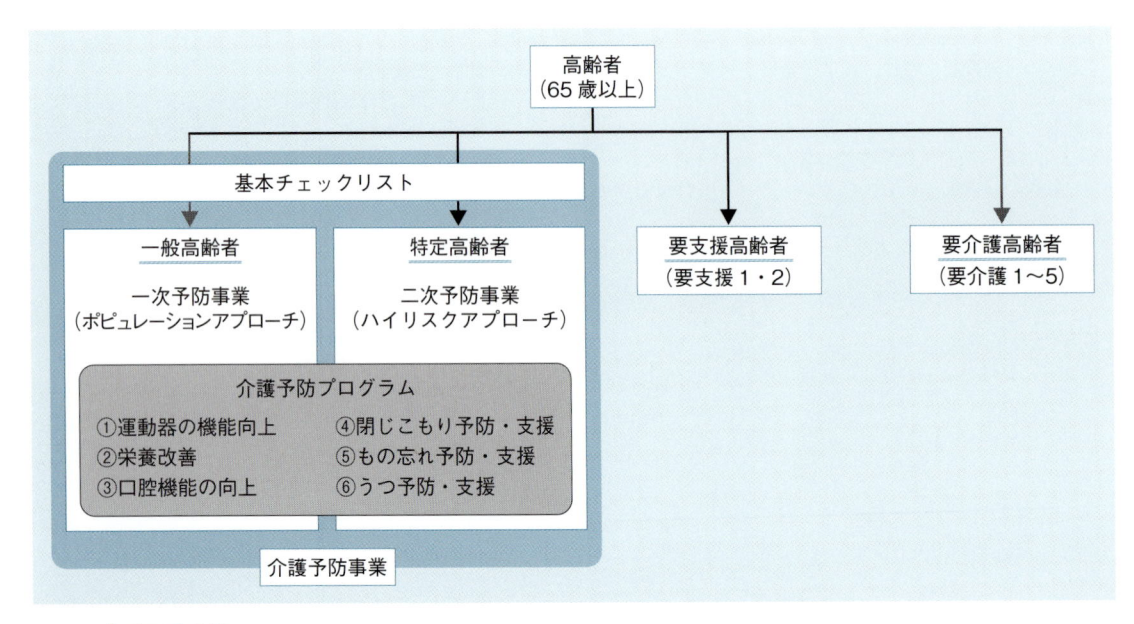

図1 介護予防事業

表1 基本チェックリスト

基本チェックリストは深く考え込まず，現在の状況についてご自身の判断で記入してください．

No.	質問項目	回答（いずれかに○をおつけください）	
1	バスや電車で1人で外出していますか	0：はい	1：いいえ
2	日用品の買い物をしていますか	0：はい	1：いいえ
3	預貯金の出し入れをしていますか	0：はい	1：いいえ
4	友人の家を訪ねていますか	0：はい	1：いいえ
5	家族や友人の相談にのっていますか	0：はい	1：いいえ
6	階段を手すりや壁を伝わらずに昇っていますか	0：はい	1：いいえ
7	椅子に座った状態から何もつかまらずに立ち上がっていますか	0：はい	1：いいえ
8	15分位続けて歩いていますか	0：はい	1：いいえ
9	この1年間に転んだことがありますか	1：はい	0：いいえ
10	転倒に対する不安は大きいですか	1：はい	0：いいえ
11	6か月間で2〜3kg以上の体重減少はありましたか	1：はい	0：いいえ
12	身長　　cm, 体重　　kg（BMI＝　）【筆者注1】	0：はい	1：いいえ
13	半年前に比べて固いものが食べにくくなりましたか	1：はい	0：いいえ
14	お茶や汁物などでむせることがありますか	1：はい	0：いいえ
15	口の渇きが気になりますか	1：はい	0：いいえ
16	週に1回以上は外出していますか	0：はい	1：いいえ
17	昨年と比べて外出の回数が減っていますか	1：はい	0：いいえ
18	周りの人から「いつも同じことを聞く」などの物忘れがあると言われますか	1：はい	0：いいえ
19	自分で電話番号を調べて，電話をかけることをしていますか	0：はい	1：いいえ
20	今日が何月何日かわからないときがありますか	1：はい	0：いいえ
21	（ここ2週間）毎日の生活に充実感がない	1：はい	0：いいえ
22	（ここ2週間）これまで楽しんでやれていたことが楽しめなくなった	1：はい	0：いいえ
23	（ここ2週間）以前は楽にできていたことが今では億劫に感じられる	1：はい	0：いいえ
24	（ここ2週間）自分が役に立つ人間だと思えない	1：はい	0：いいえ
25	（ここ2週間）わけもなく疲れたような感じがする	1：はい	0：いいえ

※「特定高齢者候補」とは以下①〜④までのいずれかの条件を満たす人です．【筆者注2】
① No.1〜20項目のうち10項目以上に該当する人
② No.6〜10項目の5項目のうち3項目以上に該当する人
③ No.11とNo.12項目すべて（2項目）に該当する人
④ No.13〜15項目の3項目のうち2項目以上に該当する人

（「介護予防のため生活機能評価に関するマニュアル」分担研究班．介護予防のための生活機能評価に関するマニュアル〈改訂版〉．2009．pp23-29[2]）

【筆者注1】BMI（＝体重［kg］÷身長［m］÷身長［m］）が18.5未満の場合に該当（いいえ）とする．
【筆者注2】灰色部分を1点，その他を0点として計算し，①はNo.1〜20の合計が10点以上，②はNo.6〜10の合計が3点以上，③はNo.11〜12の合計が2点，④はNo.13〜15の合計が2点以上，となる．

て，トレーニング指導者から独立したグループで特に期間を設定せず継続するものもある．

b. トレーニング形態

費用や物的・人員的制約から集団トレーニングが選ばれることが多い．教室や会の形式で実施すると，地域在住高齢者どうしで励ましあいながら運動ができるほか，トレーニングの場が地域での集まりの場となり，外出機会が増え，結果として生活機能の維持・改善へつながってくる．しかし，集団トレーニングのデメリットは，参加者個々の身体能力の差に対応することが難しい点であり，それを解決する一つが「self-paced resistance training（自己裁量型筋力トレーニング）」である[3]．self-paced resistance trainingは専門家の指導後，参加者それぞれが自分に合った強度のゴムバンドや重錘バンドを選んで参加するグループトレーニングであり，個々の能力に応じて自己で調節することができる．

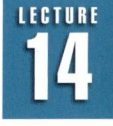

表2 特定高齢者の判定のための運動機能基準

基本チェックリスト（表1）の条件①で10点以上となったが，条件②が3点未満である人について，以下に示す運動機能測定を行った場合に3項目の測定の配点が5点以上となった場合については，特定高齢者とみなしてよい．

運動機能測定項目	基準値 男性	基準値 女性	基準値に該当する場合の配点
握力（kg）	< 29	< 19	2
開眼片脚起立時間（秒）	< 20	< 10	2
10m歩行速度（秒）（5mの場合）	≧ 8.8 （≧ 4.4）	≧ 10.0 （≧ 5.0）	3

配点合計　0～4点：運動機能の著しい低下を認めず
　　　　　5～7点：運動機能の著しい低下を認める

（「介護予防のため生活機能評価に関するマニュアル」分担研究班．介護予防のための生活機能評価に関するマニュアル〈改訂版〉．2009．pp23-29[2]）

c. トレーニング内容

転倒予防教室で実施されるトレーニングの目的は，転倒しない身体機能の獲得，すなわちつまずかずに歩くことや方向転換，段差の昇降などの生活動作能力の維持・改善を目的とする．ここの生活動作能力は，基本チェックリスト内にある，階段昇降（No.6），立ち上がり（No.7），15分以上の歩行（No.8）の3項目と対応しており，また，基本チェックリストを補完する運動機能測定では，握力，開眼片脚起立時間，歩行速度の3項目が示されている．これらの要素を含んだプログラムを実施し，維持・改善に努める．

d. 介入プロトコル

運動機能評価（転倒および日常生活に関する問診・大腿四頭筋筋力・片脚立位・握力・10m歩行時間・機能的上肢到達検査〔ファンクショナルリーチテスト，FRT；functional reach test，Lesture 5 Step up 参照〕など）を介入前に行い，その後，専門職や介護予防サポーターを中心としたトレーニング（週1回の運動指導）を実施していく．そして一定の期間が経過したところで，運動機能の再評価を行い，それに対する評価結果の説明・ホームプログラム指導・生活指導などをフィードバックしていく．

(3) 継続の重要性

地域在住高齢者が最低限の日常生活を営んでいくためには，毎日少しずつでも運動を継続することが重要である．そのためには，本人が運動の必要性を理解し"運動しよう"という気持ちをもち続けることが大切である．介護予防の取り組みを強制するのではなく，運動しないことへの弊害や日常生活への悪影響などを理解してもらい，自主的に楽しみながら継続できるような運動・取り組みの工夫をする必要がある．

■引用文献

1) 「総合的介護予防システムについてのマニュアル」分担研究班（研究班長　辻　一郎）．総合的介護予防システムについてのマニュアル（改訂版）．厚生労働省；2009．pp41-44．
2) 「介護予防のための生活機能評価に関するマニュアル」分担研究班（主任研究者　鈴木隆雄）．介護予防のための生活機能評価に関するマニュアル（改訂版）．厚生労働省；2009．pp23-29．
3) 浅川康吉ほか．地域在住高齢者向け Self-paced Resistance Training（自己裁量型筋力トレーニング）における参加者特性とトレーニング結果に及ぼす影響－住民主導型介護予防事業「鬼石モデル」初級コースより－．理学療法学 2008；35（5）：229-236．

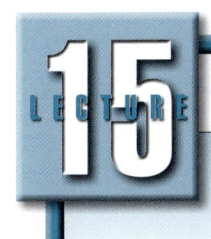

LECTURE 15 健康増進のための運動療法

到達目標

- 生活習慣病（肥満症，脂質代謝異常，高血圧，メタボリックシンドローム）について理解する．
- 生活習慣病が引き起こす危険性について理解する．
- 生活習慣病に対する運動処方について理解する．

この講義を理解するために

運動不足や高カロリー食を摂取する習慣によって，メタボリックシンドロームが引き起こされます．メタボリックシンドローム自体は無症状であるため，意識的に改善を心がけないと，これによって将来的に動脈硬化病変が進行し，血管が破裂したり詰まったりする可能性が高まります．それが脳の血管で生じれば脳出血や脳梗塞といった脳血管障害の，心臓の冠動脈が詰まれば狭心症や心筋梗塞の原因となり，回復ができない重篤な障害を起こしたり，死に至る場合もあります．理学療法士は対象者にその可能性を正確に伝えて，メタボリックシンドロームの改善のために何らかのアプローチをしなければなりません．

健康増進のための運動療法を学ぶにあたり，以下の項目をあらかじめ学習しておきましょう．

- □ メタボリックシンドロームや脂質代謝異常の診断基準について復習しておく．
- □ メタボリックシンドロームの結果，引き起こされる疾病について復習しておく．
- □ 運動処方の原則（FITT）について復習しておく．

講義を終えて確認すること

- □ 生活習慣病の改善の必要性について説明ができる．
- □ 運動療法の必要性について説明ができる．
- □ 具体的な運動処方ができる．

講義

MEMO
平均余命は，各年齢の生存者が平均してあと何年生きられるかを統計的に表した値で，0歳の平均余命が平均寿命である．

QOL（quality of life）

1. 平均寿命と健康寿命

　戦後，日本の平均寿命は，生活水準や衛生状態，栄養状態の改善によって年々上昇を続けている．この水準は国際的にも高く，2012 年現在，女性は世界第 1 位で，今後もこの傾向は続くと考えられる（**図 1**）[1]．生まれてから死を迎えるまでの期間には，若く元気に活動する期間から加齢や疾病によって生活に介護が必要となる期間も含まれるが，QOL を考慮すると，できるだけ元気に活動する期間（健康寿命）は長いほうがよい．

　この健康寿命に大きく影響しているのが生活習慣病である．かつて動脈硬化病変により発症する脳血管障害や冠動脈疾患，食生活や喫煙が原因となるがんは，加齢に伴って増加するため「成人病」と呼ばれていたが，生活習慣との関連がきわめて密なため「生活習慣病」と呼ばれるようになった．平均寿命の延長に伴い，がんによる死亡率が最も上昇しているが，心疾患も上昇している．一方，脳血管疾患の死亡率は下がってはいるものの，その比率は依然高い水準である（**図 2**）[2]．

2. 健康増進分野と理学療法

　健康増進分野における理学療法には，健康な対象者の体力をより向上させて生活習慣病を予防したり体力を増進させたりする分野と，すでに完成している生活習慣病を改善・解消する分野などがある．対象となる疾患には，肥満症や脂質代謝異常，高血圧，高血糖（糖尿病を含む），高尿酸血症などがあり，その種類は多岐にわたる．最近では高齢者の運動器障害による不活発，ロコモティブシンドロームが問題になってきている．そのほか，子どもの体力向上やレクリエーションスポーツへのかかわりもあるが，この講義では前者を中心に解説する．

1）健康増進分野での理学療法士のかかわり

　「理学療法士及び作業療法士法」では「理学療法とは，身体に障害のある者に対し，主としてその基本的動作能力の回復を図るため，治療体操その他の運動を行なわせ，及び電気刺激，マッサージ，温熱その他の物理的手段を加えることをいう」と理学療法を定義している．さらに診療報酬の枠組みでは，リハビリテーション料を請求できる疾患として生活習慣病は認められておらず，それらの理由から健康増進を目的に理学療法を適応させることは難しかった．

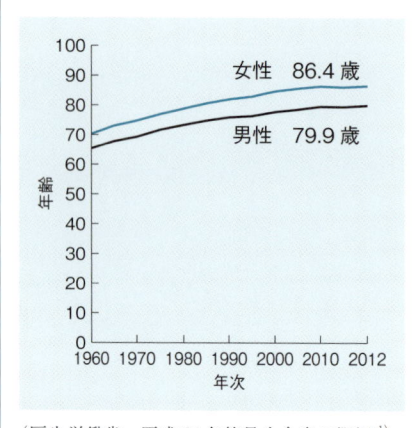

調べてみよう
健康増進法
2002 年に公布された法律で，健康維持を国民の義務としたり，自治体にその協力を義務づけたりしている．受動喫煙に関する条文がよく知られている．

MEMO
「理学療法士及び作業療法士法」は 1965 年に制定された理学療法士を規定する身分法である．

（厚生労働省．平成 24 年簡易生命表の概況[1]をもとに筆者作成）

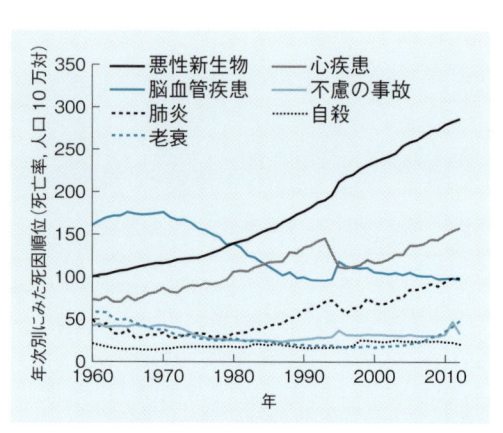

（厚生労働省．人口動態調査[2]をもとに筆者作成）

図 1　日本の平均寿命（2012 年現在）　　**図 2　主な疾病による死亡率（2012 年現在）**

しかしながら近年の特定健診・特定保健指導では，特定保健指導を行う職種として保健師，管理栄養士に並んで理学療法士があげられるようになり，国レベルで理学療法を健康増進分野に適応することが容認されるようになってきた．

2) 健康増進分野での理学療法士の活躍の場

原則的には，診療報酬の枠組みでは，生活習慣病の改善・健康増進を目的とした理学療法は提供できないことから，一般診療では理学療法単独で実施することができない．生活習慣病管理指導料（2013年現在）は，治療計画を策定し，当該治療計画に基づき，服薬，運動，休養，栄養，喫煙および飲酒などの生活習慣に関する総合的な指導および治療管理を行った場合に，算定することができるため，理学療法士の運動指導はこの指導料に包括化されているという解釈に基づいて実施することができる．ただし，理学療法士配置による加算は認められていない．

一方，特定保健指導では，運動指導に関する専門的知識および技術を有すると認められる者として，看護師，栄養士のほかに歯科医師，薬剤師，助産師，准看護師，理学療法士が含まれている．これにより，特定健診でいわゆるメタボリックシンドロームで特定保健指導の対象者として判断された場合，理学療法士が運動指導する場合がある．

病院・診療所でメディカルチェックや運動処方を受けた患者・利用者が，医療機関に併設されたいわゆるメディカルフィットネスで運動を行う場合がある．リハビリテーションで行われるような毎回の個別的な理学療法の提供は経済的な理由から難しいが，医療機関の運動処方に基づき具体的な運動を指導し，専門的な器具を用いて患者・利用者に運動を行ってもらう方法が一般的である．近年では，介護予防の観点から，高齢者がこれらの運動施設を利用することも少なくない．

3. 対象となる主な生活習慣病

1) 肥満症

身長に対して体重が過多になった状態を肥満といい，明らかな肥満状態を肥満症という．過食や運動不足を原因とする原発性肥満（単純肥満）と，内分泌や薬物の副作用による二次性肥満がある．肥満の程度はBMIで表されるが（**表1**），欧米の肥満の下限はBMI 30（kg/m^2）なのに対して，日本人の肥満の下限はBMI 25（kg/m^2）であるのは人種の違いによる．

肥満のタイプは，皮下脂肪型肥満（洋なし型肥満）と内臓脂肪蓄積型肥満（リンゴ型肥満；中心性肥満）に大別できる（**図3**）．前者は皮下脂肪組織に脂肪が蓄積されるタイプで西洋人，女性に多く，後者は大網や腸間膜に脂肪が多く蓄積されるタイプ

MEMO
メディカルフィットネスは，医療機関に併設される運動施設の総称を指し，たとえば，医療法42条に規定された運動施設や，厚生労働省指定運動施設が該当する．ただし，明確な法的規定はない．

調べてみよう
ここでは特に取り上げないが，生活習慣病にはこのほか痛風や糖尿病などがある．

表1 肥満の基準値

BMI	日本人	WHO
40〜	肥満度4度	肥満クラスIII
35〜40	肥満度3度	肥満クラスII
30〜35	肥満度2度	肥満クラスI
25〜30	肥満度1度	前肥満
18.5〜25	普通体重	正常範囲
<18.5	低体重	過小体重

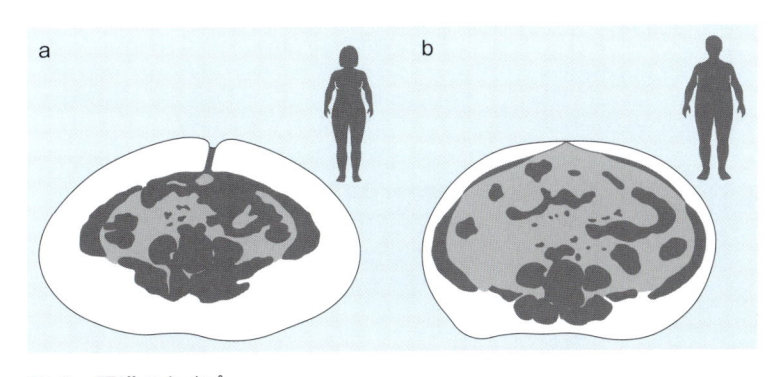

図3 肥満のタイプ
a：皮下脂肪型肥満（洋なし型肥満） b：内臓脂肪蓄積型肥満（リンゴ型肥満；中心性肥満）

で日本人の男性に多い．後者は脂質代謝異常や高血圧との関連がきわめて密なため重要視される．

2) 脂質代謝異常

血中コレステロール値や中性脂肪値が高い状態が継続すると，動脈硬化が進行し，心臓の冠動脈や脳血管での血栓形成や破裂（出血）の原因となる．脂質代謝異常の診断基準は**表2**の通りである．運動不足や食生活などの生活習慣に起因することが多いが，家族性高コレステロール血症の例のように遺伝的要素が強い場合も少なくない．

LDLコレステロールは悪玉コレステロールとも呼ばれ，動脈硬化の進展ときわめて関連が強く，LDLコレステロールが高くなると脳血管障害や虚血性心疾患のリスクが高くなる．これはLDLコレステロールが血管内皮に蓄積されることにより，アテローム性プラーク（粥状硬化）が発生し，長い経過のあいだに動脈内腔が狭くなったり（冠動脈では狭心症の原因になる），突然プラークが破綻して血栓ができて動脈を閉塞してしまったり（心筋梗塞や脳血管障害）するからである．そのためLDLコレステロール値は，他の脂質代謝異常よりも重要視されている．一方，HDLコレステロールは善玉コレステロールとも呼ばれ，動脈壁内のコレステロールを吸収し運び去り，動脈硬化を抑える役割がある．LDLコレステロールは通常の血液検査では測定されないが，下記の式から算出することができる．

LDLコレステロール＝総コレステロール－HDLコレステロール－（中性脂肪/5）

脂質代謝異常の治療には，食事療法や運動療法などが基本となる．薬物療法として，スタチン製剤（HMG-CoA還元酵素阻害薬）は肝臓でのコレステロールの合成を低下させることにより，LDLコレステロールや中性脂肪値を低下させる．将来の冠動脈性疾患の予防のためのリスク区分別脂質管理目標値を**表3**[3]に示す．

3) 高血圧症

血圧が正常値より高値である場合を高血圧症というが，収縮期血圧と拡張期血圧の値から**図4**のように重症度が区分される．高血圧症には，食生活や運動不足が原因と考えられる本態性（一次性）高血圧症と，クッシング症候群や甲状腺機能亢進症，大動脈炎症候群などの疾病の結果，発生する二次性高血圧がある．高血圧症のほとん

MEMO
トリグリセリド（triglyceride：TG）は血液中にある中性脂肪の大半を占める．

LDL（低比重リポ蛋白；low density lipoprotein）
LDLコレステロール（LDL-C）

HDL（高比重リポ蛋白；high density lipoprotein）
HDLコレステロール（HDL-C）

MEMO
摂取された脂肪は，脂肪酸として小腸から吸収されてトリグリセリドとなり，コレステロールとアポ蛋白と結合しリポ蛋白の形で安定的に存在する．コレステロールはこのリポ蛋白の形で存在する．リポ蛋白にはカイロミクロン，VLDL，IDL，LDL，HDLがあり，そのうちLDLとHDLが特に問題となる．

MEMO
高血圧症の発症と塩分摂取の関連はきわめて高く，高血圧の治療には6g/日未満（日本人の平均摂取量：11g/日）に制限される．

MEMO
クッシング症候群では糖質コルチコイドの増加，甲状腺機能亢進症ではトリヨードチロキシン（T₃）やチロキシン（T₄）の増加などの内分泌異常により高血圧が起こる．大動脈炎症候群では大動脈の狭窄や腎血管の障害によって高血圧が起こる．

表2 主な脂質代謝異常の診断基準

高トリグリセリド血症（中性脂肪）	150mg/dL以上
高LDLコレステロール血症	140mg/dL以上
低HDLコレステロール血症	40mg/dL以下
高コレステロール血症	220mg/dL以上

表3 リスク区分別脂質管理目標値

治療方針の原則	管理区分	脂質管理目標値（mg/dL）			
		LDL-C	HDL-C	TG	non HDL-C
一次予防 まず生活習慣の改善を行った後，薬物療法の適用を考慮する	カテゴリーⅠ	<160			<190
	カテゴリーⅡ	<140			<170
	カテゴリーⅢ	<120	≧40	<150	<150
二次予防 生活習慣の改善とともに薬物療法も考慮する	冠動脈疾患の既往	<100			<130

・これらの値はあくまでも到達努力目標値である．
・LDL-Cは20〜30%の低下を目標とすることも考慮する．
・non HDL-Cの管理目標は，高TG血症の場合にLDL-Cの管理目標を達成したのちの二次目標である．
・TGが400mg/dL以上および食後採血の場合は，non HDL-Cを用いる．

（日本動脈硬化学会〈編〉：動脈硬化性疾患予防ガイドライン2012年版．日本動脈硬化学会，2012[3]）

図4 高血圧の区分

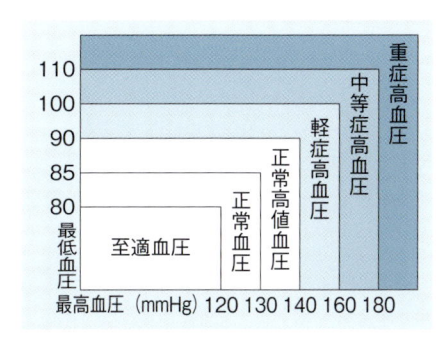

注1：最高血圧と最低血圧が異なる分類に属する場合は，高いほうに組み入れる．
注2：最高血圧≧140mmHg かつ最低血圧＜90mmHg の場合，収縮期高血圧に分類される．

表4 高血圧症のリスク階層化

リスク層 （血圧以外の予後影響因子）	I度高血圧 140〜159/ 90〜99mmHg	II度高血圧 160〜179/ 100〜109mmHg	III度高血圧 ≧180/ ≧110mmHg
リスク第1層 （予後影響因子がない）	低リスク	中等リスク	高リスク
リスク第2層 （糖尿病以外の1〜2個の危険因子，3項目を満たすメタボリックシンドローム*のいずれかがある）	中等リスク	高リスク	高リスク
リスク第3層 （糖尿病，慢性腎不全，臓器障害/心血管病，4項目を満たすメタボリックシンドローム，3個以上の危険因子のいずれかがある）	高リスク	高リスク	高リスク

*メタボリックシンドロームは，診断基準を満たす項目数が増すほどリスクが増加することから，3項目を満たすメタボリックシンドローム（内臓脂肪型肥満と血圧高値に加え，糖代謝異常もしくは脂質代謝異常のいずれか1つをもつ）をリスク第2層に分類し，4項目すべてを満たすメタボリックシンドロームをリスク第3層に分類する．
（日本高血圧学会 高血圧治療ガイドライン作成委員会〈編〉．高血圧治療ガイドライン 2014．p33[4]）

どは前者のタイプで，このタイプが健康増進の観点からも重要視される（後者は原因疾患の治療が問題となる）．

コントロールされないで高血圧の状態が継続すると，動脈硬化が進行し，末梢動脈の動脈硬化病変により脳血管障害，狭心症・心筋梗塞，高血圧性腎症（腎硬化症），高血圧性網膜症などが起こる．また左心不全や大動脈解離などの原因ともなる．高血圧症は高値であればあるほど問題になるが，そのほかに血圧以外のリスク要因が重要で，糖尿病やメタボリックシンドローム，慢性腎不全，心血管疾患が合併している場合はリスクが高くなる（**表4**）[4]．

高血圧症の治療はリスクによって異なる．低リスクの場合で最も重要なのは，食事療法と運動療法である．特に塩分摂取制限が重要で，1日の摂取塩分量は6g未満に制限される．運動療法は中等度の強度の有酸素運動が推奨されている．生活習慣の是正，および中等度以上のリスクがある場合は降圧薬の治療が必要となる．

4）メタボリックシンドローム

内臓脂肪蓄積型肥満に高血圧，脂質代謝異常，高血糖が合併すると，動脈硬化による脳血管障害，心筋梗塞などの重大な疾病の発症率が高いことから，これらの同時合併に着目した疾患概念がメタボリックシンドロームである．2011年度の厚生労働省の国民健康・栄養調査報告[5]では，40〜74歳でメタボリックシンドロームが強く疑われる人が425万人（18.9%），予備軍を含めると757万人（33.7%）と高い水準である．

2008年度から始まった特定健診・特定保健指導は，メタボリックシンドローム患者の生活習慣改善によって，その後の疾病の発症を減少させる目的がある．メタボリ

メタボリックシンドローム
（metabolic syndrome：MS）

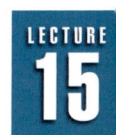

表5 メタボリックシンドロームの診断基準

内臓脂肪の蓄積	腹囲（臍回り）	男性 85cm 以上 女性 90cm 以上 （男女ともに，腹部 CT 検査の内臓脂肪面積が 100cm² 以上に相当）

内臓脂肪の蓄積に加えて，下記の2つ以上の項目があてはまるとメタボリックシンドロームと診断される．

脂質異常	中性脂肪 HDL コレステロール	150mg/dL 以上 40mg/dL 未満 のいずれかまたは両方
高血圧	最高（収縮期）血圧 最低（拡張期）血圧	130mmHg 以上 85mmHg 以上 のいずれかまたは両方
高血糖	空腹時血糖値	110mg/dL 以上

MEMO
特定健診・特定保健指導の基準とメタボリックシンドロームの基準は若干異なる．

MEMO
生活習慣病の状態が長く続くと，肥満のほかに血糖値が増加して糖尿病が発症したり，脳や心臓などの主要な血管の動脈硬化（アテローム硬化）が進んだりする．動脈硬化が進行した血管は末梢血管抵抗を増大させて高血圧も発症させるが，それ以外に血管自体がもろく破れやすくなり，脳梗塞・脳内出血，腎不全，動脈閉塞による下肢切断などの重大な障害を残す疾病が発生する．

ックシンドロームの診断基準としては**表5**があるが，臍レベルの内臓脂肪の面積が100cm²を超える腹囲が男性で85cm，女性で90cmであることから，性別によって異なる基準値が設けられている．また血圧値や血糖値は，明らかな疾病前のいわゆる境界型までを含めた基準となっている．

座りがちで不活発，高カロリー・高脂肪食の摂取などの生活習慣が長く継続すると，日本人（特に男性）は腹囲が増加して内臓蓄積型肥満になりやすい．

動脈硬化病変は，メタボリックシンドロームとして肥満や脂質代謝異常が認知された段階ではまだ可逆的な状態であり，生活習慣の改善により退縮する期待があるので，早期介入による改善が大事である．

4. 生活習慣病改善と健康増進のための運動療法

1）運動処方のための評価

健康増進分野においては，基本的には高血糖状態や脂質代謝異常などの病的な状態ではあるが，運動が実施できない身体的な状況ではないことが多い．しかしながらメタボリックシンドロームの罹患状態が長ければ長いほど，脂質代謝異常の状態が強ければ強いほど，動脈硬化病変の進行が速く，運動中の心血管系イベントが起こるリスクが高まることが予想される．したがって，リスク管理を念頭に置いたメディカルチェックや，運動負荷試験に基づいた運動処方を行うべきである．

メディカルチェックは，一般の問診や身体計測，血液検査が行われる．必要に応じて胸部X線撮影や心電図検査も行われる．体重や腹囲の測定，血液検査データは，対象者が運動の効果を実感するうえで非常に有益なパラメータである．そのほか，高齢者なら変形性膝関節症や脊柱など，糖尿病の場合は足病変など，運動器の問題もあることが多いため，それらのスクリーニングも重要である．積極的な運動療法を実施する場合は，マスター二階段昇降試験による運動負荷試験や，自転車エルゴメーターやトレッドミルによる漸増運動負荷試験が行われる場合もある．

運動負荷試験の最大の目的は，運動誘発性の異常な心血管反応を検索することである．メタボリックシンドロームによる動脈硬化の進行は冠動脈にも及ぶことがあり，それにより安静時や軽負荷では起こらない狭心発作や不整脈が積極的な運動によって誘発されることがあるので，それらが発生しない安全な運動強度を設定する必要がある．もう一つの目的は，運動負荷試験の結果を運動処方に適応することである．呼気ガス分析器で得られた最大酸素摂取量や無酸素性作業閾値の値は運動処方に直接役立つし，運動誘発性の異常心血管反応の有無は運動強度の決定に大きく意味をもつ．

2）運動の目標設定

メタボリックシンドロームや脂質代謝異常の改善を目的に運動や生活指導が行われる場合，それらが正常値内，あるいはより正常値に近くなることが目標となる．メタボリックシンドロームの判定基準で示される血中コレステロールや血圧の基準値は，目標値としては重要だがこれだけで具体的な運動量の設定は難しい．体重あるいは脂肪量については消費カロリーから比較的計算が簡単なため，指導が行いやすい．

（1）エネルギー出納の計算法

体重1kg減少させるために必要な消費カロリーは，脂肪体重が9,000kcal，除脂肪体重（筋を含む）が1,000kcalと換算される．単純な食事療法だけでは脂肪体重と除脂肪体重の双方が減少するが，その割合は3：1とされ，おおむね体重1kg減少に必要なエネルギー出納は－7,000kcalである．ちなみに，メタボリックシンドロームの判定基準の一つである腹囲を1cm減少させるのに必要な体重は約1kgである．健康的にゆっくりと体重減少させるために1kg/月のペースで減少させるとすれば，1日のマイナス出納は約230kcalとなる．下記に目標設定の提示方法の例を示す．

> 減量目標の設定の例
> 現在の体重 [71] kg
> 目標体重 [65] kg を [6] か月で達成するためには1か月に [1] kgの減少が必要です．
>
> 体重1kgあたり7,000kcalの消費（マイナス出納）が必要ですが，合計 [42,000] kcalのマイナス出納が必要で，これは1日あたり [230] kcalです．

（2）運動量の計算法

カロリーで計算されるエネルギー消費量は，運動強度と時間から求めたおよその酸素消費量で計算が可能である．酸素消費量1Lあたり5kcalのエネルギーを消費したことになるので，たとえば体重70kgの対象者が4METsの運動強度で1時間運動した場合，

3.5mL/kg/分×4METs×70kg×60分＝58,800mL

であるので，酸素消費量は約58.8Lである．したがって消費カロリーは，

58.8L×5kcal/L＝294kcal

となる．これを目標消費カロリーの観点から考えれば次のようになる．

①目標消費カロリー＝運動強度（MET）×3.5mL/kg/分×体重(kg)÷1,000×5kcal/$\dot{V}O_2$(L)×時間(時)

さらに次式にすると簡便になる．

②目標消費カロリー＝運動強度(MET)×体重(kg)×時間(時)

対象者に指導するときは，②の式から運動強度または時間を求めるとよい．

これらのエネルギー代謝にかかわる計算で求められた運動強度や運動時間は，必ずしも対象者が実行できるわけではない．しかし計算された必要運動時間は，通勤手段の変更などによる歩行時間の増加量の具体的な目標に，計算された必要運動強度は，限られた空き時間での活動内容の決定に十分に役に立つ．

3）運動処方

生活習慣病改善，健康増進のための運動処方についても，FITTの理論（Lecture 7参照）が適応される．

（1）運動頻度

1週間あたりの運動回数が多ければ効果は得られやすいが，その半面異常な心血管

MEMO

平均的には脂肪体重と除脂肪体重（筋など）の減少比は3：1であるので，運動をしないで食事療法のみで体重減少を目指すと，筋力も減少してしまう．そのため体重減少を目指す場合は，筋力トレーニングを含む運動プログラムが必須である．

MEMO

運動強度を示す方法を再整理すると，酸素摂取量（mL/kg/分）やメッツ（METs）がある．メッツは3.5mL/kg/分の酸素消費量が必要な運動強度を1単位＝1METとして扱い，この何倍の酸素消費量が必要かで運動強度を示す方法である．

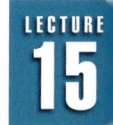

反応や整形外科的な問題が起こるリスクも高くなる．このことから中程度（たとえば週2〜4回）の頻度に設定することが一般的である．

(2) 運動強度

呼気ガス分析器を用いた心肺運動負荷試験（CPX）で得られた無酸素性作業閾値（AT）や，最大酸素摂取量を求めATを観測した負荷量（エルゴメーターならワット〔W〕，歩行・走行なら速度）や，最大酸素摂取量または最大負荷量の40〜80%の範囲で運動強度を設定するのが一般的である．最大負荷量に対する設定運動強度に40〜80%の範囲で幅があるのは，通常ATが最大酸素摂取量の50%前後（不活発な対象者の場合）にあること，導入時は低強度のほうが安全で継続も容易であることなどがあげられる．

心肺運動負荷試験（cardio pulmonary exercise test：CPX）
無酸素性作業閾値（anaerobic threshold：AT）

(3) 運動時間

20〜60分程度の運動時間が推奨される．ただし，一般的に脂肪の消費には20分以上の連続した運動時間が必要だとされているが，それは誤りである．10分間の運動を3回に分けて行っても，30分間連続で行っても，消費されるエネルギーはほぼ等しい（インターバルトレーニング，Lecture 7, Step up参照）．運動療法の導入時は低強度かつ運動時間を短くしたほうが対象者に受け入れやすい場合が多いので，まずは運動強度を低く，目標運動時間を短く設定するとよい．

(4) 運動の種類

一般的には，肥満の改善・体重の減少や脂質代謝異常の改善には有酸素運動が推奨される．有酸素運動はATを直接求めるか，最大運動強度や最大酸素摂取量（$\dot{V}O_2max$）から推定したATや運動強度で設定されることが多い．有酸素運動が推奨される理由としては，長時間の運動が可能，脂質の消費に有利，患者の受け入れが良好，異常な心血管系の反応が出現しにくい，などがある（Lecture 7参照）．

脂質代謝異常の観点からは上記のような有酸素運動が推奨されるが，筋量の維持・改善のためにはレジスタンストレーニングが推奨される．筋持久力の改善のためには，1回の反復で発揮される最大筋力（1RM，Lecture 4参照）の約60%よりも低い負荷を多数回（低強度・低頻度）で運動を行うとよいが，筋肥大のためには，約70%以上の負荷量が必要（高強度・低頻度）とされる．ただし負荷量が高すぎると，血圧の上昇や整形外科的なリスクが高まるため注意が必要である．

4) 生活習慣の是正

体重を減少したり体力を増進させたりするためには，前記のような積極的な運動を行うことが望ましいが，もともと健康増進や楽しみとしての運動にそれほど意欲的でない場合や，対象となりやすい30歳代から60歳代は運動以外の仕事や生活活動が多く，健康増進を目的とした運動のために時間を確保することが難しい場合が少なくない．このような場合は，積極的な運動療法の導入や，その継続ができないことが多い．そのため特別な運動を行うのではなく，日常生活の平均的な活動量を増加させることで体重減少や体力の維持・改善を図ることが推奨されている．

厚生労働省は，2006年に策定した「健康づくりのための運動基準2006（エクササイズガイド2006）」を改訂して，「健康づくりのための身体活動基準2013」と「健康づくりのための身体活動指針（アクティブガイド）」を策定した[6]．これは，国民の健康の維持・増進，生活習慣病の予防を目的とした身体活動量や運動の基準である．この「健康づくりのための身体活動基準2013」は過去の疫学的研究からシステマティックレビューを行い，科学的に健康増進，生活習慣病の予防のための運動量を算出している．「身体活動」を日常生活における労働や家事，通勤などの「生活活動」と，体力の維持・向上を目的として計画的・意図的に実施する「運動」の2つに分けてい

表6 身体活動基準

血糖・血圧・脂質に関する状況		身体活動（生活活動・運動）※1		運動		体力（うち全身持久力）
健診結果が基準範囲内	65歳以上	強度を問わず，身体活動を毎日40分（＝10METs・時/週）	（たとえば10分多く歩く）※4	—	（30分以上・週2日以上）※4	—
	18～64歳	3METs以上の強度の身体活動※2を毎日60分（＝23METs・時/週）		3METs以上の強度の運動※3を毎週60分（＝4METs・時/週）		性・年代別に示した強度での運動を約3分間継続可能
	18歳未満	—		—		—
血糖・血圧・脂質のいずれかが保健指導レベルの者		医療機関にかかっておらず，「身体活動のリスクに関するスクリーニングシート」でリスクがないことを確認できれば，対象者が運動開始前・実施中に自ら体調確認ができるよう支援したうえで，保健指導の一環としての運動指導を積極的に行う				
リスク重複者またはすぐ受診を要する者		生活習慣病患者が積極的に運動をする際には，安全面での配慮がより特に重要になるので，まずかかりつけの医師に相談する				

※1 「身体活動」は，「生活活動」と「運動」に分けられる．このうち，生活活動とは，日常生活における労働，家事，通勤・通学などの身体活動を指す．また，運動とは，スポーツなどの，特に体力の維持・向上を目的として計画的・意図的に実施し，継続性のある身体活動を指す．
※2 「3METs以上の強度の身体活動」とは，歩行またはそれと同等以上の身体活動．
※3 「3METs以上の強度の運動」とは，息が弾み汗をかく程度の運動．
※4 年齢別の基準とは別に，世代共通の方向性として示したもの．

(厚生労働省．健康づくりのための身体活動基準2013〔概要〕[6])

る．簡便に計算するためには1時間あたりの運動量（MET・時）に実運動時間（時）と体重をかければよい．

身体活動量は運動強度の指標であるMETと時間の積（MET・時）で表しており，これは酸素消費量1Lにつき約5kcalのエネルギーが消費される換算から身体活動による消費カロリーが計算できる．

たとえば，体重60kgの男性が4METs・時の運動を30分行った場合は，
　　消費カロリー(kcal) ＝ 4METs・時 × 0.5(時間) × 60(kg)
　　　　　　　　　　　＝ 120kcal

と簡単に消費カロリーを算出することができる．「健康づくりのための身体活動基準2013」では，健康づくりのために必要な身体活動量が23METs・時/週以上とし，そのうち息が弾むような積極的な運動を4METs・時/週以上行うことを推奨している（表6）[6]．ただし，その推奨する身体活動量は3METs以上とされ，生活活動では立位，オフィスワーク，洗濯など，運動ではストレッチやヨガのような3METs未満の身体活動は含めない（表7）[6]．

たとえば，23METs・時/週の身体活動量の基準を達成するためには，
　平地歩行（通勤時）3.5METs × 40分 × 5日 ＝ 約11.7METs・時
　子どもと遊ぶ（夕方）5.8METs × 12分 × 5日 ＝ 約 5.8METs・時
　ゴルフ（週末）4.3METs × 120分 × 1日 ＝ 約 8.6METs・時
　　　　　　　　　　　　　　　　合計　26.1METs・時

の活動を行えば目標を達成することができる．65歳以上については，強度を問わず10METs・時/週の活動量を確保することが勧められている．加えて，活動量が低すぎて23METs・時には簡単に到達できない対象者や，すでにこの基準を超えている場合などは，個人差が大きいことを配慮して，たとえば「毎日10分長く歩くようにする」と現時点より活動量を増やすことを目標とする．それでもこれまで不活発で運動に対して抵抗があるような対象者にとっては受け入れやすいため，運動の導入法としては優れている．

MEMO
正確には酸素消費量1Lあたり5.12kcalを消費するが，計算を簡便にするためにそれを5kcalとして扱う．

MEMO
実際の指導場面では，対象者が受け入れやすい運動記録のためのツールを用いるとよい．

表7 対象となる身体活動の例

生活活動のMETs表

METs	3METs以上の生活活動の例
3.0	普通歩行（平地，67m/分，犬を連れて），電動アシスト付き自転車に乗る，家財道具の片付け，子どもの世話（立位），台所の手伝い，大工仕事，梱包，ギター演奏（立位）
3.3	カーペット掃き，フロア掃き，掃除機，電気関係の仕事：配線工事，身体の動きを伴うスポーツ観戦
3.5	歩行（平地，75～85m/分，ほどほどの速さ，散歩など），楽に自転車に乗る（8.9km/時），階段を下りる，軽い荷物運び，車の荷物の積み下ろし，荷づくり，モップがけ，床磨き，風呂掃除，庭の草むしり，子どもと遊ぶ（歩く/走る，中強度），車椅子を押す，釣り（全般），スクーター（原付）・オートバイの運転
4.0	自転車に乗る（≒16km/時未満，通勤），階段を上がる（ゆっくり），動物と遊ぶ（歩く/走る，中強度），高齢者や障がい者の介護（身支度，風呂，ベッドの乗り降り），屋根の雪下ろし
4.3	やや速歩（平地，やや速めに=93m/分），苗木の植栽，農作業（家畜に餌を与える）
4.5	耕作，家の修繕
5.0	かなり速歩（平地，速く=107m/分），動物と遊ぶ（歩く/走る，活発）
5.5	シャベルで土や泥をすくう
5.8	子どもと遊ぶ（歩く/走る，活発に），家具・家財道具の移動・運搬
6.0	スコップで雪かきをする
7.8	農作業（干し草をまとめる，納屋の掃除）
8.0	運搬（重い荷物）
8.3	荷物を上の階へ運ぶ
8.8	階段を上がる（速く）

METs	3METs未満の生活活動の例
1.8	立位（会話，電話，読書），皿洗い
2.0	ゆっくりした歩行（平地，非常に遅い=53m/分未満，散歩または家の中），料理や食材の準備（立位，座位），洗濯，子どもを抱えながら立つ，洗車・ワックスがけ
2.2	子どもと遊ぶ（座位，軽度）
2.3	ガーデニング（コンテナを使用する），動物の世話，ピアノの演奏
2.5	植物への水やり，子どもの世話，仕立て作業
2.8	ゆっくりした歩行（平地，遅い=53m/分），子ども・動物と遊ぶ（立位，軽度）

運動のMETs表

METs	3METs以上の運動の例
3.0	ボウリング，バレーボール，社交ダンス（ワルツ，サンバ，タンゴ），ピラティス，太極拳
3.5	自転車エルゴメーター（30～50ワット），自体重を使った軽い筋力トレーニング（軽・中等度），体操（家で，軽・中等度），ゴルフ（手引きカートを使って），カヌー
3.8	全身を使ったテレビゲーム（スポーツ・ダンス）
4.0	卓球，パワーヨガ，ラジオ体操第1
4.3	やや速歩（平地，やや速めに=93m/分），ゴルフ（クラブを担いで運ぶ）
4.5	テニス（ダブルス）*，水中歩行（中等度），ラジオ体操第2
4.8	水泳（ゆっくりとした背泳）
5.0	かなり速歩（平地，速く=107m/分），野球，ソフトボール，サーフィン，バレエ（モダン，ジャズ）
5.3	水泳（ゆっくりとした平泳ぎ），スキー，アクアビクス
5.5	バドミントン
6.0	ゆっくりとしたジョギング，ウェイトトレーニング（高強度，パワーリフティング，ボディビル），バスケットボール，水泳（のんびり泳ぐ）
6.5	山を登る（0～4.1kgの荷物を持って）
6.8	自転車エルゴメーター（90～100ワット）
7.0	ジョギング，サッカー，スキー，スケート，ハンドボール*
7.3	エアロビクス，テニス（シングルス）*，山を登る（約4.5～9.0kgの荷物を持って）
8.0	サイクリング（約20km/時）
8.3	ランニング（134m/分），水泳（クロール，ふつうの速さ，46m/分未満），ラグビー*
9.0	ランニング（139m/分）
9.8	ランニング（161m/分）
10.0	水泳（クロール，速い，69m/分）
10.3	武道・武術（柔道，柔術，空手，キックボクシング，テコンドー）
11.0	ランニング（188m/分），自転車エルゴメーター（161～200ワット）

METs	3METs未満の運動の例
2.3	ストレッチ，全身を使ったテレビゲーム（バランス運動，ヨガ）
2.5	ヨガ，ビリヤード
2.8	座って行うラジオ体操

* 試合の場合

（厚生労働省．健康づくりのための身体活動基準2013．pp51-52[6]）

■引用文献

1) 厚生労働省．平成24年簡易生命表の概況．http://www.mhlw.go.jp/toukei/saikin/hw/life/life12/
2) 厚生労働省 大臣官房統計情報部人口動態・保健社会統計課．人口動態調査．http://www.mhlw.go.jp/toukei/list/81-1.html
3) 日本動脈硬化学会（編）．動脈硬化性疾患予防ガイドライン2012年版．東京：日本動脈硬化学会；2012．
4) 日本高血圧学会 高血圧治療ガイドライン作成委員会（編）．治療の基本方針．高血圧治療ガイドライン2014．p33．
5) 厚生労働省．身体状況調査の結果．平成23年国民健康・栄養調査報告（平成25年3月）．http://www.mhlw.go.jp/bunya/kenkou/eiyou/dl/h23-houkoku-05.pdf
6) 厚生労働省．「健康づくりのための身体活動基準2013」及び「健康づくりのための身体活動指針（アクティブガイド）」について．http://www.mhlw.go.jp/stf/houdou/2r9852000002xple.html

■参考文献

1) 解良武士ほか．メディカルフィットネスにおける理学療法士雇用の可能性を探索するための基礎的調査．日本医療科学大学研究紀要；2011；4：51-63．
2) 田畑 泉（監修）．健康運動指導士養成講習会テキスト．東京：財団法人健康・体力づくり事業財団；2007．

Step up

1. 行動変容理論

　メタボリックシンドロームになった背景には，単に健康増進のための特別な運動に興味がないだけでなく，普段の食生活や活動にエネルギー過多になる要因が潜んでいることが多い．そのため食事の内容や飲酒量，摂取カロリーの調整などの食生活に関する習慣，健康増進のために1日の歩行量を増加させ消費エネルギーを増大させる運動習慣などに関心をもち，メタボリックシンドロームの改善のための具体的な行動を変化させなければならない．

　しかしながらこれらの生活習慣は，20歳代の後半あるいはそれより早くから，疾病が認識されるまで長期間続けられているため，よほどのイベント（たとえば心筋梗塞を発症するなど）がない限り，多くの対象者は医師や理学療法士に生活習慣に関する指導を受けても，なかなか生活習慣を変えようとはしない．

　プロチャスカ（Prochaska）とディクレメンテ（DiClemente）のトランスセオレティカル・モデル（TTM）は，広く知られたヒトの行動変容理論である．変容の5原則ステージ（前熟考期，熟考期，準備期，実行期，維持期），介入者や対象者自身が行動変容を促進させるために用いる10のプロセス（意識の高揚，ドラマティックリリーフ，自己再評価，環境的再評価，社会的解放，反対条件づけ，援助関係，強化マネージメント，自己開放，刺激コントロール），意志のバランス（行動のコスト：コンズ，行動の利得：プロズ），行動変容のためのセルフエフィカシー（self-efficacy）から構成される（図1）[1]．セルフエフィカシーとは自己効力感ともいい，自身や外界に何かしらの影響を与えられるという感覚である．たとえば，体重減少のために運動が指導されたとき，それを続けられると感じることがあげられる．

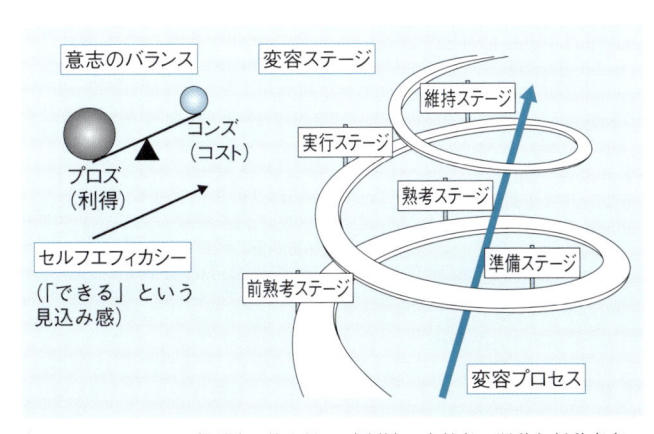

(Burbank PM, et al〈編著〉．竹中晃二〈監修〉．高齢者の運動と行動変容—トランスセオレティカル・モデルを用いた介入．ブックハウス HD；2005 piv[1])

図1　トランスセオレティカル・モデルの4構成概念

1) 前熟考期

　6か月以内に行動を変えようとする意志がない状態である．このステージにいる対象者には，運動や体重減少に対する必要性が感じられていない．コンズ（行動のコスト）はプロズ（行動の利得）を大きく上回っているため，行動が起こらない．このような対象者に無理に運動を勧めても断られるだけである．こうした場合は，簡単な健康に関する知識（意識の高揚）やウォーキングの運動に関する情報（社会的解放）を与える．このときはセルフエフィカシーがきわめて低い．

2) 熟考期

　将来6か月以内に行動を変化させる意志をもっている状態である．このステージにいる対象者は，健康を増進したり自身の検査結果について関心があるが，また具体的に行動を起こしていない．まだコンズはプロズを上回っている．生活習慣の不摂生で重篤な疾病に罹患した話を提供したり（ドラマティックリリーフ），運動によってどんな身体的な変化が起こるかなどを考えさせたりする（自己再評価）．セルフエフィカシーが高まり始める．

3）準備期

具体的な行動を起こすための準備ができているステージである．このときにはコンズはプロズとあまり変わらず，行動を起こすためにはほんの少しだけ後押しがあればいい．自己評価を続けることは大事で，さらに家族に運動を行うことや減量目標を宣言する（自己開放）なども勧められる．セルフエフィカシーはかなり高まっている．

4）実行期

すでに具体的な行動を起こしているステージである．このステージでは，禁煙の場合ならタバコを捨ててしまう（刺激コントロール），運動を続けたら新しいシューズを購入する（強化マネージメント），間食をしたくなったら何か別の行動をする（反対条件づけ）など，その行動を継続するためのプロセスを与える．もはやコンズよりもプロズが上回っている．しかしながら，まだ元の習慣に転落する可能性が若干残っている．

5）維持期

少なくとも6か月は行動を継続している状態である．行動変容がうまくいっているため，運動をしないですまそうという誘惑が少ない．したがって，刺激コントロールや反対条件づけなどのプロセスの必要性は小さくなる．セルフエフィカシーは18か月目をピークに増加する．

このように健康に関する行動変容にはいくつかのステージがあり，それぞれのステージに応じた対応が，望ましい行動への変化を助けることにつながる．一般的に高い目標をあげても，それに到達できる自信や可能性を見出せなければ，それを達成するための行動自体が起こらないため，低い目標を多段階に分けて提示し，一つ一つクリアさせたほうが継続率や最終的な目標への到達率が高くなる．これらに加えトランスセオレティカル・モデルを考慮することで，理学療法士が直接運動介入する以外の効果が期待される．

2. インターバルトレーニング

持久性トレーニングには，無酸素性作業閾値や心拍数，あるいはボルグスケールで中等度の運動強度での20分から30分程度の歩行や自転車エルゴメーター運動を処方することが多い．しかし，運動習慣のない中高年や虚弱者では，この運動強度で長時間運動を継続することは困難であることが多い．そのため運動導入時や低体力の場合は，インターバルトレーニングを用いたほうがよい．持続的トレーニングに対するインターバルトレーニングの利点と欠点は以下の通りである．

1）利点

①エネルギー消費からみた運動の効果は，実運動時間が同じであれば連続した場合と同等である．
②1回の運動時間が短いため，下肢疲労や呼吸苦をコントロールしやすく，導入が容易である．
③比較的強い運動強度も設定が可能である．

2）欠点

①休息が含まれるため1回のトレーニングに時間がかかる．
②運動時間・強度と休息という3変量により運動処方を行うため，その個別的な設定がきわめて困難である．

■引用文献

1) 竹中晃二．本書の翻訳にあたって．Burbank PM, et al（編著）．竹中晃二（監修）．高齢者の運動と行動変容—トランスセオレティカル・モデルを用いた介入．東京：ブックハウスHD；2005. piii-vi.

TEST 試験

到達目標

- 各 Lecture で学んだ知識について，各自がどの程度理解できたかを確認する．
- 各 Lecture で示された重要なポイントを整理する．
- 試験結果を踏まえて，各自が各 Lecture に示された内容について再確認し，より深く理解する．

この試験の目標とするもの

これまでの講義で，運動療法の基本，各種疾患に関する運動療法について学習してきました．この知識を臨床場面で応用して生かすには，各 Lecture の内容について，単に覚えるだけでなく，深く理解することが重要になります．

この章は試験問題と解答からなり，国家試験と同様の 5 択の選択式問題，かっこ内に適切な用語を書き込む穴埋め式問題，質問に対して文章で解答する記述式問題からなります．

試験問題は，各 Lecture で記述されている内容を理解しているかどうかを，自分自身で確認するためのものです．単に正解を答えられたかどうかを問うものではありません．正解であったとしても，それに関する周辺の知識まで広く知ることを目標に再確認してください．もし，不正解であったとしたら，それは自分が理解できていなかったことを知るチャンスだと思って，関連する Lecture をもう一度確認してください．

試験の結果はどうでしたか？

- □ 自分自身の理解している部分と理解が不十分な部分がわかった．
- □ 今後，取り組むべき課題が確認できた．
- □ 運動療法の適応となる疾患についての基本的知識がわかった．
- □ 臨床で応用するための，基礎的知識について自信がついた．

> **comment**
> 運動療法は理学療法において物理療法と並ぶ中心的な手段で，広く奥が深い内容です．そのため，このテキストで学習できる内容は学習時間と紙面の都合もあり，各種疾患の運動療法においては基礎の部分に限られ，導入の部分にすぎません．ここで学習する基本的な運動療法介入について十分に理解したうえで，本シリーズ他巻で脳血管障害や神経筋疾患，運動器疾患，呼吸・循環疾患の理学療法について学習を進めていってください．

問題

問題I　選択式問題

以下の問いについて，該当するものを選びなさい．

問題1

アンダーソン・土肥の基準で運動を行わないほうがよい場合はどれか．2つ選べ．
1. 安静時脈拍90/分
2. 拡張期血圧130mmHg
3. 収縮期血圧180mmHg
4. 心房細動がある
5. 新鮮心筋梗塞1か月以内である

問題2

コンディショニングの目的で誤っているものはどれか．
1. ポジショニング―――――――――関節可動域の拡大
2. リラクセーション――――――――痛みの軽減
3. 口すぼめ呼吸の指導―――――――換気効率の改善
4. 鏡を見ながらの座位練習―――――異常姿勢の改善
5. 起立台による立位練習――――――起立性低血圧の改善

問題3

誤っているのはどれか．
1. ヒラメ筋に比べ，腓腹筋は生理的筋断面積が広く，力の発揮に有利である．
2. 弱い力を発揮しているときは，遅筋を支配するS型運動単位から動員される．
3. 求心性収縮は，筋が他動的に伸張されながら関節運動が起こる収縮様式である．
4. スクワット動作は，閉鎖運動連鎖によるトレーニングである．
5. 右上肢で支えるサイドブリッジでは，右側の内外腹斜筋の活動が得られる．

問題4

正しいのはどれか．
1. あらかじめ学習された運動パターンに基づいて運動を行うことで，運動の修正量を少なくするしくみをフィードバック機構という．
2. 脊髄性運動失調では，ロンベルグ徴候が陽性となる．
3. 運動失調に対する運動療法は，律動的で速い運動から開始し徐々にゆっくりとした正確な運動を学習することを基本とする．
4. 歩行トレーニングでは，足関節部に弾性緊縛帯を用いると安定性が改善する．
5. バランス能力の低下に対しては，まず立位でのリーチ動作などの日常生活に即した課題を実施し，次いで座位での重心移動を中心とした課題をこなす．

問題 5

動作指導法として誤っているのはどれか．2つ選べ．

1. 片麻痺者の寝返りでは，健側で手すりを把持して行わせるのが基本である．
2. 起き上がりの際には，起き上がる側の上肢をあらかじめ30°ほど外転させる．
3. 立ち上がり動作時は，下肢を後方へ引き体幹を前屈するように誘導する．
4. 常時2点支持歩行では，まず杖を前方に，次いで患側下肢，健側下肢の順に振り出す．
5. 松葉杖歩行で階段を昇る場合は，杖を先に上段につく．

問題 6

呼吸循環反応のうちで激しい運動時に減少するものはどれか．2つ選べ．

1. 脈圧
2. 腎血流量
3. 脳血流量
4. 肝血流量
5. 動静脈酸素較差

問題 7

がん患者の運動療法で誤っているのはどれか．

1. 肺がんや消化器がんの術後は，早期に呼吸指導を行う．
2. 術前には，持久性トレーニングを行う．
3. 乳がん術直後の肩関節には，積極的な関節可動域練習を行う．
4. 造血器悪性腫瘍の化学療法中で血小板が1万未満の場合は，運動療法は行わない．
5. 緩和ケアにおいてもADL能力の維持・向上を目指す．

問題 8

腎機能障害者の運動療法で正しいのはどれか．

1. アプローチ直前の血圧測定は，シャント肢を用いる．
2. 透析中は，安静を図るため運動療法のアプローチを控える．
3. 透析直前に運動を行うと，不均等症候群の症状が出現する．
4. 筋萎縮が著しいため，最大筋力に近い強度での筋力増強が必要である．
5. 有酸素運動は，最大酸素摂取量の50〜60％の強度で行う．

問題 9

熱傷患者に関して誤っているのはどれか．2つ選べ．

1. 熱傷深度，深達性Ⅱ度（Ⅱd）では，血流が保たれておらず植皮術の対象となる．
2. 9の法則では，片側上肢は全体表面積の18％に相当する．
3. 鼻毛の焦げや口腔鼻腔にすす（煤）を認める場合は，気道熱傷を疑う．
4. 急性期は，呼吸理学療法の対象となることがある．
5. 植皮直後は，関節拘縮を予防するために速やかに可動域運動を実施する．

問題 10

加齢によって起こる変化で正しいものはどれか.

1. 収縮期血圧の低下
2. 一回拍出量の減少
3. 最大酸素摂取量の増加
4. 肺胞, 気道の弾性亢進
5. 寒冷時のふるえ熱産生の増加

問題Ⅱ　穴埋め式問題

かっこに入る適切な用語は何か答えなさい.

1) トレーニングの3大原理には, 過負荷の原理, 特異性の原理, (1.　　　　) の原理がある.
2) 長期臥床による循環器系への影響として, 一回拍出量の (2.　　　　) がある.
3) 関節包内運動には, (3.　　　　), 転がり, 軸回旋, 離開がある.
4) (4.　　　　) は, 高いところから飛び降りてすぐにジャンプする方法で筋力強化を行う方法である.
5) 小脳性運動失調に対する固有感覚を刺激する運動療法として, 四肢の末端に (5.　　　　) を装着して動作練習を行う.
6) 松葉杖のカフの高さは, 15cm ほど前方に杖をついたときに (6.　　　　) 横指ほど, 腋窩とカフのあいだが開くとよい.
7) 漸増運動負荷において, 収縮期血圧は (7.　　　　) し, 拡張期血圧はわずかに上昇するかむしろ低下する.
8) めまい患者で (8.　　　　) が陽性の場合は, 外側半規管の障害を疑う.
9) リンパ浮腫に対しては, (9.　　　　) を装着した状態での運動療法を実施する.
10) 日中の50%以上は臥床している状態は, パフォーマンスステータス (PS) では, Grade (10.　　　　) に相当する.
11) 慢性的に腎機能が正常時の (11.　　　　) %未満になった状態を慢性腎不全と呼ぶ.
12) 熱傷患者の良肢位として, 肩関節は外転 (12.　　　　)°が望ましい.
13) 分娩で起こりやすい尿失禁のタイプは, (13.　　　　) 性尿失禁である.
14) 高齢者の加齢性の筋萎縮は, 主に Type (14.　　　　) の筋線維にみられる.
15) メタボリックシンドロームの診断基準のうち, 血圧は (15.　　　　) mmHg 以上である.

問題Ⅲ　記述式問題

問いに従って答えなさい．

問題 1
スタティックストレッチングとバリスティックストレッチングの違いを述べよ．

問題 2
運動処方における FITT の理論に基づき，次の症例に運動処方を行え．解答は F，I，T，T に沿ってそれぞれ 4 つの項目に分けて説明せよ．

症例：55 歳，男性．心筋梗塞後 1 か月は経過し，外来での脂質代謝の改善，持久性体力の改善を希望して来院した．自転車エルゴメーターによる症候限界性運動負荷試験の結果，最大運動強度時の最高酸素摂取量は 3,000mL/分で，無酸素性作業閾値を観測したときの酸素摂取量は 1,800mL/分，負荷量は 60W であった．運動負荷中の異常な心血管反応は認められない．なお，休職中のため時間的制約や通院アクセスの制限などもない．

問題 3
次の症例に運動処方を行え．

症例：体重 60kg の女性．体重を 1 か月で 1kg 減少させたい．ゆっくりとした歩行（3METs）の運動で達成するためには，1 日の歩行時間をどのくらいに設定すればよいか．食事の条件や他の身体的活動は変えないものとする．

解答

Ⅰ 選択式問題　　配点：1問（完答）4点　計40点

問題1　2, 5

アンダーソン・土肥の基準で運動を行わないほうがよい場合は，1. 安静時脈拍数100/分以上，2. 拡張期血圧120mmHg以上，3. 収縮期血圧200mmHg以上，4. 労作性狭心症を現在有するもの，5. 新鮮心筋梗塞1か月以内のもの，6. うっ血性心不全の所見が明らかなもの，7. 心房細動以外の著しい不整脈，8. 運動前すでに動悸，息切れのあるもの，である（Lecture 1）．

問題2　1

適切なポジショニングは筋緊張を軽減させるため，筋緊張亢進が原因となる筋の短縮や関節拘縮の軽減には効果がある．しかし，関節可動域を拡大するほどの積極的な効果はない（Lecture 2）．

問題3　3

筋が活動しているにもかかわらず筋が伸張されていくことを，遠心性（短縮性）収縮という．スクワットを例にあげれば，徐々に座り込むときの大腿四頭筋や大殿筋の活動がこれに該当する（Lecture 4）．

問題4　2

1. フィードフォワードという．3. ゆっくりとした難易度の低い動作から練習を開始する．4. 弾性緊縛帯は股関節や肩甲帯などの躯幹部に近い部位に巻く．5. バランス練習は，支持基底面が広く重心が低い座位での課題から開始する（Lecture 5）．

問題5　1, 5

1. 片麻痺者の場合，健側上肢で患側上肢を把持することを基本とする．手すりを把持して行うと患側上肢が後方に残りやすく，効率的な寝返り動作の獲得が困難である．5. 松葉杖歩行で階段を昇る場合は，先に健側下肢を上段に乗せ，次いで健側下肢の伸展力で身体を持ち上げて松葉杖をつく（Lecture 6）．

問題6　2, 4

安静時は，肝臓や腎臓などの内臓器官の血流が全血流の約50％を占める．しかし，運動を行うと最も必要な筋や皮膚に血流が再分配されて，内臓器官への血流は著しく減少する（Lecture 7）．

問題7　3

乳がん患者は，術後1週間ほどはドレーンが挿入されていることが多い．この期間は，肩関節に対する関節可動域練習は90°程度の自動運動にとどめておく（Lecture 9）．

問題8　5

1. シャント肢にマンシェットで加圧すると血流が途絶えシャントが閉塞する恐れがある．2. 透析中も運動療法が可能である．3. 不均等症候群は透析後に出現する症状である．4. 骨関節系の問題が多いので強い強度は望ましくない（Lecture 11）．

問題9　2, 5

2. 9の法則では片側上肢の表面積は全体の9％に相当する．5. 植皮直後は移植片の生着を待つ必要がある．あまりに早期に無理な可動域運動を行うと，移植片が生着しない場合もあるため，医師の許可が得られるまでは良肢位保持やシーネなどによる創部の安静を優先する（Lecture 12）．

問題 10 2

加齢に伴い，血圧は上昇し，最大酸素摂取量は減少し，肺胞や気道の弾性は減少し硬くなる．寒冷地での体温上昇のためのふるえ熱産生は減少し，寒さに対する抵抗力がなくなる（Lecture 14）．

II 穴埋め式問題　　配点：1問（完答）2点　計30点

1.	可逆性	Lecture 1 参照
2.	減少	Lecture 2 参照
3.	滑り	Lecture 3 参照
4.	反動的反射法（プライオメトリックス法）	Lecture 4 参照
5.	重錘	Lecture 5 参照
6.	2〜3	Lecture 6 参照
7.	上昇	Lecture 7 参照
8.	ロールテスト	Lecture 8 参照
9.	弾性着衣	Lecture 9 参照
10.	3	Lecture 10 参照
11.	30	Lecture 11 参照
12.	90	Lecture 12 参照
13.	腹圧	Lecture 13 参照
14.	II	Lecture 14 参照
15.	130/85	Lecture 15 参照

Ⅲ 記述式問題　　配点：1問（完答）10点　計30点

問題1

以下の内容をおおむね記載できれば，正答とする．

スタティックストレッチングは，他動的あるいは自動的に持続的に目的の筋を伸張させる方法で，安全に行え，かつ伸張反射が起こりにくく筋痛が発生しにくいのが長所である．しかし，時間がかかったり複合的な運動への効果がはっきりしなかったりするという欠点がある．一方，バリスティックストレッチングは，他動的にあるいは自動的に反動をつけて行うストレッチングで，伸張反射の原理を利用して柔軟性だけではなく，反射や反応を高めることもできるのが長所である．短所としては，急激な外力による，痛みや筋損傷の発生および筋緊張亢進の危険性などがある．

問題2

以下の内容をおおむね記載できれば，正答とする．

FITTの理論は運動処方の原則を表し，それぞれF（frequency；頻度），I（intensity；強度），T（time；時間），T（type；種類）を表す．

F（frequency；頻度）

アプローチの頻度は，一般的に運動による利益（効果）と発生するリスクを考慮すると週3〜5回となる．この症例では，通院を考えて週3回のペースで来院するように指導する．

I（intensity；強度）

軽負荷から始め，無酸素性作業閾値の60Wを目標に負荷を増強していく．

T（time；時間）

まず20分から開始し，徐々に60分程度を目標に運動時間を延長していく．

T（type；種類）

持久性体力の向上が目的であるため，トレッドミルかエルゴメーターを用いたトレーニングを実施する．

問題3

以下の内容をおおむね記載できれば，正答とする．

体重1kg減少させるために必要なマイナスエネルギー出納は，約7,000kcalとなる．これを1か月で達成するには，

　　1日に必要なマイナスエネルギー出納：7,000kcal/30日＝233kcal

である．これを3METsの運動（歩行）で消費することを考える．MET（＝単位時間・体重あたりの酸素消費量）とカロリーの計算には，酸素消費量1Lあたり5kcalのエネルギーが必要であることを利用する．233kcalのエネルギーを消費するための運動量を酸素消費量で換算すると，

　　必要酸素消費量：233kcal ÷ 5kcal/L ＝ 46L（46,000mL）

となる．一方，この女性が3METsの運動強度で運動したときの酸素消費量は

　　酸素消費量（単位時間あたり）：3METs × 3.5 × 60 ＝ 630mL/分

となる．したがって46L（46,000mL）の酸素を消費するための時間は

　　必要な運動時間：46,000mL ÷ 630mL/分 ＝ 73分

と算出することができる．この運動量は，ウォーキングとして積極的に運動を行ってもよいし，通勤時の歩行時間を延長することで対応してもよい．

索引

記号・数字・欧文索引

記号

%HRmax reserve	75
%TBSA	128, 129
%直接法	75

数字

2点1点交互支持歩行	64
2点歩行	66
3つの運動の法則	3
3点歩行	65
4点支持杖	66
4点歩行	66
60分間パッドテスト	148
6分間歩行距離	124
9の法則	129

A

ADL	2, 134
ADP	70
AKI	116
angulation sign	101
AT	73, 123, 170
ATP	34, 70
ATP-CP系	70

B

BI	130
BMI	165
BUN	117

C

Ccr	117
CGA分類	116
CKC	40
CKD	117
CO	71
concentric contraction	36
COPD	94
CP	70
CPP	29
CPX	123, 170
CRA症候群	125
CRF	117
CrまたはCRE	117
CTCAE	105
CVD	117

D

double bag sign	101

E

early mobilization	22
eccentric contraction	36
eGFR	118
ERASプロトコル	93
ERPF	118
ESKD	116

F

FBS	57
FG線維	35
FITTの理論	74, 169
FOG線維	35
FRT	57

G

GFR	117
Gy	104

H

HDLコレステロール	166
HR	71

I

ICU	9
IDストレッチング	27
isokinetic contraction	36

K

KAFO	64
KDQOL-SF	122

L

LDLコレステロール	166
LPP	29

M

MET（METs）	78, 169
MICS	125
MMT	134
MOF	131
MRSA	9

N

NCCNガイドライン	113

O

OKC	38
on elbow	62
on hand	62

P

PAH	118
PBI	130
pedicle sign	101
PEG	11
PNF	16, 26, 27, 51
PS	107

Q

QOL	122

R

RM	7
ROM	2

S

sepsis	132, 137
SIRS	131, 137
SLR	5
ST線維	35
SV	71

T

TAM	134
TCA回路	70
TNM分類	93
total active motion	134
TTM	173
TUGテスト	58, 124
TypeⅡa線維	35
TypeⅡb線維	35
TypeⅡ線維	35, 153
TypeⅠ線維	35
T字杖	66

V

V-slope法	73
$\dot{V}O_2max$	73
$\dot{V}O_2peak$	73

和文索引

あ

相反神経支配	26
相反神経抑制	26
悪性黒色腫	95
悪性線維性組織球腫	96
悪性リンパ腫	108
足上げ機構	15
足関節戦略	53
足踏み試験	83
圧迫療法	99
アポトーシス	104
α運動ニューロン	35
アンダーソン・土肥の基準	8
異化作用	133
いざり	62
意識性の原則	7
維持血液透析患者	119
胃食道逆流	10
一次性高血圧症	166
一回換気量	72
一回拍出量	14, 71
一酸化炭素中毒	131
溢流性尿失禁	145
胃瘻	10
インセンティブスパイロメトリー	93
インターバルトレーニング	74, 170, 174
イントリンシック・マイナス肢位	130
インフォメーションドレーン	94

う

羽状筋	34
うっ血性心不全	121
運動強度	74
運動時間	74

運動失調	47
運動制御	46
運動制限	118
運動単位	34, 153
運動頻度	74
運動負荷試験	168
運動療法の中止基準	7

え

腋窩カフ	65
腋窩リンパ節郭清	95
易感染性	120
壊死組織除去術	132
エネルギー出納	168
エネルギー代謝	70
エプリー法	84
エリスロポエチン	117
エルゴメーター	73, 75, 94
遠心性収縮	36
円背	153
エンドフィール	25

お

大ぶり歩行	65
オールアウト	74
起き上がり動作	62

か

介護予防事業	160
外照射	104
咳嗽	93
階段昇降	66
外転反応	52
回転モーメント	61
解糖系	70
開放運動連鎖	38
解剖学的断面積	34
外乱バランス練習	86
化学療法	105
可逆性の原理	7
拡張期血圧	72
下肢伸展挙上	39
下肢伸展挙上運動	5
下肢引きずり位	62
下肢引きずり動作	62
下前庭神経	89
肩関節周囲炎	95
片肘支持位	62
過負荷の原理	5
カルシウム拮抗薬	75
カルボーネン法	75
カロリー	78, 169
がん	92
がん悪液質	100, 110
がん関連倦怠感	113, 114
関節可動域	2, 24
関節鼠	24
関節包内運動	24
感染管理	8
感染経路	8
がんの転移の分類	92
がんのリハビリテーション	92
寒冷療法	26
緩和ケア	110

き

軌跡長	90
気道熱傷	131
機能性尿失禁	145
機能的上肢到達検査	57
機能的バランス指標	57
機能的良肢位	134
基本動作	60
ギャッジベッド	15
求心性収縮	36
急性腎障害	116
胸腔ドレーン	11
協調運動	46
協調運動障害	47
拳筋板	144
拳筋裂孔	146
起立性低血圧	14, 18, 94
起立台	19
菌血症	132
筋線維長	34
筋断面積	34
緊張のゆるんだ位置	29
筋力増強トレーニング	86
筋力トレーニング	5, 108, 135, 142, 155

く

クエン酸回路	70
口すぼめ呼吸	18
クッシング症候群	166
クレアチニン	117
クレアチニンクリアランス	117, 121
グレイ	104
クレブス回路	70

け

継続性の原則	7
経腟分娩	146
頸椎カラー	102
経皮的電気神経刺激	26
経皮内視鏡的胃瘻造設術	11
経鼻胃管カテーテル	10
血液透析	119
血管内シャント	119
血小板	109
血清クレアチニン	117, 121
血清尿素窒素	117, 121
血流の再分配	72
ケロイド	128, 132
嫌気性代謝閾値	123
健康増進法	164
健康づくりのための身体活動基準 2013	170
健康づくりのための身体活動指針（アクティブガイド）	170
減張切開	130

こ

高 LDL コレステロール血症	166
高カリウム血症	116
高カルシウム血症	113
抗がん剤	105
高血圧症	166
高血圧症のリスク階層化	167
高コレステロール血症	166
甲状腺機能亢進症	166
構成運動誘導法	29
硬性コルセット	102
光線療法	136
高トリグリセリド血症	166
高拍出状態	132
高齢化	152
高齢者の区分	152
誤嚥性肺炎	10
股関節戦略	53
呼吸指導	93
呼吸数	72
呼吸パターンの調整	18
呼吸不全患者	8
呼吸理学療法	135
極超短波療法	26
骨格筋電気刺激トレーニング	44
骨化性筋炎	135
骨棘形成	24
骨髄移植	104
骨髄抑制	97
骨粗鬆症	153
骨転移	101
骨軟部腫瘍	96
骨肉腫	96
骨盤底筋群	144
骨盤底筋群トレーニング	148
小ぶり歩行	65
個別性の原則	7
固有感覚	46
固有受容性神経筋促通法	16, 26, 51
コルセット	102, 142
根治的照射	104
コンディショニング	15
コントラクションリラックス	27
コンパートメント症候群	130
コンプレッションガーメント	134

さ

最高血圧	72
最高酸素摂取量	73, 123
サイズの原理	34
最大筋力法	36
最大酸素摂取量	73, 170
最大尿意	143
最大反復法	36
最低血圧	72
サイドブリッジ	42
サイドランジ	42
座位リーチ練習	54
擦式手指消毒	9
サポーター	134
サルコペニア	153
産褥婦	140
酸素消費量	72
酸素摂取量	78, 170
視覚	80
視覚障害	80
視覚障害に対する運動・生活指導	87
自覚的運動強度	75, 78
視覚の外乱バランス練習	86
自家皮膚移植	137
時間尿量	117
糸球体濾過量	117, 118
持久力向上トレーニング	87
自原性抑制	32
仕事率	78
自己排痰法	93

支持基底面	20, 60
脂質代謝異常	166
姿勢反射	52, 153
耳石器	89
耳石排出法	84
自転車エルゴメーター	87, 99, 110
自動的可動域	24
しまりの位置	29
シムス位	16
社会的苦痛	111
集学的治療	105
収縮期血圧	72
重心	60
重心動揺計	89
重錘負荷	50
修正ボルグスケール	76, 94, 108
揉捏法	17
手指衛生	9
手掌法	129
腫脹	25
出血傾向	120
術前・術後照射	104
循環血液量	14
消化器がん	93
症候限界性運動負荷試験	74
常時2点支持歩行	64
上前庭神経	89
小脳	46
小脳性運動失調	48
植皮術	132
植皮片	137
所属リンパ節	93
心胸郭比	121
心血管疾患	117
腎血流量	118
人工透析	119
人工皮膚	138
腎疾患特異的疾患尺度	122
心・腎・貧血症候群	125
心腎連関	125
腎性貧血	125
身体活動量	122
腎代替療法	118
身体的苦痛	111
伸張性収縮	36
伸張反射	37
深度	128
心毒性	108
心肺運動負荷試験	73, 123, 170
心拍出量	14, 71
心拍数	71, 78
深部温熱療法	26
心不全	121
腎不全	113, 116

す

推算糸球体濾過量	118, 121
水分出納	120
スキンケア	99
スキンステープル	135
スクラブ法	9
スクワット	41
スクワットトレーニング	7
筋の遠心−求心サイクル	37
スタチン製剤	166
スタティックストレッチング	26

ステッピング反応	52, 154
ストレッチ	114
ストレッチング	26
スパズム	15
スピリチュアルペイン	111
スプリント	134
滑り法	29
スロートレーニング法	44
スローリバーサル	51
スローリバーサルホールド	51
スローリバーサルホールドリラックス	28

せ

背上げ機構	15
生活習慣の是正	170
生活習慣病管理指導料	165
精神的苦痛	111
静的ストレッチング	26
静的バランス	52, 153
生理学的断面積	34
生理的運動強度	78
脊髄後索	81
脊髄後索性運動失調	48
石灰化	24
切迫性尿失禁	145
セミファーラー位	15
セルフストレッチング	31
全身倦怠感	124
全身持久性	74
全身持久性トレーニング	135
全身持久力	70, 75
全身持久力トレーニング	94, 156
全身照射	104
全身性炎症反応症候群	131, 137
漸進性の原則	7
全身調整	15
全人的苦痛	111
漸増運動負荷試験	168
全層植皮	137
浅速呼吸	18
センチネルリンパ節生検	95
前庭覚	80
前庭覚障害	80
前庭器官	80
前庭迷路性運動失調	48
前庭性めまい	80
全面性の原則	7

そ

早期離床	22, 94
早期離床の効果	22
装具療法	142
造血器悪性腫瘍	108
造骨性病変	101
足圧中心	89
側臥位	16
続発性リンパ浮腫	96
鼠径リンパ節郭清	96
速筋線維	35, 153

た

ターミナルケア	111
ダーメンコルセット	102
ターンオーバー	128
第1のてこ	4
第2のてこ	4

第3のてこ	5
タイオーバー	96
体性感覚	80
ダイナミックストレッチング	27
大脳性運動失調	48
体力	70
多臓器不全	131
多段階運動負荷	74
立ち上がり動作	63
立ち上がり動作練習	55, 86
立ち直り反応	52
脱調整	14
他動的可動域	24
多発性骨髄腫	108
段差	66
短縮性収縮	36
弾性緊縛帯	50
弾性ストッキング	134
淡蒼球障害	131
タンデム歩行	85, 157
タンデム立位	54

ち

遅筋線維	35
蓄尿	143
蓄尿障害	143
蓄尿バッグ	10
中心性肥満	165
長下肢装具	64
長期臥床による影響	14

つ

椎体圧迫骨折	153
継ぎ足歩行練習	85, 157

て

低HDLコレステロール血症	166
定位	52
低栄養状態	109
低カリウム血症	113
低酸素血症	94
低出力レーザー	26
ディックスホールパイクテスト	82
低ナトリウム血症	113
ティルトテーブル	19
てこ	4
デコンディショニング	14
手袋靴下型の感覚解離	81
デブリードマン	132
デュシェンヌ跛行	42
転移性骨腫瘍	99
電解質異常	116
電気刺激療法	26
点滴	10
点滴静脈注射	10
転倒	158
転倒予防	159
転倒予防対策	12
転落・転倒事故	11

と

頭頸部がん	109
等尺性筋力トレーニング	6
等尺性収縮	35
同種皮膚移植	138
動静脈血酸素較差	73

185

透析	118
透析アミロイドーシス	119, 120
透析期間	120
透析困難症	120
等速性筋力トレーニング	6
等速性収縮	36
動的筋力法	37
動的ストレッチング	26
動的バランス	52, 153
糖尿病性末梢神経障害	81
動揺面積	90
トータルペイン	111
特異性の原理	6, 37
特異性の原理の逆説	38
特定健診・特定保健指導	165, 167
徒手筋力検査	134
ドライウェイト	120
トランスセオレティカル・モデル	173
トリカルボン酸回路	70
トリグリセリド	166
トレーナビリティー	155
トレーニングの3大原理	5
トレーニングの5大原則	7
ドレーン	94, 95
トレッドミル	73, 87, 94
ドレナージドレーン	94

な

内臓脂肪蓄積型肥満	165
内部照射	104
内部モデル	47
内リンパ液	80
軟骨肉腫	96

に

肉腫	92
二酸化炭素排出量	72
二次性高血圧	166
日常生活活動	2, 134
日常生活活動作練習	87
日本人の主要死因	152
日本人の平均寿命	152
乳がん	94
乳酸系	70
尿失禁	140, 143, 144
尿道括約筋	143
尿道・膀胱カテーテル	10
尿毒症	116
尿比重	117
尿量	117
妊産婦	140
認知症	154

ね

寝返り動作	61
寝そべり型	124
熱傷	128
熱傷指数	130
熱傷面積	128
熱傷予後指数	130
粘弾性要素	24

は

肺活量	14
肺がん	93
背屈反射	52
敗血症	132, 137
バイタルサイン	7
排尿	143
排尿障害	143
排尿日誌	147
廃用症候群	14
培養皮膚移植	138
白血病	108
パテラセッティング	39
ハフィング	93
パフォーマンスステータス	107
パラアミノ馬尿酸	118
パラシュート反射	52
バランス	51
バランス戦略	53
バランストレーニング	53, 85, 157
バランス能力	53
バランス能力の低下	153
バランスボード	55
バリスティックストレッチング	27
半規管	80, 89
バンクーバー瘢痕スケール	133
瘢痕	25
瘢痕形成	132
反射性尿失禁	145
半側臥位	16
反動的反射法	37
反復性の原則	7

ひ

皮下脂肪型肥満	165
ピック病	48
等張性筋力トレーニング	6
皮膚がん	95
肥満	165
肥満症	165
表在温熱療法	26
標準予防策	8, 133
病的骨折	100

ふ

ファーラー位	15
不安	113
ファンクショナルリーチテスト	57
フィードバック	47
フィードフォワード	47
フィックの式	73
フォワードランジ	42
不均衡症候群	120
腹圧性尿失禁	145, 150
腹横筋	148
複合的治療	98
複合的理学療法	99
副子	134
腹式呼吸	93
腹部引き込み運動	148
浮腫	25, 116
不整脈	94
復古現象	141
物理的運動強度	78
物理療法	2
踏み出し戦略	53
浮遊耳石置換法	84
ブラッドアクセス	119
ブリッジ	41
フレイル	153
フレンケル体操	49
分時換気量	72
分層植皮	137

へ

平均寿命	164
平均寿命延伸	152
平衡	80
平衡感覚	80
閉鎖運動連鎖	40
βブロッカー	75
ベクトル	3
ヘッドアップ機構	15
ヘマトクリット	117, 121
ヘモグロビン	117, 121
片脚立位検査	83
片脚立位保持	55
片脚立位練習	85
変形性関節症	153

ほ

蜂窩織炎	99
防御性筋収縮	15
膀胱挙上量	147
膀胱平滑筋	143
放射線療法	104
紡錘筋	34
乏尿	116
ホールドリラックス	16, 27
歩行	64
歩行速度	154
歩行補助具	102
歩行練習	64
ポジショニング	15
ホットパック	26
ホッピング反応	52
ボディイメージ	19
ボルグスケール	76
本態性高血圧症	166

ま

マイナートラブル	140
末期腎不全	116
マッサージ	17
末梢血管抵抗	72
末梢静脈ライン	10
松葉杖	64, 67
マン検査	83
慢性腎臓病	117
慢性腎臓病の重症度分類	116
慢性腎不全	117, 167
慢性閉塞性肺疾患	94

み

ミネラル代謝異常	117
ミルキングアクション	18

む

無酸素性運動	71
無酸素性エネルギー	70
無酸素性作業閾値	73, 170

め

メタボリックシンドローム	167
メタボリックシンドロームの診断基準	168
メッツ	75, 78, 169

メディカルチェック	165	洋なし型肥満	165	リラクセーション	16, 30, 84, 114
メディカルフィットネス	165	抑うつ	113	リンゴ型肥満	165
めまい	80	予測最大心拍数	73, 75	リンパ液	97
				リンパ管	97

も

モーメント	4			リンパ管細静脈吻合術	98
モビライゼーション	29			リンパ節郭清	96
薬物有害反応	106			リンパ浮腫	97, 98

ら

ラビング法	9
ランジ	42
ランプ負荷	74

れ

レジスタンス運動	114
レジメン	106
レベリングオフ	73

ゆ

ユーイング肉腫	96
有害事象共通用語規準	105
有棘細胞がん	95
有茎皮弁	137
有効腎血漿流量	118
有酸素運動	87, 108, 114, 170
有酸素性運動	71
有毛細胞	80
遊離植皮	137
癒着	25

り

リーチ動作	54
離開法	29
理学療法士及び作業療法士法	2, 164
リカンベント型	124
離床	135
リスク区分別脂質管理目標値	166
リズミックスタビリゼーション	51
立位パテラセッティング	42
立位リーチ練習	55
リハビリテーションリスクマネージメントシート	12
リモデリング	25
両脚起立検査	83
良性発作性頭位めまい	80
リラキシンホルモン	141

ろ

老人性難聴	153
ロールテスト	82
ロコモティブシンドローム	164
ロンベルグ徴候	48
ロンベルグテスト	83
ロンベルグ率	90

わ

ワット	78

よ

溶骨性病変	101
用手的リンパドレナージ	99
腰痛	141, 142

中山書店の出版物に関する情報は，小社サポートページを御覧ください．
https://www.nakayamashoten.jp/support.html

本書へのご意見をお聞かせください．
https://www.nakayamashoten.jp/questionnaire.html

15 Lecture　15レクチャーシリーズ

理学療法テキスト
運動療法学

2014 年 9 月 1 日　初版第 1 刷発行
2020 年 3 月 22 日　　第 2 刷発行
2024 年 2 月 22 日　　第 3 刷発行

総編集 ……………石川　　朗

責任編集 …………解良武士・玉木　彰

発行者 ……………平田　　直

発行所 ……………株式会社 中山書店
　　　　　　　　〒112-0006　東京都文京区小日向 4-2-6
　　　　　　　　TEL 03-3813-1100（代表）
　　　　　　　　https://www.nakayamashoten.jp/

装丁 ………………藤岡雅史

DTP ………………株式会社　明昌堂

印刷・製本 ………三松堂株式会社

ISBN978-4-521-73671-6
Published by Nakayama Shoten Co., Ltd.　　　　　　　　Printed in Japan
落丁・乱丁の場合はお取り替えいたします

・本書の複製権・上映権・譲渡権・公衆送信権（送信可能化権を含む）は株式
　会社中山書店が保有します．

・ JCOPY ＜出版者著作権管理機構委託出版物＞
本書の無断複写は著作権法上での例外を除き禁じられています．複写される
場合は，そのつど事前に，出版者著作権管理機構（電話 03-5244-5088，FAX
03-5244-5089，e-mail : info@jcopy.or.jp）の許諾を得てください．

本書をスキャン・デジタルデータ化するなどの複製を無許諾で行う行為は，
著作権法上での限られた例外（「私的使用のための複製」など）を除き著作権
法違反となります．なお，大学・病院・企業などにおいて，内部的に業務上
使用する目的で上記の行為を行うことは，私的使用には該当せず違法です．
また私的使用のためであっても，代行業者等の第三者に依頼して使用する本
人以外の者が上記の行為を行うことは違法です．

"基礎教育"現場の要望に応える 新"教科書シリーズ"!

15 Lecture

A4判／並製／2色・4色刷／各巻約170〜240頁／定価(本体2,400〜2,600円+税)

国家試験への合格だけでなく臨床につながる教育を可能にする

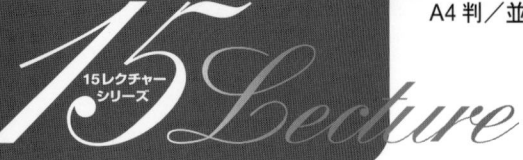

各教科の学習目標が一目瞭然
各教科の冒頭に「学習主題」「学習目標」「学習項目」を明記したシラバスを掲載

多くの養成校で採用されているカリキュラム"1レクチャー(90分)×15"にのっとった構成
効率的に質の高い講義を可能にするため1レクチャーの情報を吟味

レクチャーごとに到達目標と確認事項を明記し、学生のモチベーションもアップ
学生があらかじめ何を学ぶべきかが明確にわかり、講義後に復習にも効果的

シリーズの構成と責任編集

理学療法テキスト　総編集 石川 朗

■理学療法概論	◎浅香 満
■内部障害理学療法学 呼吸 第3版	◎玉木 彰
■内部障害理学療法学 循環・代謝 第3版	◎木村雅彦
■義肢学 第2版	◎永冨史子
■装具学 第2版	◎佐竹將宏
■運動器障害理学療法学Ⅰ 第2版	◎河村廣幸
■運動器障害理学療法学Ⅱ 第2版	◎河村廣幸
■神経障害理学療法学Ⅰ 第2版	◎大畑光司
■神経障害理学療法学Ⅱ 第2版	◎大畑光司
■理学療法評価学Ⅰ	◎森山英樹
■理学療法評価学Ⅱ	◎森山英樹
■物理療法学・実習	◎日髙正巳・玉木 彰
■運動療法学	◎解良武士・玉木 彰
■理学療法管理学	◎長野 聖
■地域理学療法学	◎鈴木英樹
■予防理学療法学	◎木村雅彦
■小児理学療法学	◎奥田憲一・松田雅弘・三浦利彦
■理学療法評価学・実習	◎森山英樹

理学療法・作業療法テキスト　総編集 石川 朗・種村留美

■運動学	◎小島 悟
■臨床運動学	◎小林麻衣・小島 悟
■運動学実習	◎小島 悟・小林麻衣
■ADL・実習	◎長尾 徹・長野 聖

リハビリテーションテキスト　総編集 石川 朗・種村留美

■リハビリテーション統計学 第2版	◎対馬栄輝
■がんのリハビリテーション	◎立松典篤・玉木 彰
■高次脳機能障害	◎杉本 諭

作業療法テキスト　総編集 石川 朗・種村留美

■作業療法概論	◎仙石泰仁・野田和惠
■内部障害作業療法学 呼吸・循環・代謝	◎野田和惠
■高次脳機能障害・実習	◎酒井 浩・渕 雅子
■義肢装具学	◎白戸力弥

中山書店
〒112-0006 東京都文京区小日向4-2-6　TEL 03-3813-1100　FAX 03-3816-1015
https://www.nakayamashoten.jp/